生物与医学统计基础

第二版

林建忠 编

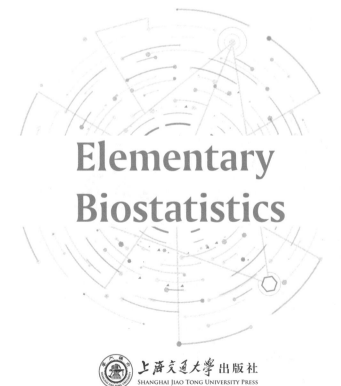

Elementary
Biostatistics

上海交通大学出版社
SHANGHAI JIAO TONG UNIVERSITY PRESS

内容提要

本书介绍了生物与医药学统计中常用的数据分析与建模方法,内容包括基础数理统计、列联表分析、回归分析、多元统计分析、生存分析和马尔可夫链模型数据分析等统计分支学科的基础内容,每章结合生物与医药学的实际数据进行数据分析和建模方法的讲解。此外,每章还配备了一定数量的习题与上机实验题。

本书可作为普通高等院校农学、生命科学和医药学专业研究生基础课程教材,也可作为这些专业大四学生和其他非统计类学科研究生的教学参考书。

图书在版编目(CIP)数据

生物与医学统计基础/林建忠编. —2 版. —上海:
上海交通大学出版社,2022.10
ISBN 978-7-313-25981-3

Ⅰ.①生…　Ⅱ.①林…　Ⅲ.①生物医学工程-统计方
法　Ⅳ.①R318

中国版本图书馆 CIP 数据核字(2022)第 187242 号

生物与医学统计基础(第二版)
SHENGWU YU YIXUE TONGJI JICHU (DI - ER BAN)

编　者:林建忠	
出版发行:上海交通大学出版社	地　址:上海市番禺路 951 号
邮政编码:200030	电　话:021-64071208
印　制:上海万卷印刷股份有限公司	经　销:全国新华书店
开　本:710 mm×1000 mm　1/16	印　张:23.25
字　数:417 千字	
版　次:2019 年 9 月第 1 版　2022 年 10 月第 2 版	印　次:2022 年 10 月第 4 次印刷
书　号:ISBN 978-7-313-25981-3	
定　价:65.00 元	

前　言

　　在农业、林业以及医药、卫生健康等生命科学领域的工作进程和科学实验中所产生的大量数据已不再局限于定性的描述，而是需要从大量调查和测定的数据中，应用统计学的原理和方法，分析和解释其数量的变化及其变化之间的关联性，以正确制订试验计划，科学地对试验结果进行分析，从而做出符合科学实际的推断。

　　本书是为生命科学类领域的研究生开设的统计学应用课程。概率论是数理统计的数学基础，本书第 1 章为未学习过概率论的读者提供概率论基础知识的总结性介绍。第 2 章至第 4 章介绍数据整理与展示的方法、参数估计与假设检验等基础统计学知识，第 5 章的四格子表分析为分析试验中两个因子彼此之间的关联关系提供了一套统计分析方法。大数据时代的数据集不仅变量繁多，而且变量性状多样化及变量间层次结构复杂化。数据分析的实践表明，拟合这类数据集中多变量复杂关系的模型往往首先考虑的是线性统计模型。第 6 章介绍了多自变量线性回归分析和建模的基本思想和方法。第 7 章的方差分析和实验设计旨在比较具有某种相同特质的多个试验对象有关指标平均值的比较，以及怎样基于方差分析进行实验设计。第 8 章至第 10 章属于多元统计分析的内容，重点介绍具有多元属性的试验对象的常用分析及分类方法。第 11 章介绍的分支分类方法是探索生物物种分支演化规律的基本方法。第 12 章介绍的生存分析原本属于医药统计学范畴,目前已成为分析具有"生命特征"实验对象存活时间的分析工具。最后一章介绍怎样应用马尔可夫链模型分析生态系统演化以及物种世代杂交基因演化的数据变化规律。

生物与医学统计的内容十分丰富,本书的主要目的并不是把读者培养成生物医学统计分析方面的专家,而是培养学生掌握统计学的基本思想和方法,使读者对生命科学中的数据如何进行数据分析和建模有一个比较全面的基本了解,为将来能够就实践中出现的数据问题用统计学的语言与生物医学统计学的专家进行科研交流探索。正因为此,读者只要掌握了大学阶段的多元微积分、线性代数和概率论的基础知识,就可以阅读本书的全部内容。考虑到目前统计软件及介绍统计软件的书籍和网上资料繁多,因此本书对统计软件的具体操作不再做详细介绍。本书的部分内容也可作为数学专业大四学生和其他学科研究生统计课程的教学参考书以及相关业界数据分析师的参考用书。

在本书结稿之际,我要感谢所有关心和支持我写作和出版此书的人们。自 2006 年以来,本书的大部分内容在上海交通大学生命科学学院的研究生公共课《生物数学(Ⅰ)》和《生物统计》课程中讲授过。参加这些课程学习的同学对课程的成功和本书的成书做出了贡献。

由于作者水平所限,书中存在缺点和错误,恳请同行和广大读者批评指正。

林建忠
上海交通大学数学科学学院

目　录

1 概率论基础知识

概率论是研究随机现象数量规律的数学分支,是数理统计学的数学基础。本章仅介绍联系于生物与医药学有关的一些概率论基础知识,需要完整了解这部分内容的读者可以参考概率论教科书,比如文献[1][2]和[3]等。

1.1 随机事件及其概率

1. 试验、随机事件、样本空间

自然现象,一般可以分为确定性现象和非确定性现象。在某些确定条件下,可能发生也可能不发生的现象,称为非确定性现象,也称为随机现象。例如,小麦种子在播种后可能发芽也可能不发芽;投掷一枚匀质硬币,其结果可能是硬币正面朝上也可能是背面朝上。统计学所研究的是随机现象,而其研究过程往往基于试验的结果。这里"试验"一词是一个比较宽泛的概念。我们把为发现某事物特征所进行的观察过程统称为试验。若这个试验具有以下三个特点:① 可在相同的条件下重复进行;② 试验结果不止一个,但能明确所有的结果;③ 试验前不能预知出现哪种结果,则称这种试验为随机试验,用 E 表示。随机试验中所伴随的随机现象具有三个特点:① 每次试验前不能预言出现什么结果;② 每次试验后出现的结果不止一个;③ 在相同的条件下进行大量观察或试验时,出现的结果有一定的规律性,这种规律性称为统计规律性。

随机试验 E 所有可能的结果所组成的集合称为样本空间,记为 Ω。样本空间的元素,即 E 的直接结果称为样本点(或基本事件),常记为 ω,即 $\Omega = \{\omega\}$。Ω 的任意一个子集合称为随机事件,简称事件,记为 A,B,…它是满足某些条件的样本点所组成的集合。A 与 Ω 的关系一般可用文氏图表示。

表 1-1 给出一组随机试验结果及其相应样本空间的例子。

表 1 - 1　随机试验结果及其样本空间

试　　验	试 验 结 果	样 本 空 间
检查一瓶药剂	合格，不合格	$\Omega=\{$合格、不合格$\}$
一天内繁殖的细菌数	$1, 2, \cdots, N$	$\Omega=\{1, 2, \cdots, N\}$
掷一骰子	正面号码为 $1, 2, 3, 4, 5, 6$	$\Omega=\{1, 2, 3, 4, 5, 6\}$
小白鼠注射药剂后存活时间	T	$\Omega=\{x \mid 0 \leqslant T < \infty\}$

在随机事件中，仅由一个样本点组成的子集合称为基本事件，它是随机试验的直接结果，每次试验必定发生且只可能发生一个基本事件。组成某一随机事件的样本点同时发生了，称该随机事件发生了。全体样本点组成的事件称为必然事件，即为样本空间 Ω，它是每次试验必定发生的事件。不包含任何样本点的事件称为不可能事件，记为 $\varnothing$，它是每次试验必定不发生的事件。

2. 事件的关系和运算

1）随机事件之间的关系

（1）包含关系：$A \subset B \Leftrightarrow x \in A \Rightarrow x \in B$。它意味着，事件 A 发生必导致事件 B 发生。

（2）相等关系：$A=B \Leftrightarrow A \subset B$ 且 $B \subset A$

（3）互斥关系：两事件 A 和 B 称为互斥的或称互不相容，假如 $A \bigcap B=\varnothing$。

（4）对立关系：如果两事件 A 和 B 满足 $AB=\varnothing$ 且 $A \bigcup B=\Omega$，则称 A 与 B 互为对立事件。

（5）完备事件组：如果 n 个事件 $A_1, A_2, \cdots, A_n$ 是相互互斥的，且 $\Omega=\bigcup\limits_{i=1}^{n} A_i$，那么 $\{A_1, A_2, \cdots, A_n\}$ 称为完备事件组，或称为 Ω 的剖分。

2）随机事件之间的运算

（1）积事件：事件 A 与 B 的积事件，记为 $A \bigcap B \Leftrightarrow$ 指事件 A 和事件 B 同时发生。

（2）和事件：事件 A 和 B 的和事件，记为 $A \bigcup B \Leftrightarrow$ 指事件 A 或 B 至少有一个发生。

（3）事件 A 的补集：由 Ω 中不属于集合 A 的样本点组成，记为 $\bar{A}$ 或 A^c。

（4）差集运算：事件 A 与事件 B 的差集，记为 $A-B$ 或 $A \backslash B$，它由属于集合 A 而不属于集合 B 的样本点组成 $\Leftrightarrow$ 事件 A 发生，但事件 B 不发生。

3）随机事件的运算律对应于通常的集合运算律

1.2 概率的定义

1. 概率的定义

历史上概率(probability)的定义经历了古典定义、统计定义和公理化定义三个阶段。事件的概率是指某一事件发生的可能性大小,这种"概率"的描述性定义称为古典定义。"概率"的统计定义是基于"频率"这一概念进行的。

定义 1.1 在 n 次试验中,设事件 A 发生了 m 次,则称 $f_n = \dfrac{m}{n}$ 为事件 A 发生的频率。

概率的统计定义:在相同条件下重复进行的 n 次试验中,事件 A 发生的频率稳定地在某一常数 p 附近摆动,且随 n 越大摆动幅度越小,则称 p 为事件 A 的概率,记作 $P(A)$。

性质 1.1 频率具有以下四个性质:

(1) 非负性:$0 \leqslant f_n(A) \leqslant 1$。

(2) 归一性:$f_n(\Omega) = 1$。

(3) 可加性:如果事件 A,B 互斥,则 $f_n(A \bigcup B) = f_n(A) + f_n(B)$。 可推广到有限个两两互斥事件的和事件。

(4) 稳定性:$\lim\limits_{n \to \infty} f_n(A) = P(A)$。

概率的公理化理论由苏联数学家科尔莫戈罗夫(Kolmogorov)于 1933 年建立。

定义 1.2 设 Ω 是随机试验 E 的样本空间,若能找到一个法则,使得对于 E 的每一事件 A 赋予一个实数,记为 $P(A)$,称之为事件 A 的概率,这种赋值必须满足下面的三个条件:

(1) 非负性:$\forall A \subset \Omega$,$P(A) \geqslant 0$。

(2) 归一性:$P(\Omega) = 1$。

(3) 可列可加性:$P(\bigcup\limits_{i=1}^{\infty} A_i) = \sum\limits_{i=1}^{\infty} P(A_i)$,其中 A_1,A_2,$\cdots$ 为两两互斥事件。

概率本质上是以事件 A 为自变量,以 $[0,1]$ 为因变量取值范围的函数,这个函数必须满足以上定义中的三个条件。

性质 1.2 根据概率的定义,易见

(1) $P(\varnothing)=0$。

(2) 假如 A_1, A_2, $\cdots$, $A_n \subset \Omega$ 两两不相交,那么 $P(\bigcup_{i=1}^{n} A_i) = \sum_{i=1}^{n} P(A_i)$。

(3) $P(\bar{A})=1-P(A) \Rightarrow P(A) \leqslant 1$。

(4) 假如 $A \subset B \Rightarrow P(B-A)=P(B)-P(A) \Rightarrow P(A) \leqslant P(B)$。

(5) 对于 A 和 B,由关系式 $B-A=B \bigcap \bar{A}$ 可得 $P(B-A)=P(B)-P(AB)$。

例 1.1 在有两个孩子的家庭中,孩子性别的组成有 4 种类型,即男男、男女、女男、女女。它们是 4 个基本事件,而且是互斥且等可能的。设 A_1 为事件"两个男孩",它是 4 个基本事件(n)中的一个(m),概率为 $P(A_1)=\frac{1}{4}=0.25$。设 A_2 为事件"第一个是男孩",该事件包括男男,男女两个基本事件。A_2 的概率为 $P(A_2)=\frac{2}{4}=0.5$。

2. 患病率与发病率

在临床医学中,患病率及发病率常用来描述一些特殊情形的概率。

定义 1.3 患病率(prevalence)是指某人在考察或研究的瞬时患病的概率,它不依赖于人们是何时得的病,其值为现时有病的人数除以所研究的总体中人数的总数。

例 1.2 美国政府 1974 年调查了总数为 144 380 位 17 岁及以上的人群,发现患高血压的人数为 22 626 人,则患病率为 15.7%。

定义 1.4 某病的累加发病率(cumulative incidence,简称为发病率)是指人们以前没有此病而在某个指定时间内患有该病的概率。

例 1.3 某地区 40~44 岁的妇女在 1970 年 1 月 1 日~12 月 31 日的时间内乳腺癌的累加发病率是千分之一。这个值意味着,40 岁到 44 岁的妇女 1 000 人,在 1970 年 1 月 1 日以前未曾有乳腺癌,而到 1970 年 12 月 31 日时,大约有 1 名妇女患有乳腺癌。

3. 条件概率

实践中经常需要研究在事件 A 已发生的条件下,事件 B 发生的概率。这种概率称为在已知事件 A 发生的条件下,事件 B 发生的条件概率,记为 $P(B|A)$。

例 1.4 施用两种不同药物杀灭螟虫,结果如表 1-2 所示。

表 1-2   不同药物杀灭螟虫统计

	死亡(A)	存活($\bar{A}$)	合　计
药物甲(B)	96	24	120
药物乙($\bar{B}$)	64	16	80
合　计	160	40	200

从 200 只螟虫中任取 1 只,该虫是死虫的概率为 $P(A) = \dfrac{160}{200} = 0.80$。从

200 只螟虫中任取 1 只,该虫接受了药物甲的概率为 $P(B) = \dfrac{120}{200} = 0.60$。该虫

接受药物甲且死亡的概率为 $P(AB) = \dfrac{96}{200} = 0.48$。如果已知某只螟虫死亡了,

试问该螟虫接受药物甲的概率是多少? 这就是一个计算条件概率问题。因为已

知死亡总数为 160 个,其中接受药物甲的螟虫个数为 96,故

$$P(B \mid A) = \frac{96}{160} = \frac{96/200}{160/200} = \frac{P(AB)}{P(A)} = \frac{0.48}{0.80} = 0.60 \qquad (1-1)$$

关系式(1-1)具有普遍性。在一般情况下,我们将上述式(1-1)作为条件

概率的定义。

定义 1.5　设 A,B 是两个事件,且 $P(A) > 0$,称

$$P(B \mid A) = \frac{P(AB)}{P(A)} \qquad (1-2)$$

为在事件 A 发生的条件下事件 B 发生的条件概率。

条件概率也是概率,它具有类定义 1.3 和性质 1.2 的概率基本运算公式。

4. 概率乘法法则与独立事件

由式(1-2)可以得到概率乘法法则为

$$P(AB) = P(B)P(A \mid B) \text{ 或 } P(AB) = P(A)P(B \mid A) \qquad (1-3)$$

该法则表明：两事件交的概率等于前一事件的概率乘以另一事件在已知前

一事件已发生条件下的条件概率。

定义 1.6　若事件 A 的发生,并不影响事件 B 发生的概率,即

$$P(B \mid A) = P(B) \text{ 或 } P(A \mid B) = P(A) \qquad (1-4)$$

此时称 A 和 B 是独立事件。

在例 1.4 中，$P(A) = 0.80$，$P(A \mid B) = 0.80$，即 $P(A \mid B) = P(A)$，这说明死亡与否并不受是否接受甲药物的影响。因此 A 和 B 是独立的。对于独立事件，概率乘法公式为

$$P(AB) = P(A)P(B) \qquad (1-5)$$

在例 1.4 中，由 A 和 B 的独立性也可计算得 $P(AB) = P(A)P(B) = 0.48$。

5. 贝叶斯法则与筛选检验、ROC 曲线

定义 1.7　　一个筛选检验的预测值阳性（predictive value positive，PV^+）是指一个人在该检验中呈阳性（A）条件下而患病（B）的概率，即定义为

$$PV^+ = P(B \mid A) = P(疾病 \mid 检验^+)$$

而预测值阴性（predictive value negative，PV^-）是指一个人在该检验中呈阴性（$\bar{A}$）条件下而未患病（$\bar{B}$）的概率，即定义为

$$PV^- = P(\bar{B} \mid \bar{A}) = P(无疾病 \mid 检验^-)$$

定义 1.8　　一个症状（或一组症状，或筛选检验）的灵敏度（sensitivity）是疾病发生后出现症状的概率，即灵敏度 $= P(A \mid B)$。

定义 1.9　　一个症状（或一组症状，或筛选检验）的特异度（specificity）是疾病不发生时不出现症状的概率，即特异度 $= P(\bar{A} \mid \bar{B})$。

定义 1.10　　某实验的结果是阴性但实际是阳性，称为假阴性（false negative），实验结果是阳性但实际是阴性，称为假阳性（false positive）。

在预测疾病中称某个症状是有效的，是指该症状的灵敏度和特异度两个指标都是高的。如何使一个（或一组）症状的灵敏度或特异度指标能被医生所估计且能用于计算预测值？由条件概率的定义 1.5，有

$$PV^+ = P(B \mid A) = \frac{P(B \cap A)}{P(A)} \qquad (1-6)$$

又由 $P(A \cap B) = P(A \mid B) \times P(B)$、定义 1.2 的（3）及乘法公式（1-3）可得全概率公式为

$$P(A) = P(A \mid B) \times P(B) + P(A \mid \bar{B}) \times P(\bar{B})$$

把 $P(B \cap A)$ 及 $P(A)$ 的表达式代入式（1-6）得贝叶斯公式：

$$PV^+ = P(B \mid A) = \frac{P(A \mid B) \times P(B)}{P(A \mid B) \times P(B) + P(A \mid \overline{B}) \times P(\overline{B})} \quad (1-7)$$

若记 $x = P(B)$ 表示有关总体中疾病的患病率,式(1-7)可以改写成

$$PV^+ = \frac{\text{灵敏度} \times x}{\text{灵敏度} \times x + (1-\text{特异度}) \times (1-x)} \quad (1-8)$$

也就是说,PV^+ 能表示成灵敏度、特异度及患病率的函数。类似地,有

$$PV^- = \frac{\text{特异度} \times (1-x)}{\text{特异度} \times (1-x) + (1-\text{灵敏度}) \times x} \quad (1-9)$$

在某些情况下,一个实验可提供多个结果而不是简单的阳性或阴性。在另外情形中,实验结果是连续性变量。在上述任一情形下,为识别实验是阳性或阴性的切断点(cut-off-point)常是任意的。

例 1.5 下面材料由 Hanley 及 McNeil 提供。疑似有神经系统疾病的 109 名受试者接受某放射医师做的 CT 成像术的检查结果,结果用等级(rating)形式表示。每一个受试者实际上是否有病是早已知道的。数据列于表 1-3,我们如何计算诊断的准确性?

表 1-3　某放射学家做的 CT 成像术的等级结果

疾病的实际状态	CT 成像诊断					
	肯定正常 (1)	可能正常 (2)	有问题 (3)	可能不正常 (4)	肯定不正常 (5)	总　　数
正常	33	6	6	11	2	58
不正常	3	2	2	11	33	51
总数	36	8	8	22	35	109

不同于过去例子的是,表 1-3 未给出明确的切断点用于诊断疾病。对表 1-3 我们对切断点给出不同的值,就会有不同的结果。比如,如果我们规定"可能不正常"与"肯定不正常"作为检验的阳性(把等级 4 或 5,或 4 及以上作为阳性),则这个检验的灵敏度为 $(11+33)/51 = 44/51 = 0.86$,而同时特异度是 $(33+6+6)/58 = 45/58 = 0.78$。表 1-4 就是按照这种不同的准则来计算灵敏度及特异度的。

表 1-4 对表 1-3 数据放射学家使用不同准则去确定阳性时的灵敏度与特异度

检验的阳性准则	灵敏度	特异度
1^+	1.0	0
2^+	0.94	0.57
3^+	0.90	0.67
4^+	0.86	0.78
5^+	0.65	0.97
6^+	0	1.0

定义 1.11   接受者操作特性（receiver operating characteristic，ROC）曲线是灵敏度相对于（1－特异度）的筛选检验曲线，此处曲线上的不同点对应于用不同的切断点去识别阳性。

例 1.6   图 1-1 是对表 1-4 中的数据构建的 ROC 曲线，其以"1-特异度"为横坐标，以灵敏度为纵坐标构建而成。

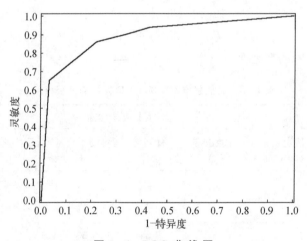

图 1-1 ROC 曲线图

ROC 曲线下的面积是检验整个诊断精度的一个合理指标。作出 ROC 曲线后，对于任何一个等级（为切断点），若按受试者的检验等级值低于上述切断点，则诊断受试者为正常，若高于切断点则认为是不正常。

使用梯形面积法，则可算出该面积为 0.89，这意味着放射医师能按 CT 等级的相对顺序从而正确地把一个正常人从不正常人中识别出来的概率是 89%。当正常受试者与不正常受试者有相同等级时，放射医师可以随意地做出决定。

一般情况下,对于相同疾病的两个筛选检验中,ROC 曲线下面积大的部分被认为是较好的检验。但在某种特殊情形下可以例外,比如在两个检验比较中,某个值的灵敏度或特异度特别重要时,面积的比较就没有必要了。

1.3 随机变量及其分布函数

1.3.1 随机变量

定义 1.12 设 Ω 是试验 E 的样本空间,若

$$\forall \omega \in \Omega \xrightarrow{\text{按一定法则}} \exists X(\omega)$$

则称 $X(\omega)$ 为 Ω 上的随机变量(random variable),简记为 r.v. X。

随机变量一般用大写字母 X, Y, Z, $\cdots$ 或小写希腊字母 ξ, η, ζ, $\cdots$ 表示。随机变量本质上是 $\Omega \rightarrow \mathbf{R}$ 上的单值映射,即它是以事件域 Ω 为定义域,以基本事件 ω 为自变量且以实数域为值域的函数 $X(\omega)$。

引入随机变量的意义在于,可以通过随机变量的等式或不等式来量化表示任何随机现象。例如,可以用 $(X > 100)$ 表示"一天之内培育的细菌数超过 100 个"这一事件。这将有利于借助微积分等数学工具对问题做更深入的讨论。

定义 1.13 设 X 为 r.v., x 是任意实数,称函数

$$F(x) = P(X \leqslant x),\ -\infty < x < \infty$$

为 X 的分布函数。

分布函数可以用来计算 X 取值于区间 $(a, b]$ 的概率:

$$P(a < X \leqslant b) = P(X \leqslant b) - P(X \leqslant a) = F(b) - F(a) \quad (1\text{-}10)$$

性质 1.3 X 的分布函数具有以下性质:

(1) $F(x)$ 单调不减,即 $\forall x_1 < x_2$, $F(x_1) \leqslant F(x_2)$。

(2) $0 \leqslant F(x) \leqslant 1$,且 $\lim\limits_{x \to +\infty} F(x) = 1$, $\lim\limits_{x \to -\infty} F(x) = 0$。

(3) $F(x)$ 右连续,即 $F(x+0) = \lim_{x \to 0+} F(x) = F(x)$。

1.3.2 离散型随机变量及其概率分布律

若随机变量 X 的可能取值是有限个或可列个,则称 X 为离散型随机变量。

设离散型随机变量所有可能的取值为 $x_k(k=1, 2, \cdots)$，X 取各个可能值的概率，即事件 $\{X=x_k\}$ 的概率为

$$P(X=x_k)=p_k \text{ 或 } P(X=x_k)=f(x_k), \quad k=1, 2, \cdots \quad (1-11)$$

由概率的定义，p_k 满足如下两个条件：

(1) $f(x_k)>0$ 或 $p_k>0, k=1, 2, \cdots;$

(2) $\sum_k f(x_k)=1$ 或 $\sum_k p_k=1$。

称式(1-11)为离散型随机变量 X 的分布律。分布律也可以用如下形式表示：

$$\frac{X \mid x_1 x_2 \cdots x_k \cdots}{P \mid p_1 p_2 \cdots p_k \cdots}$$

定义 1.14　对每个可能的输出 x，分布律为 $f(x)$ 的离散随机变量 X 的分布函数 $F(x)$ 为

$$F(x)=P(X \leqslant x)=\sum_{t \leqslant x} f(t) \text{ 或 } F(x)=P(X \leqslant x)=\sum_{x_k \leqslant x} p_k$$

$$(1-12)$$

例 1.7　考察上海市某医院某种疾病的日门诊量。定义 X 为一天内来该医院就诊该疾病的患者数。在过去的 300 天的门诊日里，该疾病就诊人数 X 相关的天数及频率如表 1-5 所示。

表 1-5　疾病就诊人数 X 的概率分布律

X	该疾病就诊人数 X 相关的天数	频率 $f(x)$
0	54	$\frac{54}{300}=0.18$
1	117	$\frac{117}{300}=0.39$
2	72	$\frac{72}{300}=0.24$
3	42	$\frac{42}{300}=0.14$
4	12	$\frac{12}{300}=0.04$
5	3	$\frac{3}{300}=0.01$
总数	300	1.00

机动车一天内销售数的 X 计数和分布律以及直方图如图 1-2 所示。

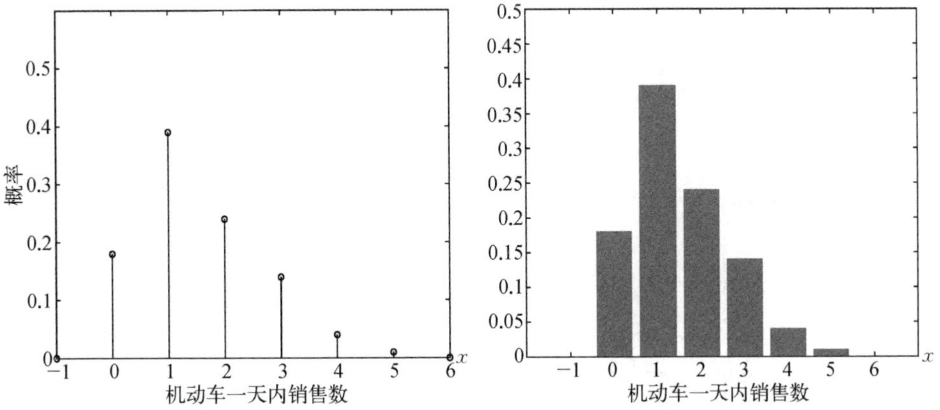

图 1-2　X 计数和分布律以及直方图的图示

根据式(1-12)可直接计算 X 的分布函数为

$$F(0) = f(0) = \frac{54}{300} = 0.18$$

$$F(1) = f(0) + f(1) = \frac{171}{300} = 0.57$$

$$F(2) = f(0) + f(1) + f(2) = \frac{243}{300} = 0.81$$

$$F(3) = f(0) + f(1) + f(2) + f(3) = \frac{285}{300} = 0.95$$

$$F(4) = f(0) + f(1) + f(2) + f(3) + f(4) = \frac{297}{300} = 0.99$$

$$F(5) = f(0) + f(1) + f(2) + f(3) + f(4) + f(5) = \frac{300}{300} = 1$$

随机变量 X 的分布函数 $F(x)$ 如图 1-3 所示,它是分段阶梯函数,在 X 的可能取值 x_k 处发生间断,间断点为第一类跳跃间断点,在间断点处有跃度 p_k。

下面介绍三种常用的离散型随机变量及其分布率。

1.0-1 分布

0-1 分布随机变量的分布律为 $P(X=k) = p^k (1-p)^{1-k}$, $k=0,1$,其表格形式为

$X = x_k$	1	0
p_k	p	$1-p$

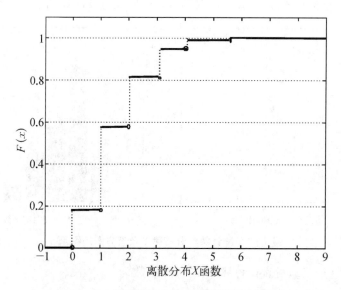

图 1 - 3　疾病就诊人数 X 的概率分布函数

当试验只有两种可能的结果时，常用 0 - 1 分布描述，如药品是否合格、人口性别是男性还是女性、手术是否成功、$PM_{2.5}$ 是否超标等。

2. 二项分布

二项分布（binomial distribution）基于 n 重伯努利（Bernoulli）试验，该试验必须满足以下四个基本假设：

（1）试验由 n 次性质相同的小试验序列组成。

（2）在每次小试验中，仅有两种可能的结果："成功"事件 A 和"失败"事件 $\bar{A}$。

（3）记成功的概率为 p，失败的概率为 $1-p$，其中 $0 \leqslant p \leqslant 1$，并且每次小试验中的 $P(A)=p$ 值是恒定的。

（4）小试验之间是独立进行的。

考虑掷硬币 100 次，每次掷硬币出现正面的概率为 p，出现反面的概率为 $1-p$，这就是常见的二项分布试验。这个试验由 100 次"掷硬币"小试验组成，其中硬币出现正面为"成功"，出现反面为"失败"。从这个例子我们看到，二项试验中的"成功"与"失败"是一个宽泛的概念，它并不意味着真正意义下的成功和失败。比如生男孩（事件 A）和生女孩（事件 $\bar{A}$）；药物有效（事件 A）和无效（事件 $\bar{A}$）等。

定义 1.15 在 n 重伯努利试验中，"成功"事件 A 发生的次数 X 是一个离散型随机变量，它所服从的分布称为参数为 n, p 的二项分布，记为 $X \sim B(n, p)$。

为了导出二项分布随机变量 X 的分布律，请看下例：

例 1.8 某牧场有 100 匹马，其中雄性 20 匹，雌性 80 匹。第一次从这 100 匹马中随机抽取一匹，记下性别后放回，再做第二次抽取。这时，不论第一次抽样抽到的是雄性的还是雌性的马，在第二次抽样时抽到雄性马的概率仍然是 $\frac{20}{100}$。在这种抽样方式中，第一次试验的结果并不影响第二次试验中各事件发生的概率，即这两次试验是独立的。如果第一次抽样后不放回，情况就不一样了。假定第一次抽到的是雄性马，那么第二次抽到雄性马的概率是 $\frac{19}{99}$；反之，如果第一次抽到的是雌性马，则第二次抽到雄性马的概率是 $\frac{20}{99}$。换句话说，第一次试验的结果，影响了第二次试验中各事件发生的概率，即这两次试验是非独立的。第一种抽样方法称为放回式抽样，适用于二项分布。第二种抽样方法称为无放回式抽样，相应的分布称为超几何分布。

在有放回抽样中，若抽样试验共进行了 20 次，问包含 3 匹雄性马的概率是多少？显然，在 20 次试验中，抽到雄性马的匹数是一随机变量，记为 X。X 的可能取值是 $0, 1, 2, \cdots, 20$。为了求概率 $P(X=3)$，我们先考虑一个简单的问题：即前 3 次抽到的都是雄性马，后面 17 次抽到的都是雌性马。记第 i 次抽到雄性马的事件为 A_i，这一简单问题即为求事件 $A_1 A_2 A_3 \bar{A}_4 \cdots \bar{A}_{20}$ 概率，由抽样事件的独立性

$$P(A_1 A_2 A_3 \bar{A}_4 \cdots \bar{A}_{20}) = P(A_1) P(A_2) P(A_3) P(\bar{A}_4) \cdots P(\bar{A}_{20}) = 0.2^3 0.8^{17}$$

而原来的问题是，在 20 次抽样试验中，正好有 3 次抽中的是雄性的马。这就是说，简单问题中的前 3 次抽中雄性马转化成原来问题中的在 20 次抽样中有 3 次抽中了雄性马，这是一个排列组合问题，因此

$$P(X=3) = C_{20}^3 0.2^3 0.8^{17}$$

对于一般的 n 重伯努利试验，X 是事件 A 在 n 次试验中发生的次数，记 $P(A) = p$，则

$$P(X=k) \xlongequal{\text{def}} f(k) = C_n^k p^k (1-p)^{n-k}, \quad k = 0, 1, 2, \cdots, n \quad (1-13)$$

显然 $0-1$ 分布是 $n=1$ 时的特殊二项分布。

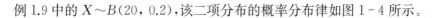

例 1.9 中的 $X \sim B(20, 0.2)$，该二项分布的概率分布律如图 1-4 所示。

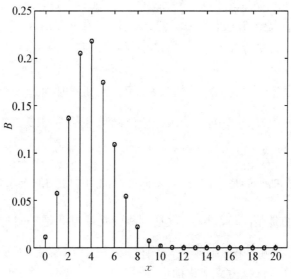

图 1-4 $x \sim B(20, 0.2)$ 概率分布律图

3. 泊松分布

定义 1.16 设离散型随机变量 X 的取值为 $0, 1, 2, \cdots$，而取各个值的概率为

$$P(X=k) \stackrel{\text{def}}{=\!=\!=} f(k) = \frac{\lambda^k}{k!} \mathrm{e}^{-\lambda}, \quad k=0, 1, 2, \cdots \qquad (1-14)$$

其中 $\lambda > 0$ 是常数，则称 X 服从参数为 λ 的泊松（Poisson）分布，记作 $X \sim \pi(\lambda)$ 或 $P(\lambda)$。

泊松型随机变量可以用来描述诸如单位时间（小时）内显微镜视野内染色体有变异的细胞数，单位时间（月）内某地区流行感冒患者的人数等。

定理 1.1 （泊松定理）设 λ 是一常数，n 是任意正整数，$p_n \in (0, 1)$，且当 $n \to \infty$ 时，$p_n \to 0$，但 $\lambda = np_n$ 恒成立，则对任意非负整数 k 成立关系式

$$B(k; n, p) \to \pi(k; \lambda) \qquad (1-15)$$

定理 1.1 的条件 $np_n = \lambda$（常数）意味着当 n 很大时 p_n 很小。上述定理表明当 n 很大时，参数为 n，p 的二项分布的概率值可以由参数为 $\lambda = np$ 的泊松分布的概率值近似，即

$$C_n^k p^k (1-p)^{n-k} \approx \frac{\lambda^k \mathrm{e}^{-\lambda}}{k!}, \quad k = 0, 1, 2, \cdots \qquad (1-16)$$

例 1.9　某小麦品种在田间出现自然变异植株的概率为 0.004 5。现调查 100 株,试用泊松分布求获得两株或两株以上变异植株的概率是多少?

解　因为 $\lambda = np = 100 \times 0.004\ 5 = 0.45$,代入式(1-16),有

$$P(0) = \frac{0.45^0}{0!} \mathrm{e}^{-0.45} = \mathrm{e}^{-0.45} = 0.637\ 6$$

$$P(1) = \frac{0.45^1}{1!} \mathrm{e}^{-0.45} = 0.45 \times \mathrm{e}^{-0.45} = 0.286\ 9$$

所以,调查 100 株获得两株或两株以上变异植株的概率是

$$P(X \geqslant 2) = 1 - P(0) - P(1) = 1 - 0.637\ 6 - 0.286\ 9 = 0.075\ 5$$

1.3.3　连续型随机变量及其密度函数

定义 1.17　设 X 是随机变量,若存在一个非负可积函数 $f(x)$,使得

$$F(x) = \int_{-\infty}^{x} f(t)\mathrm{d}t, \quad -\infty < x < \infty \qquad (1-17)$$

其中 $F(x)$ 是 X 的分布函数,则称 X 是连续型随机变量,$f(x)$ 称为 X 的概率密度函数(p.d.f.),简记为 d.f.

人的血压、体温、心脏搭桥患者手术后的存活时间等都是连续型随机变量。

性质 1.4　连续型随机变量的密度函数 $f(x)$ 具有如下的性质:

(1) $f(x) \geqslant 0$。

(2) $\int_{-\infty}^{\infty} f(x)\mathrm{d}x = F(+\infty) = 1$。

(3) 在 $f(x)$ 的连续点处,$F'(x) = f(x)$。

密度函数 $f(x)$ 与分布函数 $F(x)$ 的关系式(1-17)的几何解释如图 1-5 所示。

记点 x 处的邻域为 $(x, x+\mathrm{d}x)$,则连续型随机变量 X 取值在 $(x, x+\mathrm{d}x)$ 的概率近似为 $f(x)\mathrm{d}x$。一般地,有

$$P(a < X \leqslant b) = P(a \leqslant X \leqslant b) = P(a < X < b) = P(a \leqslant X < b)$$
$$= \int_a^b f(x)\mathrm{d}x = F(b) - F(a) \qquad (1-18)$$

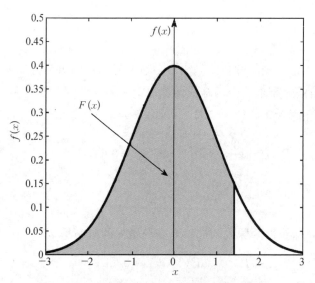

图 1-5　密度函数和分布函数的几何解释

如图 1-6 所示,式(1-18)表明密度函数曲线介于 $x=a$ 和 $x=b$ 之间的面积等于随机变量 X 取值于 $x=a$ 和 $x=b$ 之间的概率。

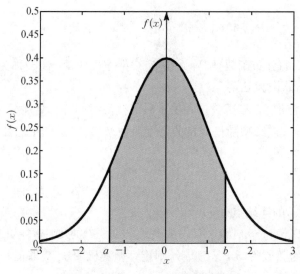

图 1-6　$P(a < X < b)$ 的几何解释

根据图 1-6,可以导出以下关系式：

$$P(X \leqslant b) = P(X < b) \qquad (1-19)$$

$$P(X > a) = P(X \geqslant a) = 1 - F(a) \qquad (1-20)$$

下面介绍三种常见的连续型随机变量。

1. 均匀分布

若 X 的密度函数为

$$u(x; a, b) = \begin{cases} \dfrac{1}{b-a}, & a \leqslant x \leqslant b \\ 0, & 其他 \end{cases} \qquad (1-21)$$

则称 X 服从区间 (a, b) 上的均匀分布或称 X 服从参数为 a, b 的均匀分布，记作

$$X \sim U(a, b)$$

X 的分布函数为

$$F(x) = \int_{-\infty}^{x} u(t)\mathrm{d}t = \begin{cases} 0, & x < a \\ \dfrac{x-a}{b-a}, & a \leqslant x < b \\ 1, & x \geqslant b \end{cases} \qquad (1-22)$$

2. 指数分布

若 X 的密度函数为

$$f(x) = \begin{cases} \lambda \mathrm{e}^{-\lambda x}, & x \geqslant 0, \lambda > 0 \\ 0, & 其他 \end{cases} \qquad (1-23)$$

则称 X 服从参数为 λ 的指数分布，记作 $X \sim E(\lambda)$。

X 的分布函数为

$$P(X \leqslant x) = \begin{cases} 1 - \mathrm{e}^{-\lambda x}, & x \geqslant 0, \lambda > 0 \\ 0, & 其他 \end{cases} \qquad (1-24)$$

指数分布常作为各种"寿命"分布的近似，比如小白鼠在注射致癌药物后的存活时间、动物的寿命等。

3. 正态分布

若连续型随机变量 X 的密度函数为

$$f(x) = \frac{1}{\sqrt{2\pi}\,\sigma} \mathrm{e}^{-\frac{(x-\mu)^2}{2\sigma^2}}, \; -\infty < x < \infty \qquad (1-25)$$

其中 μ, σ^2 为常数,则称 X 服从参数为 μ, σ^2 的正态分布(normal distribution),记作 $X \sim N(\mu, \sigma^2)$。

图 1-7 是正态随机变量 $X \sim N(-3, 1.2)$ 的密度函数 $f(x)$ 图形。由图可知,曲线 $y = f(x)$ 的图形具有以下性质:① 关于直线 $x = \mu$ 对称;② 在 $x = \mu$ 处取到最大值;③ 在 $x = \mu \pm \sigma$ 处出现拐点;④ 以 x 轴为渐近线;⑤ 图形呈单峰状。

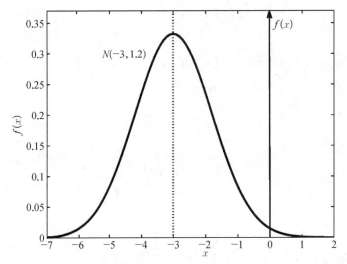

图 1-7　正态随机变量密度函数的钟形曲线

正态分布的分布函数为

$$F_X(x) = P(X \leqslant x) = \int_{-\infty}^{x} f(t)\mathrm{d}t = \frac{1}{\sqrt{2\pi}\,\sigma} \int_{-\infty}^{x} \exp\left(-\frac{(t-\mu)^2}{2\sigma^2}\right)\mathrm{d}t$$

$$(1-26)$$

这个分布函数没有显示表达式,网络上有正态分布表可供查阅。但是对于 μ,显然有

$$P(X \leqslant \mu) = F(\mu) = 1 - F(\mu) = P(X > \mu) = \frac{1}{2} \qquad (1-27)$$

许多生物学现象所产生的数据都近似服从正态分布。例如,测量某品种小麦的株高,尽管将各种条件尽量做到完全一致,但是由于随机因素造成的误差,使得小麦的高度仍然有一定程度的变异。从测得的数据可以看出,株高很高的植株少,很矮的植株也少,大部分植株具有中等高度。该品种小麦的高度是一个

随机变量，它有一个平均数，数据大部分集中在平均数附近，并且在平均数两侧呈对称分布。这种类型的例子在生物学领域中是数不胜数的。用一句话来概括这种现象，即分布律或密度函数呈现两头少，中间多，两侧对称的形式。由于生物与医药学领域符合这种分布规律的现象十分广泛，所以在生物统计学中，正态分布占有极其重要的地位。

1.4 一元随机变量的数字特征

分布函数能完整地描述随机变量的统计特性，但实际应用中有时并不需要知道其具体形式，而只需知道随机变量的某些特征，比如随机变量的平均取值及波动程度等。

1.4.1 数学期望

如果希望知道某医院每天平均的就诊患者数，如果就诊患者数 X 可能的取值是 $0，1，2，3，4，5$，一个自然的想法是以每种取值的概率为权计算加权平均，即用

$$\sum_{i=0}^{5} x_i p_i = 54 \times 0.18 + 117 \times 0.39 + 72 \times 0.04 +$$
$$42 \times 0.14 + 12 \times 0.04 + 3 \times 0.01 = 64.62$$

度量每天平均就诊患者数，数学期望（mathematical expectation）的概念即来源于此。

定义 1.18 设 X 为离散型随机变量，其分布律为 $P(X=x_k)=p_k$，$k=1$，$2，\cdots$ 若无穷级数 $\sum_{k=1}^{+\infty} x_k p_k$ 绝对收敛，则称此和式为 X 的数学期望，记为 $E(X)$，即

$$E(X) = \sum_{k=1}^{+\infty} x_k p_k \qquad (1-28)$$

定义 1.19 设连续型随机变量 X 的密度函数为 $f(x)$，若广义积分 $\int_{-\infty}^{+\infty} x f(x) \mathrm{d}x$ 绝对收敛，则称此和式为 X 的数学期望，记作 $E(X)$，即

$$E(X) = \int_{-\infty}^{+\infty} x f(x) \mathrm{d}x \qquad (1-29)$$

数学期望的本质是以随机变量取某值的概率对变量取值所进行的加权平均,它是一个数而不再是一个随机变量。

性质 1.5 数学期望具有以下性质:

(1) $E(C) = C$,C 为常数。

(2) $E(aX) = aE(X)$,a 是常数。

(3) $E(X + Y) = E(X) + E(Y)$;

$$E\left(\sum_{i=1}^{n} a_i X_i + C\right) = \sum_{i=1}^{n} a_i E(X_i) + C。$$

(4) 当 X,Y 独立时,$E(XY) = E(X)E(Y)$。

关于随机变量 X 的函数 $Y = g(X)$ 的数学期望,我们有下列定理:

定理 1.2 设离散随机变量 X 的概率分布为 $P(X = x_k) = p_k$, $k = 1$, $2, \cdots$,若无穷级数 $\sum_{k=1}^{+\infty} g(x_k) p_k$ 绝对收敛,则

$$E(Y) = \sum_{k=1}^{+\infty} g(x_k) p_k \qquad (1-30)$$

定理 1.3 设连续随机变量 X 的密度函数为 $f(x)$,若积分 $\int_{-\infty}^{+\infty} g(x) f(x) \mathrm{d}x$ 绝对收敛,则

$$E(Y) = \int_{-\infty}^{+\infty} g(x) f(x) \mathrm{d}x \qquad (1-31)$$

1.4.2 方差

定义 1.20 若 $E[X - E(X)]^2$ 存在,则称其为随机变量 X 的方差,记为 $D(X)$ 或 $\mathrm{Var}(X)$。对于连续型随机变量 X,有

$$\mathrm{Var}(X) = E(X - E(X))^2 = \int_{-\infty}^{+\infty} (x - E(X))^2 f(x) \mathrm{d}x \qquad (1-32)$$

对离散型随机变量 X,有

$$\mathrm{Var}(X) = E(X - E(X))^2 = \sum_{k} (x_k - E(X))^2 f(x_k) \qquad (1-33)$$

　　方差本质上是随机变量 X 波动程度的一种度量。以离散型随机变量方差定义表达式(1-33)为例，$x_k - E(X)$ 是 $X = x_k$ 时偏离 $E(X)$ 的大小，平方项 $(x_k - E(X))^2$ 是为了消去正负号的影响，然后以 $X = x_k$ 发生的概率 $f(x_k)$ 为权进行加权平均。

性质 1.6　方差的性质：

(1) $D(C) = 0$ —— 常数。

(2) $D(aX) = a^2 D(X)$，a 是常数。

(3) $D(X) = E(X^2) - E^2(X)$。

常见的五种随机变量的数学期望和方差公式如下。

性质 1.7　（1）二项分布随机变量 $X \sim B(n, p)$ 的 $E(X) = np$，$D(X) = np(1-p)$。特别地，对于 0-1 随机变量 $Y \sim B(1, p)$，$E(Y) = p$，$D(Y) = p(1-p)$。

（2）泊松分布随机变量 $X \sim P(\lambda)$ 的 $E(X) = \lambda$，$D(X) = \lambda$。

（3）均匀分布随机变量 $X \sim U(a, b)$ 的 $E(X) = (a+b)/2$，$D(X) = (b-a)^2/12$。

（4）指数分布随机变量 $X \sim E(\lambda)$ 的 $E(X) = 1/\lambda$，$D(X) = 1/\lambda^2$。

（5）正态分布随机变量 $X \sim N(\mu, \sigma^2)$ 的 $E(X) = \mu$，$D(X) = \sigma^2$。

图 1-8 展示了不同方差的两个正态分布，可以看到，方差越小的正态分布其密度函数在均值附近越陡峭，相反越平坦。

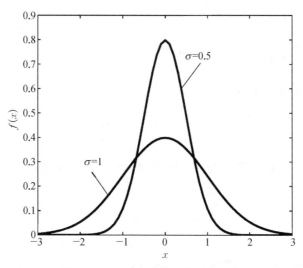

图 1-8　不同方差的两个正态分布

1.4.3　随机变量的标准化与标准正态分布

当正态随机变量 X 的均值 $\mu = 0$，方差 $\sigma^2 = 1$ 时，称为标准正态分布 $N(0, 1)$。如图 $1-9$ 所示，标准正态分布的密度函数为偶函数

$$\varphi(x) = \frac{1}{\sqrt{2\pi}} e^{-x^2/2} \tag{1-34}$$

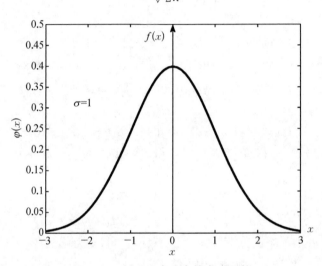

图 $1-9$　标准正态分布的密度函数

分布函数记为 $\Phi(x)$，即

$$\Phi(x) = \frac{1}{\sqrt{2\pi}} \int_{-\infty}^{x} \exp\left\{-\frac{t^2}{2}\right\} \mathrm{d}t, \quad -\infty < x < \infty \tag{1-35}$$

容易导出以下关系式：

$$\Phi(0) = 0.5, \ \Phi(-x) = 1 - \Phi(x), \ P(|X| < a) = 2\Phi(a) - 1 \tag{1-36}$$

定义 1.21　设随机变量 X 的均值 $E(X)$ 存在，方差 $D(X) \neq 0$，称随机变量

$$Z = \frac{X - E(X)}{\sqrt{D(X)}}$$

为 X 的标准化随机变量。

标准化是概率论和数理统计中及其重要的技巧,它的作用在于将一个非零均值非单位方差的随机变量转化为零均值单位方差的随机变量,即它具有如下性质。

性质 1.8

$$E(Z)=0, D(Z)=1$$

定理 1.4　对正态随机变量 $X \sim N(\mu, \sigma^2)$,考虑 X 的标准化随机变量

$$Z=\frac{X-\mu}{\sigma} \tag{1-37}$$

则 Z 服从标准正态分布,且

$$F_X(x)=\Phi\left(\frac{x-\mu}{\sigma}\right) \tag{1-38}$$

根据式(1-18)和式(1-20),我们有

$$P(a<X<b)=F(b)-F(a)=\Phi\left(\frac{b-\mu}{\sigma}\right)-\Phi\left(\frac{a-\mu}{\sigma}\right) \tag{1-39}$$

$$P(X>a)=1-F(a)=1-\Phi\left(\frac{a-\mu}{\sigma}\right) \tag{1-40}$$

例 1.10　设 $X \sim N(1, 4)$,试计算 $P(0 \leqslant X \leqslant 1.6)$。

解　　由式(1-36)得

$$P(0 \leqslant X \leqslant 1.6)=\Phi\left(\frac{1.6-1}{2}\right)-\Phi\left(\frac{0-1}{2}\right)=\Phi(0.3)-\Phi(-0.5)$$

$$=\Phi(0.3)-(1-\Phi(0.5))=0.617\,9-(1-0.691\,5)=0.309\,4$$

正态分布的一个极其重要的性质如下。

性质 1.9　　(3σ 法则)设 $X \sim N(\mu, \sigma^2)$,则 $P(|X-\mu|<3\sigma)=0.997\,4$。

性质 1.9 表明,虽然正态随机变量的取值可以从 $-\infty$ 到 $+\infty$,但其在以均值 μ 为中心,以 3σ 为半径的区间内取值的概率达到了 99.74%。如图 1-10 所示,现将正态随机变量在 σ 至 3σ 半径长区间上取值的概率整理如下:

(1) 正态分布介于区间 $[\mu-\sigma, \mu+\sigma]$ 的面积是 68.3%。

(2) 正态分布介于区间 $[\mu-2\sigma, \mu+2\sigma]$ 的面积是 95.4%。

(3) 正态分布介于区间 $[\mu-3\sigma, \mu+3\sigma]$ 的面积是 99.7%。

对应于双边概率的是如下的单边概率:

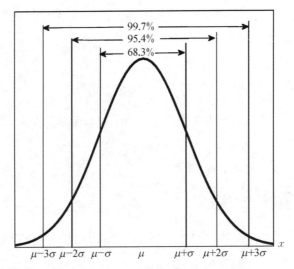

图 1 - 10　正态曲线在不同区间上的面积

$$P(x \leqslant \mu - 1.96\sigma) = P(x > \mu + 1.96\sigma) = 0.025 \qquad (1-41)$$

$$P(x \leqslant \mu - 1.64\sigma) = P(x > \mu + 1.64\sigma) = 0.05 \qquad (1-42)$$

$$P(x \leqslant \mu - 2.33\sigma) = P(x > \mu + 2.33\sigma) = 0.01 \qquad (1-43)$$

定义 1.22　设 $X \sim N(0, 1)$ 和 $0 < \alpha < 1$，如图 1-11 所示，z_α 称为随机变量 X 的上 α 分位数，假如

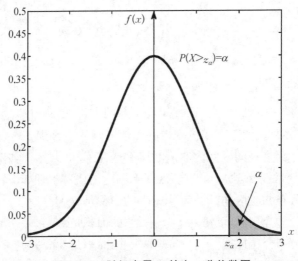

图 1 - 11　随机变量 X 的上 α 分位数图

$$P(X > z_\alpha) = \alpha \qquad (1-44)$$

例 1.11 调查某玉米品种穗长(单位：cm)，其资料服从正态分布 $N(15.7, 1.04)$。试计算：(1) 玉米穗长的 95% 正常值范围；(2) 穗长大于 16 cm 的概率。

解 (1) 已知玉米穗长服从正态分布，$\mu = 15.7$ cm，$\sigma^2 = 1.04$ cm^2，则 $\sigma = \sqrt{1.04} = 1.02$ cm。由式(1-41)(也可网上查表)得 $u_{0.025} = 1.96$，则

上限为 $15.7 + 1.96 \times 1.02 = 17.70$ cm

下限为 $15.7 - 1.96 \times 1.02 = 13.70$ cm

(2) 已知 $x > 16$ cm，求得 $u = \dfrac{16-15.7}{1.02} = 0.29$，查表得 $\Phi(0.29) = 0.6141$，因此有

$$P(x > 16) = P(u > 0.29) = 1 - \Phi(0.29) = 1 - 0.6141 = 0.3859$$

1.5 多维随机变量及其分布

在实际问题中，试验结果有时需要同时用两个或两个以上的随机变量来描述。例如，同时用患者的血压、体温和白细胞等多个随机变量指标监测患者的病情发展态势。这就需要研究这些随机变量的多维分布从而发现这些变量之间的联系与规律。

1.5.1 二维随机变量及其分布

定义 1.23 设 Ω 为随机试验的样本空间，则

$$\forall \omega \in \Omega \xrightarrow{\text{一定法则}} \exists (X(\omega), Y(\omega)) \in \mathbf{R}^2$$

则称 (X, Y) 为二维随机变量或二维随机向量。

二维随机变量的联合分布函数性质如下。

定义 1.24 设 (X, Y) 为二维随机变量，对任何一对实数 (x, y)，事件

$$(X \leqslant x) \bigcap (Y \leqslant y)(\text{记为}(X \leqslant x, Y \leqslant y))$$

的概率 $P(X \leqslant x, Y \leqslant y)$ 定义了一个二元实函数 $F(x, y)$，称为二维随机变量 (X, Y) 的分布函数，即

$$F(x, y) = P(X \leqslant x, Y \leqslant y), \quad (x, y) \in \mathbf{R}^2$$

定义 1.25　设 (X, Y) 是一离散二元随机变量，从 $\mathbf{R}^2$ 到 $\mathbf{R}$ 的二元函数

$$f(x_i, y_j) = P(X = x_i, Y = y_j)$$

称为 (X, Y) 的联合分布律。如果需要强调 f 是关于随机向量 (X, Y) 的分布律，可记为 $f_{X, Y}(x, y)$。

定理 1.5　设 (X, Y) 是概率分布律为 $f_{X, Y}(x, y)$ 的二元随机向量，那么 X 和 Y 的边际分布 $f_X(x) = P(X = x)$ 和 $f_Y(y) = P(Y = y)$ 分别定义为

$$f_X(x) = \sum_{y \in \mathbf{R}} f_{X, Y}(x, y), \quad f_Y(y) = \sum_{x \in \mathbf{R}} f_{X, Y}(x, y)$$

定义 1.26　从 $\mathbf{R}^2$ 映射到 $\mathbf{R}$ 的函数 $f(x, y)$ 称为二元连续型随机向量 (X, Y) 的联合密度函数，假如对于任意实数 x 和 y，有

$$P(X \leqslant x, Y \leqslant y) = \int_{-\infty}^{x} \int_{-\infty}^{y} f(u, v) \mathrm{d}u \, \mathrm{d}v$$

定义 1.27　设 (X, Y) 是二元连续随机向量，其边际密度函数为

$$f_X(x) = \int_{-\infty}^{\infty} f(x, y) \mathrm{d}y, \quad f_Y(y) = \int_{-\infty}^{\infty} f(x, y) \mathrm{d}x, \quad (x, y) \in \mathbf{R}^2$$

定义 1.28　设 (X, Y) 是一二元连续随机向量，其联合密度函数为 $f(x, y)$，边际分布函数分别为 $f_X(x)$ 和 $f_Y(y)$，称 X 和 Y 是独立的，假如对 $x \in \mathbf{R}$ 和 $y \in \mathbf{R}$，有

$$f_{X, Y}(x, y) = f_X(x) f_Y(y)$$

性质 1.10　两个随机变量数学期望具有以下性质：

(1) $E(a_1 X + a_2 Y + C) = a_1 E(X) + a_2 E(Y) + C$，其中 a_1，a_2 和 C 为常数。

(2) 假如 X 和 Y 是独立的，$E(XY) = E(X)E(Y)$。

性质 1.11　两个随机变量方差具有以下性质：

(1) $D(X \pm Y) = D(X) + D(Y) \pm 2E((X - E(X))(Y - E(Y)))$。

(2) 假如 X 和 Y 是独立的，则 $D(X \pm Y) = D(X) + D(Y)$。

完全类似地，可以定义多元随机变量的分布函数，且有如下常用结果。

定理 1.6　假如 X_1，X_2，$\cdots$，X_n 是独立随机变量序列，其均值为 μ_1，μ_2，$\cdots$，μ_n，方差为 σ_1^2，σ_2^2，$\cdots$，σ_n^2，C 为一常数，那么

$$Y = a_1 X_1 + a_2 X_2 + \cdots + a_n X_n$$

的均值为

$$\mu_Y = a_1 \mu_1 + a_2 \mu_2 + \cdots + a_n \mu_n \tag{1-45}$$

其方差为

$$\sigma_Y^2 = a_1^2 \sigma_1^2 + a_2^2 \sigma_2^2 + \cdots + a_n^2 \sigma_n^2 \tag{1-46}$$

如果 X_1，X_2，$\cdots$，X_n 是正态序列，那么 Y 也是正态随机变量。

1.5.2　协方差和相关系数

定义 1.29　随机变量 X 和 Y 的协方差定义为

$$\mathrm{Cov}(X, Y) = E(X - E(X))(Y - E(Y)) \tag{1-47}$$

定义 1.30　随机变量 X 和 Y 的相关系数定义为

$$\rho_{XY} = \frac{\mathrm{Cov}(X, Y)}{\sigma_X \sigma_Y} \tag{1-48}$$

定理 1.7　对任意的随机变量 X 和 Y，

$$\mathrm{Cov}(X, Y) = E(XY) - E(X)E(Y) \tag{1-49}$$

若 X 和 Y 是独立的，那么

$$\mathrm{Cov}(X, Y) = 0 \quad \text{且} \quad \rho_{XY} = 0$$

定理 1.8　对于任意的随机变量 X 和 Y，有

(1) $-1 \leqslant \rho_{XY} \leqslant 1$，且 $\min_{a,b} E[Y - (a + bX)]^2 = (1 - \rho_{XY}^2) D(Y)$。

(2) $|\rho_{XY}| = 1$ 当且仅当存在常数 $a \neq 0$ 和 b 使得 $P(Y = aX + b) = 1$。假如 $\rho_{XY} = 1$，那么 $a > 0$；假如 $\rho_{XY} = -1$，那么 $a < 0$。

定理 1.8 的(1)表明，当 $|\rho_{XY}|$ 较大时，X 与 Y 的线性联系越紧密。特别当 $|\rho_{XY}| = 1$ 时，由定理的(2)知，X 与 Y 以概率 1 存在线性关系。当 $\rho_{XY} > 0$ 时，我们通常说，X 与 Y 有一定程度的正相关关系；当 $|\rho_{XY}|$ 越大时，这种正相关程度越强；特别当 $\rho_{XY} = 1$ 时，X 与 Y 以概率 1 存在正线性相关关系。当 $\rho_{XY} < 0$ 时，称 X 与 Y 有一定程度的负相关关系；当 $|\rho_{XY}|$ 越大时，这种负相关程度越强；特别当 $\rho_{XY} = -1$ 时，X 与 Y 以概率 1 存在负线性相关关系。当 $\rho_{XY} = 0$ 时，称

X 与 Y 不相关。

1.6　大数定律与中心极限定理

1. 大数定律

定理 1.9　伯努利（Bernoulli）大数定律：设 n_A 是 n 次独立重复伯努利试验（每次成功的概率为 p）成功的总次数，那么对任意的 $\varepsilon \geqslant 0$，有

$$\lim_{n \to \infty} P\left(\left|\frac{n_A}{n} - p\right| > \varepsilon\right) = 0 \tag{1-50}$$

这个定理表明，当 n 足够大时，事件 A 发生的频率 $\dfrac{n_A}{n}$ 与 p 的偏差 $\left|\dfrac{n_A}{n} - p\right| \geqslant \varepsilon$ 是一小概率事件，因而可以用频率近似代替 p。这也就是在概率的统计定义中所提到的稳定性的含义，即事件 A 发生的频率 $\dfrac{n_A}{n}$ "稳定于"事件 A 在一次试验中发生的概率。

更一般的大数定理如下。

定理 1.10　假设 $\{X_n\}$，$n = 1, 2, \cdots$ 是均值均为 μ 及方差均为 $\sigma^2 > 0$ 的独立随机变量序列，那么

$$\lim_{n \to \infty} P\left(\left|\frac{1}{n}\sum_{k=1}^{n} X_k - \mu\right| < \varepsilon\right) = 1 \tag{1-51}$$

该定理表明，具有相同数学期望和方差的独立随机变量序列的算术平均值依概率收敛于数学期望。当 n 足够大时，算术平均值几乎是一常数，"数学期望"可以由算术均值近似代替。

2. 中心极限定理

定理 1.11　林德伯格-列维中心极限定理（Lindberg-Levy）：假设 $\{X_n\}$，$n = 1, 2, \cdots$ 是均值为 μ、方差为 σ^2 的独立同分布的随机变量序列，那么

$$\lim_{n \to \infty} P\left(\frac{\sum\limits_{k=1}^{n} X_k - n\mu}{\sqrt{n}\,\sigma} \leqslant x\right) = \frac{1}{\sqrt{2\pi}}\int_{-\infty}^{x} e^{-\frac{t^2}{2}} \, dt = \Phi(x) \tag{1-52}$$

注意到 $E\left(\sum_{k=1}^{n}X_k\right)=n\mu$ 和 $D\left(\sum_{k=1}^{n}X_k\right)=n\sigma^2$，定理 1.11 表明 $\sum_{k=1}^{n}X_k$ 的标准化随机变量

$$Z=\frac{\sum_{k=1}^{n}X_k-n\mu}{\sqrt{n}\,\sigma} \qquad (1-53)$$

的分布函数 $F_Z(x)$ 当 $n\to\infty$ 时逼近于标准正态分布的分布函数 $\Phi(x)$。

先于定理 1.12 发现的是下面相应于二项分布随机变量的中心极限定理。

定理 1.12 棣莫弗-拉普拉斯（De Moivre-Laplace）中心极限定理：假设 $Y_n\sim B(n,\,p)$，$0<p<1$，$n=1,\,2,\,\cdots$，那么对于任意的实数 x，我们有

$$\lim_{n\to\infty}P\left[\frac{Y_n-np}{\sqrt{np(1-p)}}\leqslant x\right]=\frac{1}{\sqrt{2\pi}}\int_{-\infty}^{x}\mathrm{e}^{-\frac{t^2}{2}}\mathrm{d}t=\Phi(x) \qquad (1-54)$$

由式（1-54），对任意的 $a<b$，有

$$\lim_{n\to\infty}P\left[a<\frac{Y_n-np}{\sqrt{np(1-p)}}<b\right]=\frac{1}{\sqrt{2\pi}}\int_{a}^{b}\mathrm{e}^{-\frac{t^2}{2}}\mathrm{d}t=\Phi(x) \qquad (1-55)$$

即 Y_n 近似服从 $\sim N(np,\,np(1-p))$。

中心极限定理从理论上证明了，联系于许多随机现象的随机变量 X 之所以服从正态分布，是因为许多彼此没有什么相依关系、对随机现象谁也不能起突出影响，而是均匀地起到微小作用的随机因素 X_k 的叠加 $\sum_{k}X_k$ 作用而导致的结果。

1.7 习 题 1

1. 设 A 是每网捕鱼 $10\sim15$ kg 的事件，B 是每网捕鱼 $8\sim13$ kg 的事件，求事件 $A\bigcap B$、$A\bigcup B$、$A\backslash B$ 和 A^c。

2. 某人口总体中 45% 的人是 O 型血，41% 的人为 A 型血，5% 的人为 AB 型血。（1）该总体中 B 型血的占比是多少？（2）从总体中随机抽取一人，此人不是 O 型血的概率是多少？

3. 某一实验室保存了比较大的果蝇总体。在这个总体中，由于变异的原因

30％的个体为黑色,70％的个体为正常灰色。现从总体中随机选取两只果蝇,试求两只果蝇具有相同颜色的概率。

4. 从由 60％男性和 40％女性组成的总体中随机选取一人。假设女性手小于 100 cm^2 的概率是 0.31,男性手小于 100 cm^2 的概率是 0.08。随机抽取的这个人,手小于 100 cm^2 的概率是多少?

5. 假设在一次检验中,如果一个人患有某种疾病,则有 95％的可能性检验出来(敏感性测试);如果一个人没有该疾病,则检验出其不患病的正确概率为 90％(特异性测试)。假如一个总体中有 8％的患者,(1) 随机检验一个人结果呈阳性的概率为多少? (2) 如果某人检验结果呈阳性,那么这个人患病的可能性有多大?

6. 在某一特定淡水杜父鱼总体中,其尾椎数 Y 的分布见下表:

尾椎数量	20	21	22	23	总　数
鱼的百分比	3	51	40	6	100

(1) 试画出 Y 的分布函数;(2) 试求 $E(Y)$ 和 $D(Y)$。

7. 某地区 82％的人是 Rh 阳性,假设我们随机抽取 8 个人作为一个样本,并以 Y 表示其中 Rh 阳性的人数。试求：(1) $E(Y)$ 和标准差 σ_Y;(2) 8 个人中至少有 6 个人是 Rh 阳性的概率。

8. 某小麦品种在田间出现自然变异植株的概率为 0.004 5,试利用泊松逼近定理计算：(1) 调查 100 株,获得两株及两株以上变异植株的概率;(2) 欲期望有 0.99 的概率获得一株或一株以上的变异植株,至少应调查多少株?

9. 设某动物的寿命 T 服从参数为 $\lambda > 0$ 的指数分布,对于任意的 $s, t > 0$,试证明：$P(X > s+t \mid X > s) = P(X > t)$。

10. 在某一鲱鱼总体中,鱼的个体体长服从正态分布。鱼体长的平均数为 54.0 mm,标准差为 4.5 mm。试求鲱鱼体长在 51～60 mm 之间的概率。

2 样本描述与抽样分布

当我们从生物与医学实践中获得某一对象的观测数据时,需要对此数据进行整理和基本统计性质的分析,本章介绍数据整理和统计分析的基本统计方法。

2.1 总体和样本

1. 总体

在生物医学中我们需要研究诸如小麦的株高、糖尿病患者的血糖等数量指标。为获取这些指标需要进行试验,我们将试验全部可能的 N 个观测值称为总体,也称为母体,记为大写的 X。试验中获得的每一个可能观测值称为个体,它是组成总体的每个元素,第 i 个个体记为 X_i,其中 $i = 1, 2, \cdots, N$。总体中所包含的个体的个数 N 称为总体的容量。容量为有限的总体称为有限总体。例如,我们要调查某所学校今年新生的身高,这一总体则是有限的。容量为无限的称为无限总体。例如,当我们要调查新生儿童的体重时,由于新生儿童的数量是不断增加的,所以这一总体可以设想成无限的。有些有限总体,它的容量很大,我们可以认为它是一个无限总体。例如,如果考察的是全世界患有糖尿病患者群体的血糖指标,由于可能的观察值的个数很多,就可以认为是无限总体。

2. 抽样

在实际中,总体的分布一般是未知的,或只知道它具有某种形式而其中的参数未知。在数理统计中,人们都是通过从总体中抽取一部分个体,根据获得的数据来对总体分布做出推断的。而这一部分个体称为样本,样本内包含的个体数目称为样本容量。从总体中获得样本的过程称为抽样。抽样方法有很多,本书主要介绍随机抽样法,即样本中的每一个个体是从总体中随意地取出来的。随机抽样分重复抽样与非重复抽样两种。例如,从 500 名糖尿病患者中抽取一个容量为 10 的血糖指标样本,如果随机地挑选一个患者检查后放回待抽样的 500 个患者中(该患者可以再次被抽到),再从这 500 个患者中随机地选取一个患者检查后又放回，直至取得 10 个患者的血糖指标为止，这种方法称为重复抽样（或放回式抽样）。如果每次随机挑选的患者检查后不再放回，直至取得 10 个患者的血糖指标为止，或者一次抽取 10 个患者，这种方法称为非重复抽样（或无放回式抽样）。

在重复抽样情况下，从总体中抽取的部分个体是在相同的条件下对总体 X 进行的 n 次重复的、独立的观察。将 n 次观察结果按试验的次序记为 X_1，X_2，$\cdots$，X_n。由于 X_1，X_2，$\cdots$，X_n 是对随机变量 X 观察的结果，且各次观测是在相同的条件下独立进行的，所以有理由认为 X_1，X_2，$\cdots$，X_n 相互独立，且都是与 X 具有相同分布的随机变量。这样得到的 X_1，X_2，$\cdots$，X_n 称为来自总体 X 的一个简单随机样本。当 n 次观察一经完成，我们就获得一组实际的观测实数，用小写 x_1，x_2，$\cdots$，x_n 表示，称为母体 X 的一个容量为 n 的样本值，或称样本的一个实现。

对于有限总体，采用放回式抽样就能得到简单随机样本，但放回抽样使用起来不方便，当个体的总数 N 比要得到的样本的容量 n 大得多时，在实际中可将不放回抽样近似地当作放回抽样处理。至于无限总体，因抽取一个个体不影响它的分布，所以总是用不放回抽样。例如，医院中患者的各项医学指标记录等观察资料都是样本。试制新药品得到的药品的质量指标，也常认为是样本。

定义 2.1 设 X 是具有分布函数 F 的随机变量，若 X_1，X_2，$\cdots$，X_n 是具有同一分布函数 $F(x)$ 的相互独立的随机变量，则称 X_1，X_2，$\cdots$，X_n 为从分布函数 $F(x)$（或总体 F，或总体 X）得到的容量为 n 的简单随机样本，简称样本或子样，它们的观测值 x_1，x_2，$\cdots$，x_n 称为样本值或子样值，又称为 X 的 n 个独立的观测值。

总体中的每一个个体是随机试验的一个观测值，因此它是某一随机变量 X 的值，这样，一个总体对应于一个随机变量 X。我们对总体的研究就是对一个随机变量 X 的研究，X 的分布函数和数字特征就称为总体的分布函数和数字特征。今后将不区分总体与相应的随机变量，统称为总体 X。

若总体 X 的分布函数为 $F(x)$，则样本 X_1，X_2，$\cdots$，X_n 的联合概率分布函数为

$$F_n(x_1, x_2, \cdots, x_n) = \prod_{i=1}^{n} F(x_i)$$

若总体 X 的密度函数为 $f(x)$，则样本的联合概率密度函数为

$$f(x_1, x_2, \cdots, x_n) = \prod_{i=1}^{n} f(x_i)$$

若总体 X 为离散情形,则样本 X_1, X_2, $\cdots$, X_n 的联合概率分布为

$$P(x_1, x_2, \cdots, x_n) = \prod_{i=1}^{n} P(X_i = x_i)$$

2.2　数据类型

通过调查或试验取得原始数据后,要对全部原始数据进行检查与核对,才能进行数据的整理。主要检查与核对原始资料的测量和记载有无差错、有无遗失、重复的归并是否合理,以及是否有特大、特小等异常值的出现。对个别缺失的数据可以进行缺失数据估计,对重复、错误和异常值应予以删除或订正,但不能随意改动,必要时要进行复查或重新试验。当样本容量比较大时,一般利用统计软件进行操作。常用的软件有 SPSS、SAS、Excel 和 R,读者可以根据自己的偏爱选择需要的统计软件并参考相关文献(如[4]和[5])或上网搜索相关的帖子学习具体操作步骤。

1. 定性数据和定量数据

数据按其测量对象的属性可划分为定性数据和定量数据两大类型。而定性数据又分为定类型数据和定序型数据,即数据可分成定类型、定序型和定量型三种数据类型。

定性数据包括定类数据和顺序数据,是一组表示事物性质、规定事物类别的数据。

1) 定类型数据

定类尺度是对事物的类别或属性的一种测度,按照事物的某种属性对其进行分类或分组。定类变量的特点是其值仅代表事物的类别和属性,仅能测度类别的差异,不能比较各类之间的大小,所以各类之间没有顺序或等级之分。通常定类尺度的变量又称为无序分类变量、名义变量、分类变量和定性变量。比如,人的血型分 O、A、B 和 AB 四种,可以定义随机变量 X,有

$$X = \begin{cases} 1. \text{ O 型血} \\ 2. \text{ A 型血} \\ 3. \text{ B 型血} \\ 4. \text{ AB 型血} \end{cases}$$

这里的"1""2""3"和"4"变量既无等级关系,也无数量关系,纯粹用来区别不同类

型的血型,所以称之为定类数据。

2）定序型数据

定序尺度是对事物之间等级或顺序差别的一种测度,可以比较优劣和排序。定序变量又称为有序分类变量和顺序型分类变量,其测量数值不代表绝对的数量大小,只表示计量结果的排序先后,算术运算无意义。例如,针对患流行感冒的患者,根据患病的程度可以分为轻度、重度和严重三个等级,从而可以定义如下随机变量 X,有

$$X = \begin{cases} 1. \ 轻度 \\ 2. \ 重度 \\ 3. \ 严重 \end{cases}$$

这里的"1""2"和"3"只表示变量取值的无等级关系,也无数量关系,即"2"比"1"大 1 是没有意义的,而只能说"2"比"1"的感冒情况严重,所以称之为定序型数据。

3）定量型数据

定量尺度是对事物类别或次序之间间距（或比值）的测度,它不仅能将事物区分为不同类型并进行排序,而且可以准确指出类别之间的差距是多少。定量型变量（quantitative variable）通常以自然或物理单位为计量尺度,因而测量结果往往表现为数值,所以计量结果可以进行加减运算。比如小麦的株高,人的体重、血压值,水稻亩产量,人口数,实验室的温度等,它们是由测量或计数、统计所得到的量,这些变量具有数值特征,称为定量变量,也称为数量型、度量型和数值型数据。

2. 连续型数据与离散型数据

在统计学中,变量按变量值是否连续可分为连续变量与离散变量两种,相应抽样获得的数据称为连续型数据与离散型数据。在一定区间内可以任意取值的变量称为连续变量,其数值是连续不断的,相邻两个数值可做无限分割,即可取无限个数值。例如,农田的施肥量,药剂的注射量,人体测量的身高、体重、胸围等均为连续变量,其数值只能用测量或计量的方法取得。反之,其数值只能用自然数或整数单位计算的则为离散变量。例如,某医院住院患者的人数、小麦麦穗穗粒的粒数、生猪存栏量等,只能按计量单位数计数,这种变量的数值一般用计数方法取得。

定类型及定序型数据都属于离散型数据,而定量型数据既有连续型数据也有离散型数据。比如,人的血压值即是定量型数据也是连续型数据,而小麦麦穗穗粒的粒数是离散型的定量数据。离散型的定量数据通常称为计数数据（count data）。

2.3 样 本 分 布

样本分布刻画样本中数据的分布情况。它的定义方式类似于总体分布。通常有三种形式：频数分布和频率分布、直方图和经验分布函数。

1. 样本频数分布和频率分布

离散型数据及连续型数据的频数表和频数图的编绘方法不同，下面各举一例说明。先看离散型数据频数(率)表和频数(率)图的编绘方法。

1）计数资料的整理

离散型数据所获得的资料称为计数资料。计数资料基本采用单项式分组法进行整理。它的特点是用样本变量自然值进行分组，每组均用一个或几个变量值来表示。分组时可将数据资料中每个变量值分别归入相应的组内，然后制成次数分布表。

例 2.1 某医院妇产科从每月出生的婴儿中抽查 50 名婴儿，调查体重超过 4 kg 的巨大儿人数，共调查了 60 个月。每月的 50 名新生婴儿中，体重超过 4 kg 的人数可能有 51 种情况：1 名也没有，有 1 名，有 2 名，…，50 名都是，其结果列于表 2-1。表的第一列称为组值，表的第二列记录了调查的结果。

表 2-1 每 50 名新生婴儿中体重超过 4 kg 的巨大儿的人数频数(率)表

组值 (体重超过 4 kg 的人数)	频数计算	频 数	频 率	累计频率
0	丁	2	0.033	0.033
1	正	5	0.083	0.117
2	正下	8	0.133	0.250
3	正正一	11	0.183	0.433
4	正正丁	12	0.200	0.633
5	正正	10	0.167	0.800
6	正一	6	0.100	0.900
7	下	3	0.050	0.950
8	丁	2	0.033	0.983
9	一	1	0.017	1.000
≥10		0	0.000	1.000
总计		60	1.000	1.000

如第一个月调查的结果,有 3 名超过 4 kg,则在组值为 3 的一行做一个记号,一般使用"正"字表示。全部调查完毕,累加各行结果,填入频数一栏,同时将各行的结果除以总数而得出频率。所谓频率,即将某一类别的数目除以总数所得的分数。表 2-1 最后一列的累计频率为将每行的频率逐次相加累积而得到的结果。注意,这里的表格中的频率只显示小数点后三位有效数,本书后面其余表格类似,不再做特别说明。从表 2-1 可以知道,原本杂乱无章的原始数据资料,经初步整理后,就可了解这些资料的大概情况,其中以每月 50 名所调查的婴儿中巨大儿人数为 4 人的最多。这样,经过整理的资料也就便于进一步分析。

一般地说,样本观察值$(x_1, x_2, \cdots, x_n)$中数据可以按由小到大依次排列,把相同的数合并,并指出其频数。设样本中不同的数值为 $x_1^*, x_2^*, \cdots, x_\ell^*$,相应的频数为 $m_1, m_2, \cdots, m_\ell$,其中 $x_1^* < x_2^* < \cdots < x_\ell^*$,且 $\sum_{i=1}^{\ell} m_i = n$。样本的频数分布可用表 2-2 表示。

表 2-2　样本的频数分布

X	x_1^*	x_2^*	$\cdots$	x_ℓ^*
频数 m_i	m_1	m_2	$\cdots$	m_ℓ

频率是频数 m_i 除以 n,样本的频率分布如表 2-3 所示。

表 2-3　样本的频率分布

X	x_1^*	x_2^*	$\cdots$	x_ℓ^*
频率 $\dfrac{m_i}{n}$	$\dfrac{m_1}{n}$	$\dfrac{m_2}{n}$	$\cdots$	$\dfrac{m_\ell}{n}$

对于变量较多而变异范围较大的计数资料,若以每一变量值划分一组,则显得组数太多而每组变量数目较少,看不出数据分布的规律性。例如,某医院研究 600 位成年患者白细胞计数,观测患者白细胞总数为$(4.0 \sim 10.0) \times 10^9 / L$。如果按一个变量值分为一组,需要分 6.0×10^9 组,这样做数据将显得非常分散。为了使次数分布表表现出规律性,可以按 10^9 个变量值分为一组,分 $4.0 \times 10^9 \sim (5.0 \times 10^9 - 1)/L$、$5.0 \times 10^9 \sim (6.0 \times 10^9 - 1)/L$、$\cdots$、$9.0 \times 10^9 \sim (10.0 \times 10^9)/L$ 共 6 个组,将 600 位成年患者白细胞计数资料进行归组,计算出各组的次数、频率和累积频率如表 2-4 所示。

表 2 - 4   600 位成年患者白细胞总数的频数分布表

白细胞总数/L^{-1}	频　数	频　率	累计频率
$4.0\times10^9\sim(5.0\times10^9-1)$	88	0.147	0.147
$5.0\times10^9\sim(6.0\times10^9-1)$	102	0.170	0.317
$6.0\times10^9\sim(7.0\times10^9-1)$	128	0.213	0.530
$7.0\times10^9\sim(8.0\times10^9-1)$	112	0.187	0.717
$8.0\times10^9\sim(9.0\times10^9-1)$	97	0.162	0.878
$9.0\times10^9\sim10.0\times10^9$	73	0.122	1.00

2）计量资料的整理

例 2.2　表 2 - 5 列出了某医院调查的 60 名疑似糖尿病患者空腹测得的血糖数据（mmol/L）。

表 2 - 5   60 名疑似糖尿病患者空腹测得的血糖数据（单位：mmol/L）

6.22	7.56	7.18	7.04	6.97	6.85	7.24	7.13	7.08	6.91
7.15	7.32	7.06	6.76	6.65	6.78	6.88	6.97	7.04	7.12
7.11	7.16	7.29	7.31	6.34	6.45	6.59	6.57	6.64	6.68
6.73	6.85	7.19	7.05	7.01	7.27	7.05	6.91	7.17	7.24
7.35	7.26	7.15	6.83	6.90	6.99	7.02	7.10	6.76	6.95
7.24	7.32	7.37	7.27	7.21	6.96	6.93	7.26	7.30	6.92

解　这些数据杂乱无章，先将它们进行整理。

（1）计算全距。全距（range）也称为极差，是样本数据资料中最大观测值与最小观测值的差值，它度量了样本的变异幅度。由表 2 - 5 可知，这些病患者血糖值的最小值为 6.22 mmol/L、最大值为 7.56 mmol/L，即所有数据落在［6.22，7.56］（mmol/L）内，全距为 7.56－6.22＝1.34。

（2）确定组数和组距。组数是根据样本观测值的多少及组距的大小来确定的，同时也考虑对资料要求的精度以及进一步计算是否方便。组数与组距有密切的关系。组数多，组距相应就变小，组数越多，所求得的统计数就越精确，但不便于计算；组数太少，组距就相应增大，虽然计算方便，但所计算的统计数的精确度较差。为了使两方面能够协调，组数不宜太多或太少。在确定组数或组距时，应考虑样本容量的大小、全距的大小、便于计算、能反映资料的真实面貌等因素。通常划分组数可以参照表 2 - 6 样本容量与分组数的关系来确定。

表 2‑6　样本容量与分组数的关系

样　本　容　量	分　组　数
30～60	5～8
60～100	7～10
100～200	9～12
200～500	10～18
≥500	15～30

　　组数确定好以后，还需要确定组距。组距是指每组内的上下限范围。一种方法是按等分分位数进行分组，这样做的好处是保证每个区间组内还有相同数目的观测值。第二种分组方法要求各组的组距相同，此时，组距＝全距/组数。显然，根据这种方法进行分组时，每个组区间所包含的观测值数目是不相同的。

　　表 2‑5 中样本容量为 60，根据表 2‑6，我们将区间[6.22，7.56]等分为 10个小区间，小区间的长度为 1.34/10＝0.134 mmol/L。

　　(3) 确定组限和组中值。每组区间的端点称为组限（class limit）。每个组有两个组限，一个下限和一个上限。在确定最小一组的下限时，必须把资料中最小的数值包括在内，因此，下限要比最小值小一些。同理，在确定最大一组的上限时，必须大于资料中最大值。为了计算方便，组限可以取到 10 分位或 5 分位数上。

　　组中值是每组下限和上限的中间值。在资料分组时，为了避免第一组中观测值过多，一般第一组的组中值最好接近或等于资料中的最小值。其计算公式为：

$$组中值＝\frac{下限＋上限}{2}$$

或

$$组中值＝下限＋\frac{1}{2}组距＝上限－\frac{1}{2}组距$$

　　(4) 分组，编制次数分布表。数出落在每个小区间内的数据的频数 f_i，算出频率 f_i/n 如表 2‑7 所示。

表 2 - 7 60 位疑似糖尿病患者空腹测得的血糖值的频数分布表

组限/(mmol/L)	组中值/(mmol/L)	频　数	频　率	累计频率
6.220～	6.287	2	0.033	0.033
6.354～	6.421	1	0.017	0.050
6.488～	6.555	2	0.033	0.083
6.622～	6.689	4	0.067	0.150
6.756～	6.823	7	0.117	0.267
6.890～	6.957	12	0.200	0.467
7.024～	7.091	12	0.200	0.667
7.158～	7.225	13	0.217	0.883
7.292～	7.359	6	0.100	0.983
7.426～	7.627	1	0.017	1.000

2. 次数(频数)分布图

图形显示法可以使我们对整个数据有一个总体的直观印象,这些印象在数值描述法中是得不到的。这里仅介绍常用的三种样本频数的图形显示法。

1) 条形图

显示分组数据,最广泛使用的是条形图。条形图的构建步骤如下:

(1) 按本节例 1.2 中的方法分成几个组。

(2) 对每一组构建一个长方形,长方形高度正比于该组的频数而各组的宽度是相同的。

(3) 相邻长方形之间一般不相接触但有相同的空间间隔。

在 SPSS 软件页面窗口上依次选择“图形”→“旧对话框”→“条形图”选项,即可弹出条形图对话框。图 2 - 1 就是 60 位疑似糖尿病患者血糖数据分成 10 组后所形成的条形图。

2) 直方图

现在自左向右依次在各小区间上作以 $\dfrac{f_i}{n}{\Delta}$ 为高的小矩形。图 2 - 2 所展示的这样的图形称为频率直方图。显然这种小矩形的面积就等于数据落在该小区间的频率 $\dfrac{f_i}{n}$。由于当 n 很大时,频率接近于概率,因而一般来说,每个小区间上的小矩形面积接近于概率密度曲线之下该小区间之上的曲边梯形的面积。于是,一般来说,直方图的外廓曲线接近于总体 X 的概率密度曲线。从本例的直

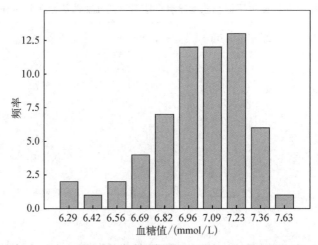

图 2-1　60 位疑似糖尿病患者空腹测得的血糖值的条形图

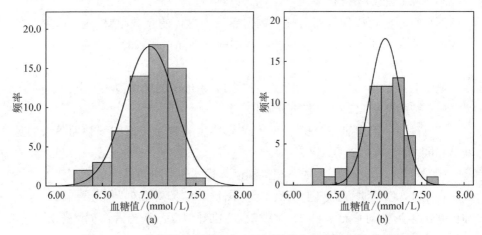

图 2-2　60 位疑似糖尿病患者空腹测得的血糖值的频数直方图

方图来看，它有一个峰，中间高，两头低，比较对称。看起来样本很像来自某一正态总体X。从直方图上还可以估计X落在某一区间的概率，例如从图 2-1 上看到某患者的空腹血糖指标落在区间$[6.22, 7.56]$之内的概率大致等于该区间上方几个频率柱体的面积之和。

　　SPSS 等软件都有相应的功能模块可直接做出这种频率表。在 SPSS 软件页面上依次选择"分析"→"描述统计"→"频率"→"直方图"选项即可获得 60 位糖尿病患者血糖值数据的频数"直方图"。这个图也可以下拉"图形"主菜单并单击其中的"直方图"获得。需要特别指出的是，SPSS 软件中没有直接的功能键按第二种分组方法画出频率图,读者可以在百度上搜索"SPSS 如何制作频率表"关键词获得相关的帖子学习制表操作过程,或者学习 R 软件进行直接操作。图 2-2(a)(b)是分别对应两种不同分组方法得到的频率图。

　　这里,我们顺便解释一下总体和总体密度函数的概念。假设当前世界上总共有十万名疑似糖尿病患者,这十万名患者作为我们研究对象的全体所形成的集合即为总体,按照上面方法所作出的直方图视觉上形成一个连续的密度函数,这个密度函数可以认为对应总体的密度函数,记为 $f_X(x)$。现在我们通过简单抽样方法抽取了 60 名疑似糖尿病患者的血糖值,由于每名患者在抽样前的血糖值是未知的,可以看作随机变量。由于是简单抽样,可以认为第 i 名患者血糖值为 X_i, $i=1, 2, \cdots, 60$ 的密度函数就是 $f_X(x)$。这就是今后我们常使用的说法:"设 X_1, X_2, $\cdots$, X_n 是来自总体 X 的一个样本"。

　　3) 茎叶图

　　直方图有两个问题:① 有时很难构建一个直方图;② 在某些组的区间上有漏失的样本点。克服这种缺点的办法是采用茎叶图。

　　茎叶图又称"枝叶图",是在 20 世纪早期由英国统计学家阿瑟·鲍利(Arthur Bowley)设计的,1977 年统计学家约翰·托奇(John Tukey)在其著作《探索性数据分析》中将这种作图方法介绍给大家,从此这种作图方法变得流行起来。茎叶图的思路是将数组中的数按位数进行比较,将数的大小基本不变或变化不大的位的数作为一个主干(茎),将变化大的位的数作为分枝(叶),列在主干的后面,这样就可以清楚地看到每个主干后面的几个数,每个数具体是多少。

　　在 SPSS 软件页面窗口上依次选择"分析"→"探索"→"绘制"选项,即可弹出"探索:图"对话框,在该对话框中选择"不分组"和"茎叶图"两个功能,即可获得 60 位疑似糖尿病患者空腹测得的血糖值数据的茎叶图(见图 2-3)。由图 2-3 可以看到,茎叶图有三列数:中间的一列表示茎,也就是变化不大的位数;右边的是数组中的变化位,它是按照一定的间隔将数组中的每个变化的数一一列出来;左边的一列数表示按中间列和右边列分组后落在这组中的数值的个数。整个图像一条枝上抽出的

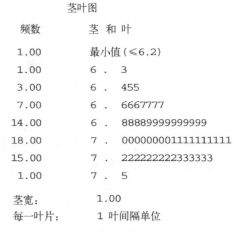

茎叶图

频数	茎 和 叶
1.00	最小值(≤6.2)
1.00	6 . 3
3.00	6 . 455
7.00	6 . 6667777
14.00	6 . 88889999999999
18.00	7 . 000000001111111111
15.00	7 . 222222222333333
1.00	7 . 5

茎宽: 1.00
每一叶片: 1 叶间隔单位

图 2-3　60 位疑似糖尿病患者空腹测得的血糖值的茎叶图

叶子一样，所以人们形象地称它为茎叶图。

茎叶图具体构建法如下：

（1）把每个样本点的数值分成两部分，茎（树干）及叶。比如图 2-3 按 0.2 间隔进行分组，分为$[6.2, 6.4)$，$[6.4, 6.6)$，…，$[7.2, 7.4)$，>7.4。

（2）把数据中最小值的"茎"写在图的左边角上，如图中的 6.22，虽然 6.22 位于$[6.2, 6.4)$区间内，但由于它是最小值，需要单独列出。

（3）在第一个"茎"的下面写上第二个"茎"的值，它应是第一"茎"值加上 0.2 的等间隔。

（4）继续（3），一直写到数据中最大的"茎"。

（5）假设在"茎"列数的右边画一条线。

（6）把数据集中的每一个数据，在竖线上找出合适的位置，而把"叶"写在竖线的右边。比如"茎"所对应的$[6.4, 6.6)$区间组，落在该区间的观测值有 6.45，6.57，6.59，而"叶"由这三个观测值的第一位小数组成，这样"叶"的表达式为 455。当然，如果将每个观测值的连续两位小数组成"叶"，"叶"的表示将是 $\underline{45}$，$\underline{57}$，$\underline{59}$。

（7）把每一个间隔组的数据频数对应地写在茎叶竖列的左边。比如位于"茎"所在的$[6.4, 6.6)$有 3 个数，故相应的左边一列为 3。

3. 经验分布函数

经验分布函数是与总体分布函数 $F(x)$ 相应的统计量。其写法如下：设 $X_1, X_2, \cdots, X_n$ 是来自总体 X 的一个样本，用 $m(x)$（$-\infty < x < \infty$）表示 $X_1, X_2, \cdots, X_n$ 中不大于 x 的随机变量的个数，定义经验分布函数 $F_n(x)$ 为

$$F_n(x) = \frac{1}{n} m(x), \quad -\infty < x < \infty$$

实际上，经验分布函数给出样本中小于等于任意 x 的数值的频率，它也描绘样本中各种数据的分布情况。经验分布函数与分布函数具有相同的性质：① 非降性；② 右连续性；③ $F_n(-\infty) = 0$，$F_n(\infty) = 1$。

一般地，设 $x_1, x_2, \cdots, x_n$ 是总体 F 的一个容量为 n 的样本观测值。先将 $x_1, x_2, \cdots, x_n$ 按自小到大的次序排列，并重新编号，设为 $x_{(1)} \leqslant x_{(2)} \leqslant \cdots \leqslant x_{(n)}$，则经验分布函数 $F_n(x)$ 的观测值为

$$F_n(x) = \begin{cases} 0, & x < x_{(1)}, \\ \dfrac{k}{n}, & x_{(k)} \leqslant x < x_{(k+1)}, k = 1, 2, \cdots, n-1 \\ 1, & x \geqslant x_{(n)} \end{cases} \qquad (2-1)$$

对于经验分布函数 $F_n(x)$,苏联数学家格里汶科(Glivenko)在 1933 年证明了以下结果:对于任意实数 x,当 $n \to \infty$ 时,$F_n(x)$ 以概率 1 一致收敛于分布函数 $F(x)$,即

$$P(\limsup_{\substack{n \to \infty \\ -\infty < x < \infty}} | F_n(x) - F(x) | = 0) = 1$$

这个定理表明,对于任意实数 x,当 n 充分大时,经验分布函数的任意一个观测值 $F_n(x)$ 与总体分布函数 $F(x)$ 只有微小的差别,从而在实际工作中可以将它当作 $F(x)$ 来使用。

SPSS 软件没有直接的功能键绘制经验分布函数,图 2-4 是应用 R 软件运行以下代码获得的 60 位疑似糖尿病患者血糖值的经验分布函数图。

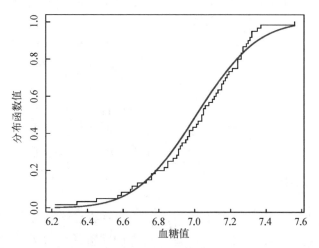

图 2-4　60 位疑似糖尿病患者空腹测得的血糖值的经验分布函数

绘制经验分布函数的 R 语言代码小贴士

```
>library(foreign)
>gluvd← read.spss("chap2case3.sav",to.data.frame = TRUE)
>attach(gluvd)
>gluv←sort(gluvd $ gluv)
>n←length(gluv)
>ecdf←(1 : n)/n
>m←mean(gluvd $ gluv)
>s←sd(gluvd $ gluv)
>plot(gluv,ecdf,type = 's',main = "empirical cdf of")
```

>x←gluv

>curve(pnorm(x,m,s),col = 'red',lwd = 2,add = T)

>detach(gluvd)

4. P-P图和Q-Q图判别法

如果要比较验证某组数据是否服从所指定的分布,经验分布函数图和频率图很难给出相应的比较,特别是当样本容量较少时。解决这一问题受欢迎的方法是P-P图和Q-Q图判别法。

1) P-P图

累积概率-累积概率图(probability-probability plot),简称P-P图,是根据变量的累积概率对应于所指定的理论分布累积概率绘制的散点图,用于直观地检测样本数据是否符合某一概率分布。

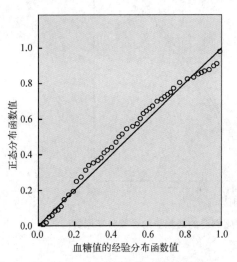

图 2-5　60位疑似糖尿病患者空腹测得的血糖值的P-P图

在SPSS软件页面窗口上依次选择"分析"→"描述统计"→"P-P图"选项,即可弹出"P-P图"对话框,在该对话框中将"血糖值gluv"放入"变量"子框中,并按"检验分布"下的"标准正态分布"功能键,即可获得60位疑似糖尿病患者空腹测得的血糖值数据的P-P图(见图2-5)。

设样本总体随机变量为X,所指定参考的随机变量为Y,则P-P图的绘制步骤如下:

(1) 画横轴,若第i个样本观测值为$x_i(i=1, 2, \cdots, n)$,则记相应的经验分布函数值为$\mathrm{ecd}f(x_i)\in[0, 1]$,并将$\mathrm{ecd}f(x_i)\in[0, 1]$的值标注在横轴上。

(2) 画纵轴,记参考的随机变量Y在x_i处的分布函数值为$\mathrm{cd}f(x_i)$,并将$\mathrm{cd}f(x_i)\in[0, 1]$的值标注在纵轴上。常用的参考随机变量为正态分布,相应的分布函数值记为$\mathrm{ncd}f(x_i)$。

(3) 画出n个点$(\mathrm{ecd}f(x_i), \mathrm{ncd}f(x_i))$,$(i=1, 2, \cdots, n)$的散点图。

(4) 在第一象限画出角平分线。

如果被检验的数据总体X符合所指定的参考总体Y的分布,则代表样本数据的点应当基本在代表理论分布的对角线上。比如在图 2－5 的横轴上，7.0 对应的经验分布函数值为 ecd$f$(7.04)，所参考的正态分布函数值为 ncd$f$(7.04)。如果获得的观测值服从正态分布，则 ecd$f$(7.04)与 ncd$f$(7.04)相差应该不大，因此点(ecd$f$(7.04)，ncd$f$(7.04))应该在图 2－5 的角平分线附近。

2）Q－Q 图

分位数–分位数图（quantile-quantile plot），简称 Q－Q 图，是一种概率散点图，它是一种通过描绘两个随机变量的分位数从而比较两种概率分布是否相同的作图方法。

在 SPSS 软件页面窗口上依次选择"分析"→"描述统计"→"Q－Q 图"选项，即可弹出"Q－Q 图"对话框，在该对话框中将"血糖值 gluv"放入"变量"子框中，并选择"检验分布"下的"标准正态分布"功能键，即可获得 60 位疑似糖尿病患者空腹测得的血糖值数据的 Q－Q 图，如图 2－6 所示。

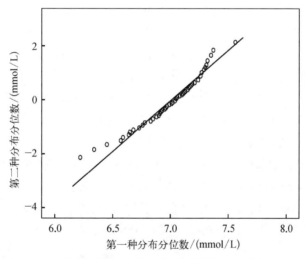

图 2－6　60 位疑似糖尿病患者空腹测得的血糖值的 Q－Q 图

首先，选定两种分位数可能的取值区间。Q－Q 图上的散点坐标$(x，y)$的 y 表示第二种分布的分位数，x 是第一种分布的分位数且与第二种分布的分位数 y 有相同的分位点 α。这样，散点形成的曲线就是一条以分位点为参数的曲线。具体地，设样本总体随机变量为 X，所指定参考的随机变量为 Y，Q－Q 图绘制的步骤如下：

（1）选定两种分位数可能的取值区间。

（2）画横轴，若第 i 个样本观测值为 $x_i (i=1，2，\cdots，n)$，记相应的由经验分布函数确定的分位点为 $\alpha_i \in [0, 1]$，所确定的下分位数为 $Q_X(\alpha_i)$。

（3）画纵轴，记参考的随机变量 Y 相应于每个分位点 $\alpha_i \in [0, 1]$ 的下分位数为 $Q_Y(\alpha_i)$。常用的参考随机变量为正态分布，相应的下分位数记为 $Q_N(\alpha_i)$。

（4）画出 n 个配对点 $(Q_X(\alpha_i), Q_Y(\alpha_i))(i = 1, 2, \cdots, n)$ 的散点图。

（5）在第一象限画出以样本标准差为斜率，以样本均值为截距的代表正态分布的直线。

假如两种分布非常相似，那么 Q-Q 图上的点应大致在直线 $y = x$ 附近。假如两种分布对应的随机变量是线性相关的，那么 Q-Q 图上的点应大致在一条直线附近，但这条直线不一定要求是 $y = x$。Q-Q 图可以用于比较两种分布的形状，如两种分布的位置、尺度和偏度是相同还是不同。一般有以下使用判别准则：

（1）Q-Q 图上显示的直线，其斜率可以用于比较两种分布尺度参数（如标准差）的大小，截距用于比较相应的位置参数（如均值）差异。

（2）Q-Q 图上显示的直线，如果其斜率比 $y = x$ 的斜率小，则说明水平轴上对应分布的"分散化程度"高于纵轴上的。反之，如果其斜率比 $y = x$ 的斜率大，则说明纵轴上对应分布的"分散化程度"高于水平轴上对应分布的。

（3）Q-Q 图上的散点线经常会呈现弧形状，即所谓的"S"形状，这表明一种分布比另一种分布有更高的偏度，或者说有更重的尾部。

值得一提的是，在 P-P 图和 Q-Q 图的作图过程中，也可以在纵轴上画出样本总体 X 所考虑的值，而在横轴上画出所指定参考的随机变量 Y 所考虑的值。另外，P-P 图和 Q-Q 图的用途完全相同，只是检验方法存在差异。要利用 Q-Q 图鉴别样本数据是否近似于正态分布，只需看 Q-Q 图上的点是否近似地在一条直线附近，而且该直线的斜率为标准差，截距为均值。

2.4 样本统计量

样本是进行统计推断的依据。在应用时，往往不是直接使用样本本身，而是需要针对不同的问题构造样本观察值的适当函数，然后利用这些样本的函数进行统计推断。

定义 2.2 设 $X_1, X_2, \cdots, X_n$ 是来自总体 X 的一个样本，$g(X_1, X_2, \cdots, X_n)$ 是 $X_1, X_2, \cdots, X_n$ 的 n 元函数，若 $g(X_1, X_2, \cdots, X_n)$ 中不含未知参数，

则称 $g(X_1, X_2, \cdots, X_n)$ 是一统计量。

因为 $X_1, X_2, \cdots, X_n$ 都是随机变量,而统计量 $g(X_1, X_2, \cdots, X_n)$ 是随机变量的函数,因此统计量也是一个随机变量。设 $x_1, x_2, \cdots, x_n$ 是相应于样本 $X_1, X_2, \cdots, X_n$ 的样本观测值,则称 $g(x_1, x_2, \cdots, x_n)$ 为 $g(X_1, X_2, \cdots, X_n)$ 的观测值。

设 $X_1, X_2, \cdots, X_n$ 是来自总体 X 的一个样本,$x_1, x_2, \cdots, x_n$ 是这一样本的观测值。下面列出几个常用的统计量。

1. 顺序统计量

将子样值 $x_1, x_2, \cdots, x_n$ 由小到大排列得

$$x_1^* \leqslant x_2^* \leqslant \cdots \leqslant x_n^*$$

定义随机变量,$X_{(k)} = x_k^*$,$k = 1, 2, \cdots, n$,则称统计量 $X_{(1)}, X_{(2)}, \cdots, X_{(n)}$ 为顺序统计量。其中 $X_{(1)}$ 称为极小顺序统计量,$X_{(n)}$ 称为极大顺序统计量。

例如,在例 2.2 疑似糖尿病患者血糖数据中,在 SPSS 软件中下拉"数据"主菜单并按其中的"排序个案"功能键,即可获得 60 名患者血糖值的顺序统计量取值 6.22, 6.34, $\cdots$, 7.56,$X_{(1)} = 6.22$,$X_{(60)} = 7.56$。

2. 样本平均数

样本平均数的种类较多,常用的主要为以下三种。

(1) 样本平均数:样本均值(mean)定义为

$$\bar{X} = \frac{1}{n} \sum_{i=1}^{n} X_i$$

它指出了一组数据的中心位置,标志着资料所代表性状的数量水平,便于与其他资料进行比较。计算离散型数据的频数资料时,可用下式计算样本均值:

$$\bar{X} = \frac{\sum_{i=1}^{k} f_i X_i}{N}$$

其中,X_i 为第 i 组的组值,f_i 为第 i 组的频数,N 为总频数,k 为组数。

计算连续型数据的频数资料时,频数表中的组中值近似该组的平均数,样本均值为

$$\bar{X} = \frac{\sum_{i=1}^{k} f_i m_i}{N}$$

式中，m_i 为第 i 组的组中值，f_i 为第 i 组的频数，N 为总频数，k 为组数。

（2）中位数：对样本 X_1，X_2，$\cdots$，X_n，样本中位数（median）定义为

$$\widetilde{X} = \begin{cases} X_{((n+1)/2)}, & n \text{ 为奇数} \\ \dfrac{X_{(n/2)} + X_{(n/2+1)}}{2}, & n \text{ 为偶数} \end{cases}$$

将一组数据按大小排成顺序，如果样本容量是奇数，则中位数即为排在中间的那个观测值；如果样本容量是偶数，则中位数即为排在中间的两个观测值的平均值。

（3）众数：资料数据中出现频数最多的那个观测值或出现频数最多一组的组中值，即具有最高频数的组值或组中值称为众数（mode）。

3. 变异数

（1）极差：极差（range）又称为全距，定义为 $R = X_{(n)} - X_{(1)}$，它是用样本极大与极小值之差来部分反映样本的波动程度。

（2）样本方差：如果想综合考察每个样本观测值对变异程度的贡献，一个自然的想法是比较每一个样本观测值 $X_i (i=1, 2, \cdots, n)$ 与样本均值 $\bar{X}$ 差异 $(X_i - \bar{X})$ 所形成的整体效果，其中 $X_i - \bar{X}$ 称为离差。为了消除离差正负号带来的影响，将其取平方求和再"平均"即为样本方差的定义：

$$S^2 = \frac{1}{n-1} \sum_{i=1}^{n} (X_i - \bar{X})^2$$

（3）样本标准差：定义为 $S = \sqrt{S^2}$，它能直接反映样本观测值与样本均值之间偏离程度的大小。

（4）样本相关系数：设 X_1，X_2，$\cdots$，X_n 和 Y_1，Y_2，$\cdots$，Y_n 分别是从总体 X 和 Y 中抽取的容量为 n 的简单样本，定义样本 X 与 Y 的样本 Pearson 相关系数（correlation coefficient）为

$$r_{XY} = \frac{\sum\limits_{i=1}^{n} (X_i - \bar{X})(Y_i - \bar{Y})}{\sqrt{\sum\limits_{i=1}^{n} (X_i - \bar{X})^2 \sum\limits_{i=1}^{n} (Y_i - \bar{Y})^2}}$$

它本质上是第 1 章定义 1.30 中两个总体相关系数的估计量。

4. 变异系数

当比较两个样本时，若两者的平均数相差很多或单位不同，单独看标准差就

很难说哪一个变化幅度大。假如两组数据的标准差相等,但是平均数不相等,那么平均数大的样本比平均数小的样本相对来说变化幅度更小。为了客观地比较两个样本的变异程度,引入变异系数(coefficient of variance,CV),其计算公式为

$$CV = \frac{S}{\overline{X}} \times 100\%$$

变异系数是样本变量的相对变异量,是不带单位的纯数。用变异系数可以比较不同样本相对变异程度的大小。

5. 偏度和峰度

1) 偏度

如图 2-7 所示,图(a)的密度函数左尾较长,图形整体呈现向左偏斜的态势;图(c)的密度函数右尾较长,图形整体呈现向右偏斜的态势;而图(b)的图形呈现对称形态。怎样量化密度函数的这种偏斜性呢? 偏度系数正是用来描述分布偏离对称性程度的一个特征数。

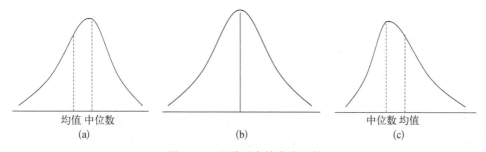

| 均值 中位数 | | 中位数 均值 |
| (a) | (b) | (c) |

图 2-7　几种形态的密度函数

(a) 负偏态;(b) 正态;(c) 正偏态

我们知道,当 $X > E(X)$ 时,$(X - E(X))^3 > 0$,反之小于零。这样,对 $(X - E(X))^3$ 根据 X 的取值密度量 $f(x)$ 进行加权求和的随机变量 X 的三阶中心矩就可以用来度量 X 关于其均值的非对称程度。在统计学中,标准化的三阶矩称为偏度(skewness),其定义为

$$S_{\text{kew}}(X) = E\left[\frac{(X - \mu_X)^3}{\sigma_X^3}\right] \overset{\text{def}}{=\!=} \frac{k_3}{k_2^{\frac{3}{2}}} \tag{2-2}$$

其中 $k_i = E(X - \mu_x)^i$, $i = 2, 3, 4$ 是总体 X 的 i 阶中心矩,它是表征概率分布密度曲线相对于平均值不对称程度的特征数。在实际应用中,可以用样本偏度来

估计偏度。首先，引入比样本均值更一般的概念：样本 k 阶（原点）矩记为 m_k，其定义为

$$m_k = \frac{1}{n} \sum_{i=1}^{n} X_i^k, \quad k = 1, 2, \cdots, n$$

其次，引入比样本方差更一般的概念：样本 k 阶中心距，记为 M_k，其定义为

$$M_k = \frac{1}{n} \sum_{i=1}^{n} (X_i - \bar{X})^k, \quad k = 1, 2, \cdots, n$$

样本偏度记为 $\hat{S}_{\text{kew}}$，其定义为

$$\hat{S}_{\text{kew}} = \frac{1}{(n-1)S^3} \sum_{i=1}^{n} (X_i - \bar{X})^3 = \frac{n}{n-1} \frac{M_3}{S^3} \tag{2-3}$$

$\hat{S}_{\text{kew}}$ 称为标准化的样本三阶中心距，它是一个纯数，不带有任何单位。它的大小说明曲线的偏斜程度，偏度也称为偏斜度和偏态系数。由于正态分布两侧尾部的长度对称，故其偏度为 0。理论上可以证明，在总体 X 服从正态分布的假定下，$\hat{S}_{\text{kew}}$ 渐近地服从均值为零、方差为 $6/n$ 的正态分布。

$S_{\text{kew}} < 0$ 的分布称为具有负偏离，也称左偏态。如图 2-7(a) 所示，此时因为有少数变量值很小，使曲线左侧尾部拖得很长，直观表现为左边的尾部相对于右边的尾部要长。另外，左边长的尾部又拉低了样本平均数，使得平均数＜中位数＜众数，这样数据位于均值左边的比位于右边的少。如图 2-7(c) 所示，与左偏态相反，$S_{\text{kew}} > 0$ 时的分布称为具有正偏离，也称右偏态，因为有少数变量值很大，使曲线右侧尾部拖得很长，直观表现为右边的尾部相对于左边的尾部要长。同样，右边长的尾部又拉高了样本平均数，使得众数＜中位数＜平均数，这样数据位于均值右边的比位于左边的少。当 $\hat{S}_{\text{kew}}$ 接近 0 时可认为分布是对称的。正态分布的平均数、中位数和众数是相等的。

2) 峰度

图 2-8 给出了狄利克雷分布(D)、学生分布(t)、拉普拉斯分布(L)、正态分布(N)、柯西分布(C)、威布尔分布(W)和均匀分布(U)在一些特殊参数条件下的密度函数，可以观察到，这些密度函数在原点 0 附近显示出不同的陡峭程度。比如在原点 0 附近，学生分布的密度函数比正态分布的密度函数更加突兀和陡峭，而均匀分布相对其余分布的密度函数最为平坦。峰度系数是用来描述分布形态陡缓程度的一个特征数。

由于四阶中心矩用于度量 X 的尾部特性，在统计学中，标准化的四阶矩称为峰度(peakness, kurtosis)，它描述随机变量的尾部厚度，其定义为

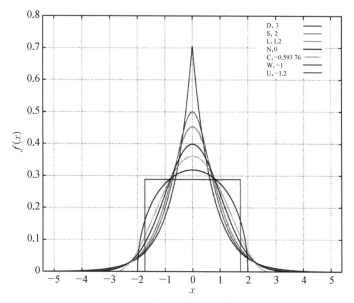

图 2-8　几种常见的密度函数峰度

$$K(x) = E\left[\frac{(X - \mu_x)^4}{\sigma_x^4}\right] \overset{\text{def}}{=} \frac{k_4}{k_2^2} \tag{2-4}$$

量 $K(x) - 3$ 称为超额峰度（excess kurtosis），因为正态分布的峰度 $K(x) = 3$。这样，一个正态随机变量的超额峰度为 0。一个分布有正的超额峰度来自两个原因：一是 $(X - \mu_x)^4$ 有"更多"大的取值，即此分布具有厚尾性，厚尾的含义是指该分布的概率密度函数在其支撑（support）的尾部有比正态分布更多的"概率量"，在实际中，这意味着来自这样一个分布的随机样本会有更多的极端值；二是 σ_x^4 相对较小，导致 X 在总体均值周围取值相对"密集"，即这样的分布又具有尖峰（leptokurtic）的特征。此外，一个具有负的超额峰度的分布是轻尾的（如有限区间上的均匀分布），这样的分布称为低峰的。

在应用中，可以用相应的样本峰度来估计峰度。样本峰度为

$$\hat{K}(x) = \frac{1}{(n-1)S^4} \sum_{i=1}^{n} (x_i - \hat{X})^4 = \frac{n}{n-1} \frac{M_4}{S^4} \tag{2-5}$$

简单来讲，峰度系数是对样本构成分布的峰值是否突兀或是平坦的描述。有一些典型分布的峰度（系数）值得特别关注。例如，正态分布的峰（系数）为常数 3，均匀分布的峰度（系数）为常数 1.8。在统计实践中，我们经常把这两个典型的分布曲线作为评价样本数据序列分布性态的参照。若先将数据标准化，

则峰度（系数）相当于标准化数据序列的四阶中心矩。所以在相同的标准差下，峰度系数越大，分布就有更多的极端值，那么其余值必然要更加集中在众数周围，其分布必然就更加陡峭。峰度为 3 表示与正态分布相同，峰度大于 3 说明观察数据比正态分布更加集中，即比正态分布陡峭，所以当 $K > 3$ 时，称分布具有过度的峰度，相应地，有比正态分布更长的尾部。峰度小于 3 说明观测量不那么集中，有比正态分布更短的尾部，所以当 $K < 3$ 时，我们称分布具有不足的峰度。理论上可以证明[1]，在正态分布的假定下，$\hat{K} - 3$ 渐近地服从均值为零、方差为 $24/n$ 的正态分布。

在例 2.2 疑似糖尿病患者血糖数据中，在 SPSS 软件中下拉"分析"主菜单并单击其中的"描述统计"子菜单中的"频率"功能栏，在跳出的"频率"显示框中选择"统计量"功能键中的均值、中位数和众数等，即可获得 60 名患者血糖值的平均值为 7.010 2 mmol/L，中位数为 7.010 2 mmol/L，众数为 7.24 mmol/L，极差为 1.34 mmol/L，方差为 0.071 0 $mmol^2/L$，标准差为 0.266 87 mmol/L，偏度为 -0.761，峰度为 0.609，相应的变异系数为 0.038 07。

3）偏度和峰度的图示法：箱形图

箱形图（box plot）又称为盒须图（box-whisker plot）、盒式图、盒状图或箱线图，是一种用作显示一组数据分散情况资料的统计图。箱形图于 1977 年由美国著名统计学家约翰·图基（John Tukey）发明。它能显示出一组数据的最大值、最小值、中位数及上下四分位数，能提供诸如异常点等有关数据位置和分散情况的关键信息，尤其在比较不同的母体数据时更可表现其差异。如图 2 - 9（a）所示，记 LQ（lower quartile）为 25% 下百分位数，也称下四分位数；记 UQ（upper quartile）为 75% 下百分位数，也称上四分位数；记 IQR（interquartile range）= UQ−LQ 为上下四分位数间距。箱形图的绘制步骤如下：

（1）画数轴，度量单位大小和数据批的单位一致，起点比最小值稍小，长度比该数据集的全距稍长。

（2）画一个矩形盒，两端边的位置分别对应数据集的上下四分位数（UQ 和 LQ）。在矩形盒内部中位数（X_m）位置画一条线段为中位线。

（3）在 UQ+1.5IQR 和 LQ−1.5IQR 处画两条与中位线一样的线段，这两条线段为异常值截断点，称其为内限，也称为内须线（whiskers）；在 UQ+3IQR 和 LQ−3IQR 处画两条线段，称其为外限，也称为外须线。处于内限以外位置的点表示的数据都是异常值，其中在内限与外限之间的异常值为温和的异常值（mild outliers），在外限以外的为极端的异常值（extreme outliers）。

（4）从矩形盒两端边向外各画一条线段直到不是异常值的最远点，表示该批数据正常值的分布区间。

（5）用"。"标出温和的异常值,用"＊"标出极端的异常值。相同值的数据点并列标出在同一数据线位置上,不同值的数据点标在不同数据线位置上。至此便可绘出一批数据的箱形图。统计软件绘制的箱形图一般没有标出内限和外限。

选择"分析"→"描述统计"→"探索"→"绘制"选项,在弹出的"探索图"对话框中单击"箱图"中的"不分组"按钮即可。图 2-9(b)即为 60 位疑似糖尿病患者空腹测得的血糖值的箱形图。

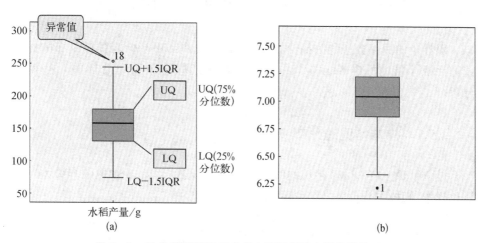

图 2-9　60 位疑似糖尿病患者空腹测得的血糖值的箱形图

一批数据中的异常值值得关注,忽视异常值的存在是十分危险的,不加剔除地把异常值包括进数据的计算分析过程中,对结果会带来不良影响;重视异常值的出现,分析其产生的原因,常常成为发现问题进而改进决策的契机。箱形图为我们提供了识别异常值的一个标准:定义异常值为小于 $Q_1-1.5IQR$ 或大于 $Q_3+1.5IQR$ 的值。经验表明这种标准在处理需要特别注意的数据方面表现不错。这与识别异常值的经典方法有些不同。众所周知,基于正态分布的 3σ 法则或 Z 分数方法是以假定数据服从正态分布为前提的,但实际数据往往并不严格服从正态分布。它们判断异常值的标准是以计算数据集的均值和标准差为基础的,而均值和标准差的耐抗性极小,异常值本身会对它们产生较大影响,这样产生的异常值个数不会多于总数 0.7%。显然应用这种方法于非正态分布数据中判断异常值,其有效性是有限的。箱形图的绘制依靠实际数据,不需要事先假定数据服从特定的分布形式,没有对数据做任何限制性要求,它只是真实直观地表现数据形状的本来面貌;此外,箱形图判断异常值的标准以四分位数和四分位距为基础,四分位数具有一定的耐抗性,多达 25% 的数据可以变得任意远而不会很大地扰动四分位数,所以异常值不能对这个标准施加影响,箱形图识别异常值的结果比较客观。由此可见,箱形图在识别异常值方面有一定的优越性。异常值集中在较大值一侧时,则分布往往呈现右偏态;异常值集中在较小值一侧,则分布往往呈现左偏态。

2.5　一些常用的抽样分布

统计量的概率分布称为抽样分布(sampling distribution),抽样分布的标准差称为统计量的标准差。本节主要介绍常用的联系于正态总体的一些抽样分布。

2.5.1　样本均值的分布

设 X_1, X_2, $\cdots$, X_n 是从均值为 μ、方差为 σ^2 的总体 X 抽取的容量为 n 的简单样本,则样本均值 $\bar{X}$ 仍然是随机变量,其期望为

$$\mu_{\bar{X}} = \frac{\mu + \mu + \cdots + \mu}{n} = \mu$$

相应的方差为

$$\sigma_{\bar{X}}^2 = \frac{\sigma^2 + \sigma^2 + \cdots + \sigma^2}{n^2} = \frac{\sigma^2}{n}$$

定理 2.1　当 $n \to \infty$ 时,$\bar{X}$ 的标准化随机变量

$$Z = \frac{\bar{X} - \mu}{\sigma / \sqrt{n}} \tag{2-6}$$

的极限分布函数为标准正态分布 $N(z; 0, 1)$。

定理 2.2　设从均值分别为 μ_1 和 μ_2、方差分别为 σ_1^2 和 σ_2^2 的两个总体中独立抽取容量为 n_1 和 n_2 的样本 X_1, X_2, $\cdots$, X_n 和 Y_1, Y_2, $\cdots$, Y_n,那么均值之差 $\bar{X} - \bar{Y}$ 的标准化统计量

$$Z = \frac{(\bar{X} - \bar{Y}) - (\mu_1 - \mu_2)}{\sqrt{\dfrac{\sigma_1^2}{n_1} + \dfrac{\sigma_2^2}{n_2}}}$$

的样本分布在 n_1，$n_2 \rightarrow \infty$ 时逼近正态分布 $N(\mu_{\overline{X}_1 - \overline{X}_2}, \sigma^2_{\overline{X}_1 - \overline{X}_2})$，其中

$$\mu_{\overline{X}_1 - \overline{X}_2} = \mu_1 - \mu_2 \tag{2-7}$$

$$\sigma^2_{\overline{X}_1 - \overline{X}_2} = \frac{\sigma_1^2}{n_1} + \frac{\sigma_2^2}{n_2} \tag{2-8}$$

2.5.2 卡方分布

定义 2.3 设 X_1，X_2，$\cdots$，X_n 是从总体 $N(0，1)$ 抽取的简单随机样本，称连续型随机变量

$$\chi^2(n) \stackrel{\mathrm{def}}{=\!=\!=} X_1^2 + X_2^2 + \cdots + X_n^2 \tag{2-9}$$

为服从自由度为 n 的卡方随机变量，其密度函数为

$$f(x) = \begin{cases} \dfrac{1}{2^{n/2}\Gamma(n/2)} x^{n/2-1} \mathrm{e}^{-x/2}, & x > 0 \\ 0, & \text{其他} \end{cases} \tag{2-10}$$

式中，$\Gamma(x)$ 表示伽马函数。不同自由度的卡方分布的密度函数式（2-10）如图 2-10 所示，并且具有以下基本性质。

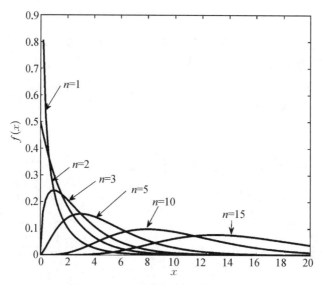

图 2-10 不同自由度的卡方分布图

性质 2.1 （1）卡方分布的均值和方差是

$$\mu = n, \quad \sigma^2 = 2n$$

（2）假如 $Z_1 = \chi^2(n_1)$，$Z_2 = \chi^2(n_2)$，且 Z_1 和 Z_2 是独立的，那么 $Z_1 + Z_2 = \chi^2(n_1 + n_2)$。

（3）当 $n \to \infty$ 时，$\chi^2(n) \Rightarrow$ 正态分布。

（4）$\chi^2(n)$ 的上 $100\alpha\%$ 分位数如图 $2-11$ 所示。

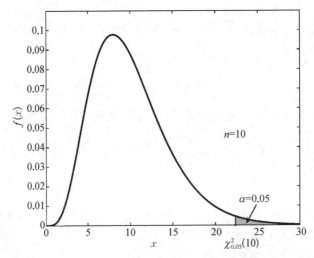

图 2 - 11　卡方分布上 $100\alpha\%$ 分位数图

下面的费希尔（Fisher）定理是数理统计中极其重要的定理，本书许多重要的统计量的导出都基于这一定理，其相应的证明可以参见文献[4]。

定理 2.3 （费希尔定理）设 X_1，X_2，$\cdots$，X_n 是从正态总体 $N(\mu, \sigma^2)$ 抽取的随机样本，那么

（1）$\bar{X} \sim N(\mu, \sigma^2/n)$。

（2）$(n-1)S^2/\sigma^2 \sim \chi^2(n-1)$。

（3）样本均值 $\bar{X}$ 和样本方差 S^2 是独立的。

2.5.3　t 分布

定义 2.4 设 $Z \sim N(0, 1)$，$V \sim \chi^2(n)$，且 Z 和 V 相互独立，则称

$$T = \frac{Z}{\sqrt{V/n}} \tag{2-11}$$

服从自由度为 n 的 t 分布,其密度函数为

$$h(t) = \frac{\Gamma[(n+1)/2]}{\Gamma(n/2)\sqrt{\pi n}}\left(1+\frac{t^2}{n}\right)^{-(n+1)/2}, \quad -\infty < t < \infty \quad (2-12)$$

英国统计学家戈塞特(Gosset)于 1908 年用笔名 Student 发表了关于 t 分布的论文,这是一篇在统计学发展史上划时代的文章,它创立了小样本代替大样本的方法,开创了现代统计学的新纪元。不同自由度的 t 分布密度函数如图 2-12 所示。

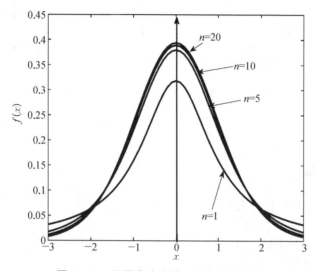

图 2-12 不同自由度的 t 分布密度函数

性质 2.2 (1) $h(t)$ 是偶函数,且

$$h_n(t) \to \varphi(t) = \frac{1}{\sqrt{2\pi}}\mathrm{e}^{-\frac{t^2}{2}}, \quad n \to \infty$$

(2) t 分布的双侧 α 分位数点如图 2-13 所示。

性质 2.3

$$T = \frac{\overline{X} - \mu}{S/\sqrt{n}} \sim t(n-1) \quad (2-13)$$

证明 由定理 2.3,知

$$Z = \frac{\overline{X} - \mu}{\sigma/\sqrt{n}} \sim N(0, 1)$$

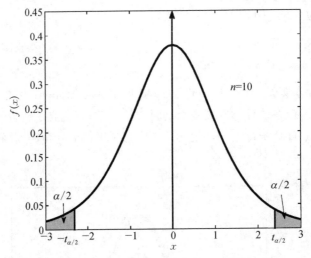

图 2 - 13 $P(|T|>t_{\alpha/2}(n))=\alpha$ 图示

和
$$V=\frac{(n-1)S^2}{\sigma^2} \sim \chi^2(n-1)$$

且 $\bar{X}$ 和 S^2 是独立的,所以根据 t 分布的定义式(2-11),得

$$T=\frac{Z}{\sqrt{V/(n-1)}}=\frac{(\bar{X}-\mu)/(\sigma/\sqrt{n})}{\sqrt{S^2/\sigma^2}}=\frac{\bar{X}-\mu}{S/\sqrt{n}} \qquad (2-14)$$

服从自由度为 $n-1$ 的 t 分布。

2.5.4　F 分布

定义 2.5　设 U 和 V 为两个独立的卡方分布,自由度分别为 n_1 和 n_2。那么随机变量

$$F=\frac{U/n_1}{V/n_2} \qquad (2-15)$$

称为服从第一自由度为 n_1,第二自由度为 n_2 的 F 分布,记为 $F(n_1, n_2)$,其密度函数为

$$h(t)=\begin{cases} \dfrac{\Gamma[(n_1+n_2)/2](n_1/n_2)^{n_1/2}}{\Gamma(n_1/2)\Gamma(n_2/2)} \dfrac{t^{n_1/2-1}}{(1+n_1t/n_2)^{(n_1+n_2)/2}}, & 0<t<\infty \\ 0, & \text{其他} \end{cases}$$

$$(2-16)$$

F 分布是为纪念著名统计学家费希尔(Fisher)而命名的,其不同自由度的密度函数如图 2-14 所示。

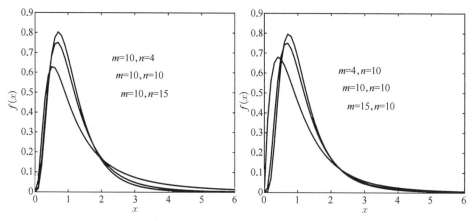

图 2-14 不同自由度 F 分布的密度函数

性质 2.4 设两个正态总体的方差分别为 σ_1^2 和 σ_2^2,现从中分别抽取容量为 n_1 和 n_2 的两个两个独立样本,其样本方差为 S_1^2 和 S_2^2,那么

$$F = \frac{S_1^2/\sigma_1^2}{S_2^2/\sigma_2^2} = \frac{\sigma_2^2 S_1^2}{\sigma_1^2 S_2^2} \sim F(n_1-1, \; n_2-1) \qquad (2-17)$$

证明 根据定理 2.3,$(n_1-1)S_1^2/\sigma_1^2 \sim \chi^2(n_1-1)$,$(n_2-1)S_2^2/\sigma_2^2 \sim \chi^2(n_2-1)$。所以,根据 F 分布的定义式(2-15),有

$$F = \frac{\dfrac{(n_1-1)S_1^2}{(n_1-1)\sigma_1^2}}{\dfrac{(n_2-1)S_2^2}{(n_2-1)\sigma_2^2}} = \frac{\sigma_2^2 S_1^2}{\sigma_1^2 S_2^2}$$

服从第一自由度为 n_1-1、第二自由度为 n_2-1 的 F 分布。

性质 2.5 (1) 若 $F \sim F(n, m)$,那么 $1/F \sim F(m, n)$;

(2) $F(n, m)$ 分布的上 α-分位数 $F_\alpha(n, m)$ 如图 2-15 所示;

(3) $F_{1-\alpha}(n, m) = \dfrac{1}{F_\alpha(m, n)}$。

例如,若已知 $F_{0.05}(4, 5) = 5.19$,则 $F_{0.95}(5, 4)$ 可由以下方式获得:

$$F_{0.95}(5, 4) = \frac{1}{F_{0.05}(4, 5)} = \frac{1}{5.19}$$

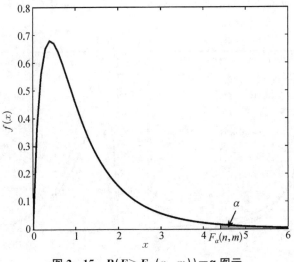

图 2-15 $P(F > F_\alpha(n, m)) = \alpha$ 图示

2.6 习 题 2

1. 在某鸡场调查 50 只来亨鸡每月的产蛋数，数据如下表所示：

15	17	12	14	13	14	12	11	14	13
16	14	13	12	16	11	13	15	17	16
15	13	13	11	12	12	16	14	14	17
16	17	16	13	11	12	13	13	14	15
12	11	16	13	14	14	15	16	16	17

试利用统计软件整理出每月产蛋数的频率表、累积频率表，频率图、经验分布函数图、茎叶图和箱形图，并给出诸如平均数和方差等基本描述性统计指标。

2. 若从总体中抽取容量为 13 的一个样本：

$$-2.1,\ 3.2,\ 0,\ -0.1,\ 1.2,\ -4,\ 2.22,\ 2.01,\ 1.2,\ -0.1,\ 3.21,\ -2.1,\ 0$$

试写出这个样本的次序统计量、中位数和极差。

3. 证明以下等式：

(1) $\displaystyle\sum_{i=1}^{n}(X_i - \bar{X}) = 0$

(2) $\sum\limits_{i=1}^{n}(X_i-C)^2=\sum\limits_{i=1}^{n}(X_i-\bar{X})^2+n(\bar{X}-C)^2$

(3) $\sum\limits_{i=1}^{n}(X_i-\bar{X})^2=\sum\limits_{i=1}^{n}X_i^2-n\bar{X}^2$

进而有 $S_n^2=\overline{X^2}-\bar{X}^2$，其中 $\overline{X^2}=\dfrac{1}{n}\sum\limits_{i=1}^{n}X_i^2$。

4. 设 $X\sim N(\mu,\sigma^2)$，求样本均值 $\bar{X}$ 与总体期望 μ 的偏差不超过 $1.96\sqrt{\dfrac{\sigma^2}{n}}$ 的概率。

5. 在总体 $N(52,63^3)$ 中随机抽一容量为 36 的样本，求样本均值 $\bar{X}$ 落在 50.8 和 53.8 之间的概率。

6. 求总体 $N(20,3)$ 容量分别为 10，15 的两个独立样本均值差的绝对值大于 0.3 的概率。

7. 试证明性质 2.1 的(1)和(2)。

8. 设 $X_1,X_2,\cdots,X_{10}$ 为 $N(0,0.09)$ 的一个样本，求 $P\left(\sum\limits_{i=1}^{10}X_i^2>1.44\right)$。

9. 设总体 $X\sim N(\mu,4)$，$X_1,X_2,\cdots,X_n$ 为一个样本，$\bar{X}$ 为样本均值，试问：样本容量 n 应取多大，才能使 $P(|\bar{X}-\mu|\leqslant 0.1)\geqslant 0.95$。

10. 设 $X_1,X_2,\cdots,X_n$ 是来自 $\chi^2(n)$ 的样本，求 $E\bar{X}$，$D\bar{X}$。

11. 设 X_1,X_2,X_3,X_4,X_5 是总体 $X\sim N(0,1)$ 的一个样本，求常数 C，使统计量 $C\dfrac{X_1+X_2}{\sqrt{X_3^2+X_4^2+X_5^2}}$ 服从 t 分布。

12. 上网查正态分布、t 分布和 F 分布表，

(1) df$=5$ 时，计算 $P(t<-2.571)$ 和 $P(t>4.032)$。

(2) df$=2$ 时，计算 $P(\chi^2<0.05)$ 和 $P(0.05<\chi^2<7.38)$。

(3) df$_1=3$，df$_2=10$ 时，计算 $P(F>3.71)$ 和 $P(F>6.55)$。

13. 证明：若 $X\sim t(n)$，则 $X^2\sim F(1,n)$。

3 参数估计

统计推断是根据样本的信息,基于一定的统计原理去推断所要研究总体分布的参数特征,它可以归结为两个基本问题:参数估计和假设检验。参数是刻画总体概率特性的指标,当参数未知时,从总体抽出一个子样,怎样构造一种方法对未知参数进行估计就是参数估计问题。参数估计分为点估计和区间估计两种类型,本章主要结合正态总体讲解参数估计的基本原理和方法。

3.1 点估计方法

设总体密度函数为 $f(x|\theta)$,如果参数 θ 已知,则确定了这个总体的分布形态。因此一个自然的目标是寻找一个方法去估计参数 θ。点估计是样本的一个函数 $W(X_1, \cdots, X_n)$,即关于 $X_1, \cdots, X_n$ 的任意统计量都是点估计。问题的关键在于,我们需要界定一个原理,依据这一原理构造出来的点估计相比于其他方法构造出来的点估计有某些统计性质的优越性。本节将讲解参数的矩估计和极大似然估计的基本原理及方法。

3.1.1 矩估计方法

设 $X_1, \cdots, X_n$ 是从总体 $f(x|\theta_1, \cdots, \theta_k)$ 抽取的随机样本,其中 $\theta = \{\theta_1, \cdots, \theta_k\}$ 是总体待估的参数。定义总体的样本 j $(j = 1, 2, \cdots, k)$ 阶矩 $(m_1, \cdots, m_k)$ 和总体 j $(j = 1, 2, \cdots, k)$ 阶矩为

$$m_1 = \frac{1}{n} \sum_{i=1}^{n} X_i^1, \ \mu_1' = E(X^1)$$

$$m_2 = \frac{1}{n} \sum_{i=1}^{n} X_i^2, \ \mu_2' = E(X^2)$$

$$\vdots$$
$$m_k = \frac{1}{n} \sum_{i=1}^{n} X_i^k, \quad \mu'_k = E(X^k) \tag{3-1}$$

由于总体的密度函数有 k 个未知参数,因此我们必须构造出联系于参数 $\theta_1, \cdots, \theta_k$ 的 k 个方程才能求出 k 个参数的估计值。根据第 1 章大数定理 1.10,有

$$\lim_{n\to\infty} \frac{1}{n} \sum_{i=1}^{n} X_i^j = E(X^j), \quad j=1, 2, \cdots, k \tag{3-2}$$

这里总体 j 阶矩 $\mu'_j(\theta_1, \cdots, \theta_k) = E(X^j)$ 是 $\theta_1, \cdots, \theta_k$ 的函数,我们可以在式 (3-2)中将 n"默认为 ∞"而得到 k 个方程,即用子样 k 阶原点矩作为总体 k 阶原点矩的估计量,这样就建立了含有待估参数的方程,从而解出待估参数,这就是矩方法的基本思想。具体地,$(\theta_1, \cdots, \theta_k)$ 的矩估计 $(\widetilde{\theta}_1, \cdots, \widetilde{\theta}_k)$ 通过解以下关于 $(\theta_1, \cdots, \theta_k)$ 的方程组获得:

$$\begin{aligned}
m_1 &= \mu'_1(\theta_1, \cdots, \theta_k), \\
m_2 &= \mu'_2(\theta_1, \cdots, \theta_k), \\
&\vdots \\
m_k &= \mu'_k(\theta_1, \cdots, \theta_k),
\end{aligned} \tag{3-3}$$

例 3.1 设 $X_1, \cdots, X_n \overset{\text{i.i.d.}}{\sim} N(\mu, \sigma^2)$,试求参数 μ 和 σ^2 的矩估计量。

解 在前面的定义中,令 $\theta_1 = \mu$ 和 $\theta_2 = \sigma^2$。我们有 $m_1 = \overline{X}$,$m_2 = \frac{1}{n} \sum X_i^2$,$\mu'_1 = \mu$,$\mu'_2 = \mu^2 + \sigma^2$,建立方程

$$\overline{X} = \mu, \quad \frac{1}{n} \sum X_i^2 = \mu^2 + \sigma^2$$

解方程组的 μ 和 σ^2 的矩估计为

$$\widetilde{\mu} = \overline{X}, \quad \widetilde{\sigma}^2 = \frac{1}{n} \sum X_i^2 - \overline{X}^2 = \frac{1}{n} \sum (X_i - \overline{X})^2$$

例 3.2 设 $X_1, \cdots, X_n \overset{\text{i.i.d.}}{\sim} B(k, p)$,即

$$P(X_i = x \mid k, p) = C_k^x p^x (1-p)^{k-x}, \quad x = 0, 1, \cdots, k$$

这里假定 k 和 p 都是未知的,求 k 和 p 的点估计。

解　　建立方程

$$\bar{X} = kp$$

$$\frac{1}{n}\sum X_i^2 = kp(1-p) + k^2 p^2$$

解得

$$\tilde{k} = \frac{\bar{X}^2}{\bar{X} - (1/n)\sum(X_i - \bar{X})^2}$$

和

$$\tilde{p} = \frac{\bar{X}}{\tilde{k}}$$

例3.3　某小镇连续十年上报的冬季患流行感冒的人数分别为 20，27，25，23，28，31，26，22，24，29 人，试求该小镇冬季患流行感冒的比率 p。

解　　由于患感冒的人数是自愿上报的，真实被调查的人数 k 是不知道的。因此我们可以认为每年感冒的人数服从二项分布 $B(k, p)$，其中参数 k 和 p 都是未知的。

应用 SPSS 软件可算出 $\bar{X} = 25.5$，$S_x^2 = 11.389$，这样样本二阶中心矩 $M_2 = \frac{9}{10}S_x^2 = 10.250$。因此

$$\tilde{k} = \frac{25.5^2}{25.5 - 10.25} = \frac{650.25}{15.25} = 42.639$$

和

$$\tilde{p} = \frac{25.5}{42.639} = 0.598$$

例3.4　设总体 X 在 $[a, b]$ 上服从均匀分布，a, b 未知。$X_1, X_2, \cdots, X_n$ 是来自 X 的样本，试求 a, b 的矩估计量。

解　　因为

$$\mu_1 = E(X) = (a+b)/2$$
$$\mu_2 = E(X^2) = D(X) + [E(X)]^2$$
$$= (b-a)^2/12 + (a+b)^2/4$$

即

$$\begin{cases} a + b = 2\mu_1 \\ b - a = \sqrt{12(\mu_2 - \mu_1^2)} \end{cases}$$

解这一方程组得

$$a = \mu_1 - \sqrt{3(\mu_2 - \mu_1^2)}, \quad b = \mu_1 + \sqrt{3(\mu_2 - \mu_1^2)}$$

分别以 A_1，A_2 代替 μ_1，μ_2，得到 a，b 的矩估计量分别为

$$\hat{a} = A_1 - \sqrt{3(A_2 - A_1^2)} = \bar{X} - \sqrt{\frac{3}{n} \sum_{i=1}^{n} (X_i - \bar{X})^2}$$

$$\hat{b} = A_1 + \sqrt{3(A_2 - A_1^2)} = \bar{X} + \sqrt{\frac{3}{n} \sum_{i=1}^{n} (X_i - \bar{X})^2}$$

3.1.2　极大似然估计

极大似然估计最早由高斯提出,后来费希尔(Fisher)在 1912 年的一篇文章中重新提出,并证明了这个方法的一些性质,极大似然估计这一名称也是由费希尔给出的。该方法的基本思想是建立在极大似然原理的基础上,即一次试验所实现的事件应该是概率最大的事件,或者说概率最大的事件最可能出现。具体来说,一个随机试验下有若干个可能的结果 A，B，C，…如在一次试验中,结果 A 出现了,那么可以认为 $P(A)$ 最大。如医生看病,在问明症状后(包括必要的检查),做诊断时总是对那些可能直接引起这些症状的疾病多加考虑。

设总体的密度函数为 $f(x \mid \theta_1, \cdots, \theta_k)$，$X = \{X_1, X_2, \cdots, X_n\}$ 是从总体抽取的随机样本,似然函数定义为

$$L(\theta \mid x) \stackrel{\text{def}}{=\!=} L(\theta_1, \cdots, \theta_k \mid x_1, \cdots, x_n) = \prod_{i=1}^{n} f(x_i \mid \theta_1, \cdots, \theta_k)$$

$$(3 - 4)$$

式(3-4)中的似然函数 $L(\theta \mid x)$ 是一次试验结果 $x = \{x_1, \cdots, x_n\}$ 发生的概率,它是参数 θ 的函数。根据极大似然原理,一次试验所实现的事件其概率应该最大,因此我们选择的估计量 $\hat{\theta}(x)$ 应是使得 $L(\theta \mid x)$ 取到最大值的 θ，称 $\hat{\theta}(X)$ 是参数 θ 基于 X 的极大似然估计(maximum likelihood estimator，MLE)。

假如似然函数关于 θ_i 可微，$(\theta_1, \cdots, \theta_k)$ 的极大似然估计可以通过解以下方程组获得：

$$\frac{\partial}{\partial \theta_i} L(\theta \mid x) = 0, \quad i = 1, 2, \cdots, k \qquad (3-5)$$

例 3.5 设 $X_1, \cdots, X_n \overset{\text{i.i.d.}}{\sim} N(\mu, \sigma^2)$，试求 μ 和 σ^2 的极大似然估计量。

解 X 的密度函数为

$$f(x; \mu, \sigma^2) = \frac{1}{\sqrt{2\pi}\sigma} e^{-\frac{(x-\mu)^2}{2\sigma^2}} \qquad (3-6)$$

似然函数为

$$L(\mu, \sigma^2 \mid x) = \prod_{i=1}^{n} \frac{1}{\sqrt{2\pi}\sigma} e^{-\frac{(x_i-\mu)^2}{2\sigma^2}} = \frac{1}{(2\pi\sigma^2)^{n/2}} e^{-\frac{1}{2}\sum_{i=1}^{n} \frac{(x_i-\mu)^2}{\sigma^2}}$$

而对数似然函数为

$$\lg L(\mu, \sigma^2 \mid x) = -\frac{n}{2}\lg(2\pi) - \frac{n}{2}\lg(\sigma^2) - \frac{1}{2}\sum_{i=1}^{n} \frac{(x_i-\mu)^2}{\sigma^2}$$

关于 μ 和 σ^2 求偏导数，得

$$\frac{\partial}{\partial \mu}\lg L(\mu, \sigma^2 \mid x) = \frac{1}{\sigma^2}\sum_{i=1}^{n}(x_i-\mu)$$

和

$$\frac{\partial}{\partial \sigma^2}\lg L(\mu, \sigma^2 \mid x) = -\frac{n}{2\sigma^2} + \frac{1}{2\sigma^4}\sum_{i=1}^{n}(x_i-\mu)^2$$

令以上两式为 0 解得

$$\hat{\mu} = \bar{x}, \quad \hat{\sigma}^2 = \frac{1}{n}\sum_{i=1}^{n}(x_i-\bar{x})^2$$

我们看到，与例 3.1 的矩方法导出的结果一样，总体均值和方差的极大似然估计分别为样本均值和样本二阶中心矩（也称为样本方差）。

例 3.6 设 $X_1, \cdots, X_n \overset{\text{i.i.d.}}{\sim} B(1, p)$，试求 p 的极大似然估计量。

解 似然函数为

$$L(p \mid x) = \prod_{i=1}^{n} p^{x_i}(1-p)^{1-x_i} = p^y(1-p)^{n-y}$$

其中 $y = \sum x_i$。对似然函数取对数得对数似然函数为

$$\lg L(p \mid x) = y\lg p + (n-y)\lg(1-p)$$

假如 $0 < y < n$，对 $\lg L(p \mid x)$ 关于 p 求导并令导数结果为 0，解方程得

$$\hat{p} = y/n = \frac{1}{n}\sum_{i=1}^{n}x_i$$

例3.7 在第 2 章例 2.2 中，如果我们认同 60 名疑似糖尿病患者空腹测得的血糖值 X 来自正态总体 $N(\mu, \sigma^2)$，则两个参数的极大似然估计分别为 $\hat{\mu} = 7.010\ 2$ mmol/L，$\hat{\sigma}^2 = \dfrac{59}{60}S_X^2 = \dfrac{59}{60}0.071\ 0 = 0.069\ 8$。

例3.8 设总体 X 在 $[a, b]$ 上服从均匀分布，a, b 未知。$X_1, X_2, \cdots, X_n$ 是来自 X 的样本，试求 a, b 的极大似然估计量。

解 记 $x_{(1)} = \min\{x_1, x_2, \cdots, x_n\}$，$x_{(n)} = \max\{x_1, x_2, \cdots, x_n\}$。$X$ 的概率密度函数为

$$f(x; a, b) = \begin{cases} \dfrac{1}{b-a}, & a \leqslant x \leqslant b \\ 0, & \text{其他} \end{cases}$$

似然函数为

$$L(a, b) = \begin{cases} \dfrac{1}{(b-a)^n}, & a \leqslant x_i \leqslant b, i=1, \cdots, n \\ 0, & \text{其他} \end{cases}$$

由于该似然函数关于自变量 a 和 b 是不连续的，因此我们不能通过求导的方法获得估计量。注意到 $a \leqslant x_1, x_2, \cdots, x_n \leqslant b$ 等价于 $a \leqslant x_{(1)}, \cdots, x_{(n)} \leqslant b$，于是似然函数可写成

$$L(a, b) = \begin{cases} \dfrac{1}{(b-a)^n}, & a \leqslant x_{(1)}, \cdots, x_{(n)} \leqslant b, i=1, \cdots, n \\ 0, & \text{其他} \end{cases}$$

于是对于满足条件 $a \leqslant x_{(1)}, b \geqslant x_{(n)}$ 的任意 a, b 有

$$L(a,b) = \frac{1}{(b-a)^n} \leqslant \frac{1}{(x_{(n)} - x_{(1)})^n}$$

即 $L(a,b)$ 在 $a = x_{(1)}$，$b = x_{(n)}$ 时取到最大值 $(x_{(n)} - x_{(1)})^{-n}$。故 a，b 的最大似然估计值为

$$\hat{a} = x_{(1)} = \min_{1 \leqslant i \leqslant n} x_i, \quad \hat{b} = x_{(n)} = \max_{1 \leqslant i \leqslant n} x_i$$

3.2 估计量的优劣标准

对于同一个未知参数,不同的估计方法得到的估计量可能不同,于是自然提出如下问题:

(1) 应该选用哪一种估计量?

(2) 用何标准来评价一个估计量的优劣? 常用的评价估计量优劣的标准有三个:无偏性、相合性、有效性。

1. 无偏性

定义 3.1 若 $E(\hat{\theta}) = \theta$，则称 $\hat{\theta}$ 是 θ 的无偏估计量。

若 $\lim_{n \to \infty} E(\hat{\theta}) = \theta$，则称 $\hat{\theta}$ 是 θ 的渐近无偏估计量。称 $\hat{\theta} - \theta$ 为估计量 $\hat{\theta}$ 的偏差。

对估计量无偏性的要求是自然的,即虽然我们不可能要求每一次由子样得到的估计值与真值都相等,但可以要求这些估计值的期望与真值应该相等。

2. 相合性

定义 3.2 若 $\hat{\theta} = \hat{\theta}(X_1, X_2, \cdots, X_n)$ 是母体参数 θ 的估计量。若对于任意的 $\theta \in \Theta$，当 $n \to \infty$ 时,$\hat{\theta}$ 依概率收敛于 θ，即任意 $\varepsilon > 0$，

$$\lim_{n \to \infty} P(|\hat{\theta} - \theta| \geqslant \varepsilon) = 0$$

则称 $\hat{\theta}$ 是母体参数 θ 的相合(或一致)估计量。

相合性是估计量应该满足的最基本要求,这个要求意味着当样本容量 n 越来越大时,估计量应该越接近于真实的参数。相合性估计量仅在样本容量 n 足够大时才能显示其优越性。前面矩方法得到的估计量一般为相合估计量。理论上可以证明,在一定条件下极大似然法获得的估计量具有相合性。

3. 有效性

定义 3.3 设 $\hat{\theta}_1$，$\hat{\theta}_2$ 都是 θ 的无偏估计量,若

$$D(\hat{\theta}_1) \leqslant D(\hat{\theta}_2)$$

则称 $\hat{\theta}_1$ 比 $\hat{\theta}_2$ 有效。

若 θ 的所有二阶矩存在的无偏估计量中存在估计量 $\hat{\theta}_0$,使对任意无偏估计量 $\hat{\theta}$ 有

$$D(\hat{\theta}_0) \leqslant D(\hat{\theta})$$

则称 $\hat{\theta}_0$ 是 θ 的最小方差无偏估计(量)。

方差度量了估计量估计真实值的精准程度,方差越小则估计越精准。从另一个角度看,估计量的方差越小,则估计真实值的效率越高。比如,如果某正态总体的均值 $\mu = 2.358$,如果用样本均值 $\bar{X}$ 去估计只需要 $n = 50$ 个观测值即可准确到小数点两位数,而用其他估计量估计可能需要 $n = 55$ 个观测值才能准确到小数点两位数,样本均值估计量少用了 5 个观测值即可达到相同的精度,这说明 $\bar{X}$ 的效率高。当样本观测获得不易或获取的成本较高时,一个估计量是否比另一个估计量更加有效率就显得十分重要了。

3.3 区 间 估 计

已知 $X \sim N(\mu, 1)$,理论上可以证明 μ 的无偏、有效点估计为 $\bar{X}$。不同样本算得的 μ 的估计值不同,因此除了给出 μ 的点估计外,还希望根据所给的子样确定一个随机区间,使其包含参数真值的概率达到指定的要求。假设 $n = 5$,我们希望找一个区间,使其包含 μ 的真值的概率为 0.95。把

$$\bar{X} \sim N\left(\mu, \frac{1}{5}\right)$$

标准化得

$$Z = \frac{\bar{X} - \mu}{\sqrt{\dfrac{1}{5}}} \sim N(0, 1)$$

Z 由于含有未知参数 μ,所以它不是统计量,我们称为枢轴量。现取 $\alpha = 0.05$,查正态分布表得 $u_{\alpha/2} = 1.96$。这说明

$$P\left(\left|\frac{\bar{X} - \mu}{1/\sqrt{5}}\right| < 1.96\right) = 0.95$$

即

$$P\left(\bar{X}-1.96\,\frac{1}{\sqrt{5}}<\mu<\bar{X}+1.96\,\frac{1}{\sqrt{5}}\right)=0.95$$

称随机区间$\left(\bar{X}-1.96\,\dfrac{1}{\sqrt{5}},\ \bar{X}+1.96\,\dfrac{1}{\sqrt{5}}\right)$为未知参数$\mu$的置信度为0.95的置信区间。

置信区间的意义在于：反复抽取容量为5的样本100个，则可获得100个区间估计，这100个区间不一定都包含未知参数μ的真值，但包含真值的区间大致有95个。例如，若测得一组样本值，算得$\bar{x}=1.86$，则得一区间（1.86−0.877，1.86＋0.877）。它可能包含也可能不包含μ的真值，反复抽样得到的区间中有95％包含μ的真值。

一般地，设θ为待估参数，对给定的数$0<\alpha<1$，若能找到统计量θ_1，θ_2，使得

$$P(\theta_1\leqslant\theta\leqslant\theta_2)=1-\alpha$$

则称(θ_1,θ_2)为参数θ的置信水平（也称置信度、置信概率）为$1-\alpha$的置信区间或区间估计。θ_1称为置信下限，而θ_2称为置信上限。

这里需要就"可靠性与精度关系"的原则说明两点：① 置信区间的长度$\theta_2-\theta_1$反映了估计精度，$\theta_2-\theta_1$越小，估计精度越高。② α反映了估计的可靠度，α越小，越可靠。α越小，$1-\alpha$越大，估计的可靠度越高，但这时，$\theta_2-\theta_1$往往增大，因而估计精度降低。总之求参数置信区间，首先需要保证可靠性，在此基础上通过增加样本容量提高估计的精度。

3.3.1　非正态母体的情形（大子样）

设母体的期望$E(X)=\mu$与方差$D(X)=\sigma^2$均未知，用大子样（$n\geqslant50$）对μ做区间估计。取

$$Z=\frac{\bar{X}-\mu}{\dfrac{S}{\sqrt{n}}}\overset{近似}{\sim}N(0,\ 1)$$

由$P(|U|<u_{\alpha/2})=1-\alpha$的$\mu$的置信区间

$$\left(\bar{x} - z_{\alpha/2} \frac{S}{\sqrt{n}} , \ \bar{x} + z_{\alpha/2} \frac{S}{\sqrt{n}} \right)$$

这里记 $S_{\bar{X}} = S/\sqrt{n}$，称为平均数的标准误差。

例 3.9　研究高胆固醇是否具有家庭聚集性，已知正常儿童的总胆固醇水平是 175 mg/dL，现测得 100 名曾患心脏病且胆固醇高的子代儿童的胆固醇平均水平为 207.5 mg/dL，标准差为 30 mg/dL。问：

(1) 如何衡量这 100 名儿童总胆固醇样本平均数的抽样误差？

(2) 估计 100 名儿童的胆固醇平均水平的 95% 置信区间。

(3) 根据置信区间判断高胆固醇是否具有家庭聚集性，并说明理由。

解　(1) 均值的标准误差可以用来衡量均值的抽样误差大小，即

$$S = 30 \text{ mg/dL}, \ n = 100$$

$$S_{\bar{X}} = \frac{S}{\sqrt{n}} = \frac{30}{\sqrt{100}} = 3.0$$

(2) 样本容量 $n = 100$，属于大样本，可以采用正态近似的方法计算置信区间。95% 置信区间的下限为 $\bar{X} - z_{\alpha/2} S/\sqrt{n} = 207.5 - 1.96 \times 3$，95% 置信区间的上限为 $\bar{X} + z_{\alpha/2} S/\sqrt{n} = 207.5 + 1.96 \times 3$，故该地 100 名儿童的胆固醇平均水平的 95% 置信区间为 $[201.62, 213.38]$ mg/dL。

(3) 100 名曾患心脏病且胆固醇高的子代儿童，其胆固醇水平的 95% 置信区间的下限高于正常儿童的总胆固醇平均水平 175 mg/dL，则可提示患心脏病且胆固醇高的父辈，其子代胆固醇水平较高，即高胆固醇具有一定的家庭聚集性。

3.3.2　单个正态总体

1. 方差已知

假如从正态总体中抽取容量为 n 的样本，我们能够通过考虑 $\bar{X}$ 的抽样分布构造 μ 的置信区间。由 $\bar{X} \sim N\left(\mu, \dfrac{\sigma}{\sqrt{n}} \right)$，选取枢轴量

$$Z = \frac{\bar{X} - \mu}{\sigma/\sqrt{n}} \sim N(0, 1)$$

由

$$P\left(\left|\frac{\bar{X}-\mu}{\sigma/\sqrt{n}}\right|<z_{\alpha/2}\right)=1-\alpha$$

即

$$P\left(-z_{\alpha/2}<\frac{\bar{X}-\mu}{\sigma/\sqrt{n}}<z_{\alpha/2}\right)=1-\alpha$$

即

$$P\left(\bar{X}-z_{\alpha/2}\frac{\sigma}{\sqrt{n}}<\mu<\bar{X}+z_{\alpha/2}\frac{\sigma}{\sqrt{n}}\right)=1-\alpha$$

$$P(-z_{\alpha/2}<Z<z_{\alpha/2})=1-\alpha$$

解下列不等式

$$\left|\frac{\bar{X}-\mu}{\sigma/\sqrt{n}}\right|<z_{\alpha/2}$$

得 μ 的置信概率为 $1-\alpha$ 的置信区间为（见图 3-1）

$$\left(\bar{x}-z_{\alpha/2}\frac{\sigma}{\sqrt{n}},\ \bar{x}+z_{\alpha/2}\frac{\sigma}{\sqrt{n}}\right) \tag{3-7}$$

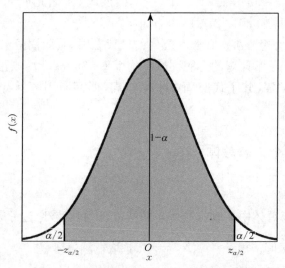

图 3-1　$P(-z_{\alpha/2}<Z<z_{\alpha/2})=1-\alpha$ 图示

2. 方差未知

当方差未知且样本容量 $n\leqslant30$ 时，我们需要 T 统计量的抽样分布，这里

$$T = \frac{\overline{X} - \mu}{S / \sqrt{n}} \sim t(n-1)$$

由

$$P(-t_{\alpha/2}(n-1) < T < t_{\alpha/2}(n-1)) = 1 - \alpha \qquad (3-8)$$

这里 $t_{\alpha/2}(n-1)$ 是自由度为 $n-1$ 的 t 分布的双侧百分位点。将 T 的表达式代入式(3-8),有

$$P\left(-t_{\alpha/2}(n-1) < \frac{\overline{X} - \mu}{S / \sqrt{n}} < t_{\alpha/2}(n-1)\right) = 1 - \alpha$$

即

$$P\left(\overline{X} - t_{\alpha/2}(n-1) \frac{S}{\sqrt{n}} < \mu < \overline{X} + t_{\alpha/2}(n-1) \frac{S}{\sqrt{n}}\right) = 1 - \alpha$$

σ 未知且 $n<30$ 时,均值 μ 的置信区间为

$$\left(\bar{x} - t_{\alpha/2}(n-1) \frac{S}{\sqrt{n}}, \ \bar{x} + t_{\alpha/2}(n-1) \frac{S}{\sqrt{n}}\right) \qquad (3-9)$$

比较式(3-7)和式(3-9)知道,这两个区间估计的模式是一样的,只是式(3-7)中的 σ 换成了式(3-9)中的样本标准差 S,正态分布临界值 $z_{\alpha/2}$ 换成了 t 分布的临界值 $t_{\alpha/2}(n-1)$。由于当 $n \to \infty$ 时,t 分布的密度函数逼近标准正态分布的密度函数,因此在大样本情况下,式(3-7)和式(3-9)近似相等(见图3-2)。

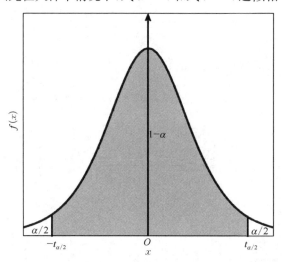

图 3-2 $P(-t_{\alpha/2}(n-1) < T < t_{\alpha/2}(n-1)) = 1-\alpha$ 图示

例 3.10　美洲苦草果实内种子的数目各不相同。研究者随机抽取了 12 个果实构成一个样本。果实内种子的平均数为 320，标准差为 125。假设该批数据服从正态分布。试求该果实内种子的平均数 μ 的置信度为 95% 的置信区间。

解　这里 $1-\alpha = 0.95$，$\alpha/2 = 0.025$，$n-1 = 11$，$t_{0.025}(11) = 2.201$。由式（3-9），置信区间为

$$\left(320 \pm \frac{125}{\sqrt{12}} \times 2.201\right) = (320 \pm 79.42)$$

即置信度为 95% 的置信区间为 $(240.58，399.42)\mathrm{g/L}$。

3.3.3　两个正态总体均值之差的估计

1. 方差已知

设 $(X_1, X_2, \cdots, X_{n_1})$ 为取自母体 $N(\mu_1, \sigma_1^2)$ 的子样，$(Y_1, Y_2, \cdots, Y_{n_2})$ 为取自母体 $N(\mu_2, \sigma_2^2)$ 的子样。方差 σ_1^2 和 σ_2^2 已知，$\bar{X}$ 和 $\bar{Y}$ 分别表示两子样的均值，置信概率为 $1-\alpha$。

$\bar{X}-\bar{Y}$ 服从均值为 $\mu_{\bar{X}-\bar{Y}} = \mu_1 - \mu_2$、标准差为 $\sigma_{\bar{X}-\bar{Y}} = \sqrt{(\sigma_1^2/n_1) + (\sigma_2^2/n_2)}$ 的正态分布。所以标准化正态分布

$$Z = \frac{(\bar{X}-\bar{Y}) - (\mu_1 - \mu_2)}{\sqrt{(\sigma_1^2/n_1) + (\sigma_2^2/n_2)}}$$

落在 $[-z_{\alpha/2}, z_{\alpha/2}]$ 的概率为 $1-\alpha$，即

$$P(-z_{\alpha/2} < Z < z_{\alpha/2}) = 1-\alpha$$

即

$$P\left(-z_{\alpha/2} < \frac{(\bar{X}-\bar{Y}) - (\mu_1 - \mu_2)}{\sqrt{(\sigma_1^2/n_1) + (\sigma_2^2/n_2)}} < z_{\alpha/2}\right) = 1-\alpha$$

即

$$P\left((\bar{X}-\bar{Y}) - z_{\alpha/2}\sqrt{\frac{\sigma_1^2}{n_1} + \frac{\sigma_2^2}{n_2}} < \mu_1 - \mu_2 < (\bar{X}-\bar{Y}) + z_{\alpha/2}\sqrt{\frac{\sigma_1^2}{n_1} + \frac{\sigma_2^2}{n_2}}\right) = 1-\alpha$$

σ_1^2 和 σ_2^2 已知时，$\mu_1 - \mu_2$ 的一个 $(1-\alpha)100\%$ 置信区间为

$$\left((\bar{x} - \bar{y}) - z_{\alpha/2}\sqrt{\frac{\sigma_1^2}{n_1} + \frac{\sigma_2^2}{n_2}}, \ (\bar{x} - \bar{y}) + z_{\alpha/2}\sqrt{\frac{\sigma_1^2}{n_1} + \frac{\sigma_2^2}{n_2}} \right) \quad (3-10)$$

例 3.11 紫杉烷类物质具有优良的抗癌作用，近年来已成功地开发出紫杉烷类抗癌新药紫杉醇和多烯紫杉醇。由此也引起人们对药源植物云南红豆杉的关注，测定了紫杉烷类物质在不同类型云南红豆杉中的含量。下面给出其中的两种物质的测定结果：

种 类	紫杉醇	三尖杉宁咸
样本容量	$n_1 = 203$	$n_2 = 203$
样本均值/%	$\bar{X} = 0.006\,2$	$\bar{Y} = 0.005\,0$

设两总体分别服从正态分布 $N(\mu_1, \sigma_1^2)$ 和 $N(\mu_2, \sigma_2^2)$，且已知 $\sigma_1 = 0.005\,1\%$ 和 $\sigma_2 = 0.004\,5\%$，试计算两种物质平均数差 $\mu_1 - \mu_2$ 的 0.95 置信区间。

解 首先，$\bar{X} - \bar{Y} = 0.001\,2\%$，又

$$\sqrt{\frac{\sigma_1^2}{n_1} + \frac{\sigma_2^2}{n_2}} = \sqrt{\frac{0.005\,1^2 + 0.004\,5^2}{203}} = 0.000\,477$$

将以上结果及 $z_{0.025} = 1.96$ 代入式 $(3-10)$，得置信区间为 $[0.000\,263\,5\%,$ $0.002\,135\,6\%]$。

2. 方差未知

设 $(X_1, X_2, \cdots, X_{n_1})$ 为取自母体 $N(\mu_1, \sigma_1^2)$ 的子样，$(Y_1, Y_2, \cdots, Y_{n_2})$ 为取自母体 $N(\mu_2, \sigma_2^2)$ 的子样。$\bar{X}$、S_1^2 和 $\bar{Y}$、S_2^2 分别表示两子样的均值与方差，置信概率为 $1-\alpha$。

如果 σ_1^2 和 σ_2^2 未知，且 n_1 和 n_2 都小于 <30。

(1) 假如 $\sigma_1^2 = \sigma_2^2 = \sigma^2$，构造标准化随机变量：

$$Z = \frac{(\bar{X} - \bar{Y}) - (\mu_1 - \mu_2)}{\sqrt{\sigma^2 \left[\frac{1}{n_1} + \frac{1}{n_2} \right]}}$$

由定理 2.3，得

$$(n_1 - 1)S_1^2/\sigma^2 \sim \chi^2(n_1 - 1), \quad (n_2 - 1)S_2^2/\sigma^2 \sim \chi^2(n_2 - 1)$$

进而

$$V = \frac{(n_1-1)S_1^2}{\sigma^2} + \frac{(n_2-1)S_2^2}{\sigma^2} = \frac{(n_1-1)S_1^2 + (n_2-1)S_2^2}{\sigma^2} \sim \chi^2(n_1+n_2-2)$$

在定义 2.4 中替代 Z 和 V 得统计量

$$T = \frac{\dfrac{(\bar{X}-\bar{Y})-(\mu_1-\mu_2)}{\sqrt{\sigma^2\left[\dfrac{1}{n_1}+\dfrac{1}{n_2}\right]}}}{\sqrt{\dfrac{(n_1-1)S_1^2+(n_2-1)S_2^2}{\sigma^2(n_1+n_2-2)}}} \sim t(n_1+n_2-2)$$

未知量 σ^2 用估计量 S_w^2 替代,记

$$S_w^2 = \frac{(n_1-1)S_1^2 + (n_2-1)S_2^2}{n_1+n_2-2}$$

在 T 统计量中代入 S_w^2,得

$$T = \frac{(\bar{X}-\bar{Y})-(\mu_1-\mu_2)}{S_w\sqrt{\dfrac{1}{n_1}+\dfrac{1}{n_2}}}$$

又

$$P(-t_{\alpha/2}(n_1+n_2-2) < T < t_{\alpha/2}(n_1+n_2-2)) = 1-\alpha$$

这里 $t_{\alpha/2}(n_1+n_2-2)$ 是自由度为 n_1+n_2-2 的 t 分布的双侧百分位点,则

$$P\left(-t_{\alpha/2}(n_1+n_2-2) < \frac{(\bar{X}-\bar{Y})-(\mu_1-\mu_2)}{S_w\sqrt{\dfrac{1}{n_1}+\dfrac{1}{n_2}}} < t_{\alpha/2}(n_1+n_2-2)\right) = 1-\alpha,$$

即

$$P\left((\bar{X}-\bar{Y}) - t_{\alpha/2}(n_1+n_2-2)S_w\sqrt{\frac{1}{n_1}+\frac{1}{n_2}} < \mu_1-\mu_2\right.$$

$$\left. < (\bar{X}-\bar{Y}) + t_{\alpha/2}(n_1+n_2-2)S_w\sqrt{\frac{1}{n_1}+\frac{1}{n_2}}\right) = 1-\alpha$$

这样 $\sigma_1^2 = \sigma_2^2$ 且未知时，$\mu_1 - \mu_2$ 的 $(1-\alpha)100\%$ 置信区间为

$$\left((\bar{x} - \bar{y}) - t_{\alpha/2}(n_1 + n_2 - 2) S_w \sqrt{\frac{1}{n_1} + \frac{1}{n_2}} \, , \right.$$

$$\left. (\bar{x} - \bar{y}) + t_{\alpha/2}(n_1 + n_2 - 2) S_w \sqrt{\frac{1}{n_1} + \frac{1}{n_2}} \right) \tag{3-11}$$

例 3.12　分别测得 15 名健康人和 13 名 Ⅲ 度肺气肿患者痰中 α_1 抗胰蛋白酶含量(g/L)的样本均值分别为 $\bar{X}_1 = 2.067$ 和 $\bar{X}_2 = 4.323$，样本标准差分别为 $S_1 = 1.015$ 和 $S_2 = 1.107$。假设健康人和 Ⅲ 度肺气肿患者的 α_1 抗胰蛋白酶含量 X_1 和 X_2 分别服从 $N(\mu_1, \sigma^2)$ 和 $N(\mu_2, \sigma^2)$，试求 α_1 抗胰蛋白酶含量之差 $\mu_1 - \mu_2$ 的置信度为 95% 的区间估计。

解　$n_1 = 15$，$n_2 = 13$

$$S_w = \sqrt{\frac{(n_1 - 1)S_1^2 + (n_2 - 1)S_2^2}{n_1 + n_2 - 2}} = \sqrt{\frac{14 \times 1.015^2 + 12 \times 1.107^2}{26}} = 1.058\,3$$

查 t 分布表得 $t_{0.025}(26) = 2.055\,5$，由式(3-11)，区间估计为

$$\left((2.067 - 4.323) \pm 2.055\,5 \times 1.058\,3 \sqrt{\frac{1}{15} + \frac{1}{13}} \right) = (-2.256 \pm 0.824\,3)$$

即置信度为 95% 的置信区间为 $(-3.080\,3, -1.431\,7)$ g/L。

(2) 假如 $\sigma_1^2 \neq \sigma_2^2$，我们有

定理 3.1　$\sigma_1^2 \neq \sigma_2^2$ 未知，$\mu_1 - \mu_2$ 的一个 $(1-\alpha)100\%$ 的置信区间为

$$(\bar{x} - \bar{y}) - t_{\alpha/2}(v) \sqrt{\frac{s_1^2}{n_1} + \frac{s_2^2}{n_2}} < \mu_1 - \mu_2 < (\bar{x} - \bar{y}) + t_{\alpha/2}(v) \sqrt{\frac{s_1^2}{n_1} + \frac{s_2^2}{n_2}}$$

$$\tag{3-12}$$

其中 t 分布的自由度近似为

$$v = \frac{\left(\dfrac{s_1^2}{n_1} + \dfrac{s_2^2}{n_2} \right)^2}{\dfrac{1}{n_1 - 1} \left(\dfrac{s_1^2}{n_1} \right)^2 + \dfrac{1}{n_2 - 1} \left(\dfrac{s_2^2}{n_2} \right)^2} \tag{3-13}$$

例 3.13　分别测得 15 名健康人和 13 名 Ⅲ 度肺气肿患者痰中 α_1 抗胰蛋白酶含量(g/L)的样本均值分别为 $\bar{X}_1 = 2.067$ 和 $\bar{X}_2 = 4.323$，样本标准差分别为

$S_1 = 1.015$ 和 $S_2 = 1.107$。假设健康人和 Ⅲ 度肺气肿患者的 α_1 抗胰蛋白酶含量 X_1 和 X_2 分别服从 $N(\mu_1, \sigma_1^2)$ 和 $N(\mu_2, \sigma_2^2)$，试求 α_1 抗胰蛋白酶含量之差 $\mu_1 - \mu_2$ 的置信度为 95% 的区间估计。

解　　　$n_1 = 15$，$n_2 = 13$

$$\sqrt{\frac{S_1^2}{n_1} + \frac{S_2^2}{n_2}} = \sqrt{\frac{1.015^2}{15} + \frac{1.107^2}{13}} = 0.403\,66$$

$$v = \frac{\left(\dfrac{1.015^2}{15} + \dfrac{1.107^2}{13}\right)^2}{\dfrac{1}{14}\left(\dfrac{1.015^2}{15}\right)^2 + \dfrac{1}{12}\left(\dfrac{1.107^2}{13}\right)^2} = \frac{0.026\,55}{0.000\,336\,94 + 0.000\,740\,50} = 24.64$$

查 t 分布表得 $t_{0.025}(24) = 2.063\,9$，由式（3-12），区间估计为

$$((2.067 - 4.323) \pm 2.063\,9 \times 0.403\,66) = (-2.256 \pm 0.833\,1)$$

即置信度为 95% 的置信区间为 $(-3.089\,1,\ -1.422\,9)\text{g/L}$。

3.3.4　正态总体方差的区间估计

利用

$$\frac{(n-1)S^2}{\sigma^2} \sim \chi^2(n-1)$$

有　　　$$P\left(\chi_{1-\alpha/2}^2(n-1) < \frac{(n-1)S^2}{\sigma^2} < \chi_{\alpha/2}^2(n-1)\right) = 1 - \alpha$$

这里 $\chi_{1-\alpha/2}^2(n-1)$ 和 $\chi_{\alpha/2}^2(n-1)$ 自由度为 $n-1$ 的卡方分布的上 $1-\alpha/2$ 和上 $\alpha/2$ 百分位点（见图 3-3），即

$$P\left(\frac{(n-1)S^2}{\chi_{\alpha/2}^2} < \sigma^2 < \frac{(n-1)S^2}{\chi_{1-\alpha/2}^2}\right) = 1 - \alpha$$

正态总体当均值 μ 未知时，σ^2 的一个 $(1-\alpha)100\%$ 置信区间为

$$\left(\frac{(n-1)s^2}{\chi_{\alpha/2}^2(n-1)},\ \frac{(n-1)s^2}{\chi_{1-\alpha/2}^2(n-1)}\right) \tag{3-14}$$

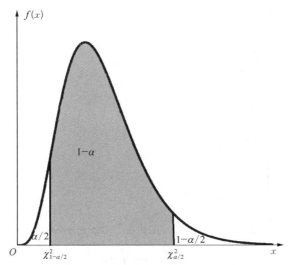

图 3-3 $P(\chi^2_{1-\alpha/2}(n-1) < \chi^2 < \chi^2_{\alpha/2}(n-1)) = 1-\alpha$ 图示

例 3.14 在例 3.10 中,查表得 $\chi^2_{0.975}(11) = 3.816$ 和 $\chi^2_{0.025}(11) = 21.920$,$\sigma^2$ 的 95% 置信水平为

$$\left(\frac{(11)(125^2)}{21.920}, \frac{(11)(125^2)}{3.816} \right) = (7\,841.01,\ 45\,040.62)$$

3.3.5 两个正态总体方差比率的区间估计

假如 σ_1^2 和 σ_2^2 是两个总体的方差,利用性质 2.4,有

$$F = \frac{\sigma_2^2 S_1^2}{\sigma_1^2 S_2^2} \sim F(n_1 - 1,\ n_2 - 1)$$

我们能够建立两个方差比率 σ_1^2/σ_2^2 的区间估计。置

$$P(f_{1-\alpha/2}(n_1 - 1,\ n_2 - 1) < F < f_{\alpha/2}(n_1 - 1,\ n_2 - 1)) = 1 - \alpha$$

这里 $f_{1-\alpha/2}(n_1 - 1,\ n_2 - 1)$ 和 $f_{\alpha/2}(n_1 - 1,\ n_2 - 1)$ 是第一自由度为 $n_1 - 1$ 和第二自由度为 $n_2 - 1$ 的 F 分布的上 $1 - \alpha/2$ 和上 $\alpha/2$ 分位点。代入 F 的表达式(见图 3-4),得

$$P\left(f_{1-\alpha/2}(n_1 - 1,\ n_2 - 1) < \frac{\sigma_2^2 S_1^2}{\sigma_1^2 S_2^2} < f_{\alpha/2}(n_1 - 1,\ n_2 - 1) \right) = 1 - \alpha$$

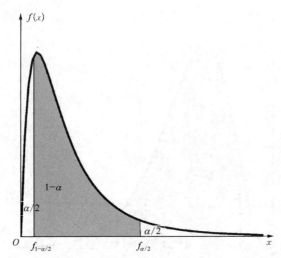

图 3-4 $P(f_{1-\alpha/2}(n_1-1, n_2-1) < F < f_{\alpha/2}(n_1-1, n_2-1)) = 1-\alpha$ 图示

即

$$P\left(\frac{S_1^2}{S_2^2}\frac{1}{f_{\alpha/2}(n_1-1, n_2-1)} < \frac{\sigma_1^2}{\sigma_2^2} < \frac{S_1^2}{S_2^2}\frac{1}{f_{1-\alpha/2}(n_1-1, n_2-1)}\right) = 1-\alpha$$

σ_1^2/σ_2^2 的一个 $(1-\alpha)100\%$ 区间估计为

$$\left(\frac{s_1^2}{s_2^2}\frac{1}{f_{\alpha/2}(n_1-1, n_2-1)}, \frac{s_1^2}{s_2^2}\frac{1}{f_{1-\alpha/2}(n_1-1, n_2-1)}\right) \qquad (3-15)$$

例 3.15 在例 3.12 中，求 $\dfrac{\sigma_1^2}{\sigma_2^2}$ 的 95% 置信区间。

解 已知 $n_1=15$, $n_2=13$, $s_1=1.015$ 和 $s_2=1.107$。$f_{0.025}(14, 12)=3.18$，$f_{0.975}(14, 12)=1/f_{0.025}(12, 14)=1/3.05=0.327\,9$。$\sigma_1^2/\sigma_2^2$ 的 95% 置信区间为

$$\frac{1.015^2}{1.107^2}\frac{1}{3.18} < \frac{\sigma_1^2}{\sigma_2^2} < \frac{1.015^2}{1.107^2} \times 3.05$$

即

$$0.264\,4 < \frac{\sigma_1^2}{\sigma_2^2} < 2.564\,1$$

3.3.6 二项分布的区间估计

设有一容量 $n>50$ 的大样本，它来自 $B(1, p)$ 分布的总体 X，X 的分布

律为

$$f(x; p) = p^x(1-p)^{1-x}, \quad x = 0, 1$$

其中 p 为未知参数。现在来求 p 的置信水平为 $1-\alpha$ 的置信区间。

已知 $B(1, p)$ 分布的均值和方差分别为

$$\mu = p, \ \sigma^2 = p(1-p) \tag{3-16}$$

设 $X_1, X_2, \cdots, X_n$ 是一个样本。因为样本 n 较大,由中心极限定理,知

$$\frac{\sum_{i=1}^{n} X_i - np}{\sqrt{np(1-p)}} = \frac{n\bar{X} - np}{\sqrt{np(1-p)}}$$

近似地服从 $N(0, 1)$ 分布,于是有

$$P\left(-z_{\alpha/2} < \frac{n\bar{X} - np}{\sqrt{np(1-p)}} < z_{\alpha/2}\right) \approx 1-\alpha$$

而不等式

$$-z_{\alpha/2} < \frac{n\bar{X} - np}{\sqrt{np(1-p)}} < z_{\alpha/2}$$

等价于

$$(n + z_{\alpha/2}^2)p^2 - (2n\bar{X} + z_{\alpha/2}^2)p + n\bar{X}^2 < 0 \tag{3-17}$$

记

$$p_1 = \frac{1}{2a}(-b - \sqrt{b^2 - 4ac})$$

$$p_2 = \frac{1}{2a}(-b + \sqrt{b^2 - 4ac})$$

此处 $a = n + z_{\alpha/2}^2$,$b = -(2n\bar{X} + z_{\alpha/2}^2)$,$c = \bar{X}^2$。于是由式(3-16)得 p 的一个近似的置信水平为 $1-\alpha$ 的置信水平为

$$(p_1, p_2)$$

由于式(3-17)计算比较复杂,通常在式(3-16)用 $\hat{p} = \bar{X}$ 和 $1 - \hat{p} = 1 - \bar{X}$ 代替 p 和 $1-p$,得

$$P\left(\bar{X} - z_{\alpha/2}\sqrt{\frac{\bar{X}(1-\bar{X})}{n}} < p < \bar{X} + z_{\alpha/2}\sqrt{\frac{\bar{X}(1-\bar{X})}{n}}\right) \approx 1-\alpha$$

于是，p 的 $100\% \times (1-\alpha)$ 近似置信区间估计为

$$\hat{p} \pm z_{\alpha/2} \sqrt{\hat{p}\,\hat{q}/n}$$

这个方法中的置信区间要求 $n\hat{p}\,\hat{q} \geqslant 5$ 时才可以使用。

例 3.16　我们如何估计 50～54 岁妇女中乳腺癌的患病率？假设这些妇女的母亲都患乳腺癌。我们随机抽取 10 000 名上述妇女，发现 400 人有乳腺癌。试计算母亲曾患乳腺癌的 50～54 岁妇女患乳腺癌的患病率置信区间。

解　$\hat{p} = 400/10\ 000 = 0.040$，$\alpha = 0.05$，$z_{\alpha/2} = 1.96$，$n = 10\ 000$。因此，95% 置信区间的近似为

$$\left[0.040 - 1.96\sqrt{0.04(0.96)/10\ 000},\ 0.040 + 1.96\sqrt{0.04(0.96)/10\ 000}\right]$$
$$= (0.040 - 0.004,\ 0.040 + 0.004) = (0.036,\ 0.044)$$

假设我们知道美国 50～54 岁妇女的乳腺癌患病率是 2%。此值低于上例中置信区间的下限 3.6%，因此我们可以认为母亲曾患过乳腺癌的妇女的乳腺癌患病率要高于全国相应人口的比例。

3.3.7　单侧置信区间

在上述讨论中，对于未知参数 θ，我们给出两个统计量，θ_1，θ_2 得到 θ 的置信区间 (θ_1, θ_2)，其形式为"估计值±误差限"。这种置信区间称为双侧置信区间。然而有时我们只关注一个低的临界值，或者一个高的临界值。例如，在美洲苦草果实内种子数目的例 3.10 中，我们可能会关心"果实内种子的平均数至少为多少"或"果实内种子的平均数最多为多少"之类的问题。这时就必须引入单侧置信区间的概念。

对于给定值 $\alpha\ (0 < \alpha < 1)$，若由样本 $X_1, X_2, \cdots, X_n$ 确定的统计量 $\theta_1 = \theta_1(X_1, X_2, \cdots, X_n)$，对于任意 θ 满足

$$P(\theta > \theta_1) \geqslant 1 - \alpha,$$

称随机区间 $(\theta_1, +\infty)$ 是 θ 的置信水平为 $1-\alpha$ 的右单侧置信区间，θ_1 称为 θ 的置信水平为 $1-\alpha$ 的单侧置信下限。

又若统计量 $\theta_2 = \theta_2(X_1, X_2, \cdots, X_n)$，对于任意 θ 满足

$$P(\theta < \theta_2) \geqslant 1 - \alpha,$$

称随机区间$(-\infty, \theta_2)$是θ的置信水平为$1-\alpha$的左单侧置信区间,θ_2称为θ的置信水平为$1-\alpha$的单侧置信上限。

例如对于正态总体X,若均值μ、方差σ^2均为未知,设X_1,X_2,$\cdots$,X_n是一个样本,由

$$\frac{\overline{X}-\mu}{S/\sqrt{n}} \sim t(n-1)$$

如图$3-5$所示,得

$$P\left(\frac{\overline{X}-\mu}{S/\sqrt{n}} < t_\alpha(n-1)\right) = 1-\alpha$$

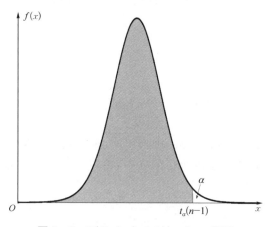

图 3-5 $P(T < t_\alpha(n-1)) = 1-\alpha$ 图示

即

$$P\left(\overline{X} - \frac{S}{\sqrt{n}}t_\alpha(n-1) < \mu\right) = 1-\alpha$$

于是得到μ的置信水平为$1-\alpha$的右单侧置信区间为

$$\left(\overline{x} - t_\alpha(n-1)\frac{S}{\sqrt{n}}, +\infty\right)$$

μ的置信水平为$1-\alpha$的单侧置信下限为

$$\theta_1 = \overline{x} - t_\alpha(n-1)\frac{S}{\sqrt{n}}$$

类似地可以导出，μ 的置信水平为 $1-\alpha$ 的左单侧置信区间为

$$\left(-\infty, \bar{x}+t_\alpha(n-1)\frac{S}{\sqrt{n}}\right)$$

μ 的置信水平为 $1-\alpha$ 的单侧置信上限为

$$\theta_1=\bar{x}+t_\alpha(n-1)\frac{S}{\sqrt{n}}$$

例 3.17 在例 3.10 的美洲苦草果实内种子数目的例子中，试求 L 使得在 95% 的概率下果实内种子的平均数 $\mu \geqslant L$。

解 这是一个求右单边置信区间问题，即求 L 使得 $P(L \leqslant \mu)=1-\alpha$，因为 $L=\bar{X}-t_\alpha(n-1)\frac{S}{\sqrt{n}}$，查表得 $t_{0.05}(11)=1.796, n<30$ 时均值 μ 的右边置信区间为

$$\left[\bar{x}-t_\alpha(n-1)\frac{S}{\sqrt{n}}, +\infty\right)=\left[320-t_{0.05}(11)\frac{125}{\sqrt{12}}, +\infty\right)=[255, +\infty)$$

即我们以 95% 的概率保证该果实内种子的平均数至少为 255 个。

对于从 χ^2 总体和 F 总体获得的样本，可以类似地获得相关的置信上限和置信下限。

3.4 习 题 3

1. (1) 设 X_1, X_2, $\cdots$, X_n 是来自总体 $B(1, p)$ 的样本，试证 p 的矩估计为 $\hat{p}=\bar{X}$。

(2) 在任何时间，软饮料自动售卖机都可能存在如脑膜败血杆菌的有害致病细菌。为了评估某社区受污染软饮料自动售卖机的比例，研究者随机抽取了 40 台自动售卖机并发现其中 2 台机器被脑膜败血杆菌污染。试求受污染自动售卖机的样本比例。

(3) 由(1)给出的估计并不是唯一可能的估计值。Wilson 建议一个增广样本的样本比例 p 估计公式：$\tilde{p}=\dfrac{\bar{X}+2}{n+4}$。 试根据这个调整的总体比例估计值估计(2)中的 p。

2. 作为身体组成研究的一部分,研究者在美国加州的海洋沙丘州立公园捕获了 14 只雄性黑脉金斑蝶,测量了它们的翅膀面积(用 cm^2 表示),数据如下表所示。

雄性黑脉金斑蝶的翅膀面积(单位:cm^2)

33.9	33.0	30.6	36.6	36.5	34.0	36.1
32.0	28.0	32.0	32.2	32.2	32.3	30.3

假设我们认为这 14 个观测值是来自正态总体 $N(\mu, \sigma^2)$ 的一个随机样本,利用统计软件计算 μ 和 σ^2 矩估计和极大似然估计。

3. 较低的骨密度常导致老年人臀部骨折。在一个激素代替疗法的评价试验中,研究者选择了年龄在 45～64 岁的 94 名女性,让她们服用一类结合雌性激素(CEE)。服用 36 个月后,测定了这 94 位女性的骨密度值。平均骨密度为 $0.878 \, g/cm^2$,标准差为 $0.126 \, g/cm^2$。试求年龄在 45～64 岁且服用了 CEE 36 个月的女性其臀部骨密度平均数的 95% 置信区间。

4. 测得 15 名健康人痰中 α_1 抗胰蛋白酶含量(g/L)的样本均值 $\overline{X} = 2.067$,样本标准差 $S = 1.015$,试求健康人痰中 α_1 抗胰蛋白酶含量的置信度为 95% 的区间估计。

5. 人体在压力状态下脑垂体会分泌啡肽(HBE)。为了研究有规律的活动能否影响放松状态下血液中 HBE 的含量,研究者选择了 10 位参加健身运动的人,分别在一月和五月测定了他们血液中 HBE 的值,结果列于下表。

受试者	HBE 水平/(pg/mL)		
	一 月	五 月	差 值
1	42	22	20
2	47	29	18
3	37	9	28
4	9	9	0
5	33	26	7
6	70	36	34
7	54	38	16
8	27	32	−5
9	41	33	8
10	18	14	4
平均数	37.8	24.8	13.0
SD	17.6	10.9	12.4

（1）用表中最右边一列的数据构建一月和五月 HBE 含量总平均数差数 95％的置信区间。

（2）解释（1）中所获得的置信区间所能提供的有关 HBE 水平的信息。

（3）用区间的结果是否可以证明：五月份的 HBE 含量低于一月份？（提示：所计算的区间包含 0 吗？）

6. 对某一形式的癌有一种标准治疗法，患者接受这种治疗的 5 年生存率是 30％。现提出一种新的治疗法，它有未知的存活率 p。假设 100 个患者接受了这种新疗法，发现 40 例的存活期超过 5 年。

（1）你能说明此新疗法优于标准法吗？

（2）试构建新疗法生存率的 95％右单边置信区间。

7. 为比较不同季节出生的女婴体重的方差，从某年 12 月和 6 月出生的女婴中分别随机抽取 6 名和 10 名，测得这两组体重的样本方差分别为 $S_1^2 = 505\,667$ 和 $S_2^2 = 93\,956$（单位：g^2）。假定新生女婴体重服从正态分布，问新生女婴体重的方差是否冬季的比夏季的小？（$\alpha = 0.05$）

8. 对容量为 n 的样本，求密度函数 $f(x) = \dfrac{2}{\alpha^2}(\alpha - x)$，$0 < x < \alpha$ 中参数 α 的矩估计量。

9. 为检验某种自来水消毒设备的效果，现从消毒后的水中随机抽取 50 L，化验每升水中大肠杆菌的个数（1 L 水中大肠杆菌的个数服从 Poisson 分布），化验结果如下：

大肠杆菌数/（个/升）	0	1	2	3	4	5	6
水的数量/L	17	20	10	2	1	0	0

试问平均每升水中大肠杆菌个数为多少时，才能使出现上述情况的概率最大。

10. 在密度函数 $f(x) = (\alpha + 1)x^\alpha$，$0 < x < 1$ 中，求参数 α 的极大似然估计和矩估计。

11. 在大兴安岭林区，随机抽取 120 块面积为 1 公顷的样地，根据样地上全面测量的材积资料求得每公顷的平均出材量为 88 m^3，样本标准差 $S = 10\,m^3$，试求置信度为 95％的平均每公顷出材量的置信区间。

12. 在一次调查中，得到 110 名 7 岁儿童的体重的平均值为 30 kg，标准差为 4.72 kg，设儿童的体重服从正态分布，求 7 岁儿童的总体标准差 95％的置信区间。

13. 有一批木材,其小头直径服从正态分布,且标准差为 2.6 cm,按规格要求,小头平均直径要在 12 cm 以上才能算一等品。现在随机从中抽取 100 根,测得其小头直径平均数为 12.8 cm,问在 $\alpha = 0.05$ 的水平下,能否认为该批木材属于一等品?

4 假设检验

本章讨论统计推断的另一类重要问题是假设检验(hypothesis testing)问题。若对总体参数一无所知,第3章介绍了参数估计方法。若总体的分布函数完全未知或只知其形式但不知道参数的情况,或对参数有所了解,但有怀疑猜测需要证实之时,就需要提出某些有关总体的假设,用假设检验的方法加以验证。所做假设可以是正确的,也可以是错误的。为判断所做的假设是否正确,从母体中抽取子样,根据子样的取值,按一定原则进行检验,然后做出接受或拒绝所做假设的决策。

4.1 基本原理与方法

1. 假设检验的基本原理

假设检验的理论是基于所谓的"小概率原理"。在统计学上一般认为一个事件发生的概率若等于或小于0.05或0.01,则称该事件为小概率事件。小概率原理是指,如果一个事件的发生概率很小,那么它在一次试验中是几乎不可能发生的,但在多次重复试验中是必然发生的。常用的假设检验方法有两种,一种是临界值方法,另一种是概率值方法。下面我们将结合这两种方法讲解小概率原理如何解决假设检验问题。

2. 假设检验的临界值方法

例 4.1 一项2009年的统计结果声称,某市40岁以上居民中,胆固醇指标的均值为190(mg/dL)。2010年,该市爱卫办为了检验该项统计是否仍然可靠,随机抽选了100名40岁以上居民,发现胆固醇指标的均值$\bar{x}=193$。假设胆固醇指标$X \sim N(\mu, 8^2)$,问2010年的调查结果是否支持该市"40岁以上居民中,胆固醇指标均值为190(mg/dL)"的看法?

解 首先将"胆固醇指标均值为190(mg/dL)"提炼为如下假设:

$$H_0: \mu = 190$$

该假设称为零假设或原假设,也记为 H_0。原假设的对立面为

$$H_1: \mu \neq 190$$

称为备择假设(alternative hypothesis),也记为 H_a。

若原假设正确,则 $\bar{X} \sim N(190, 8^2/100)$。因而 $E(\bar{X}) = 190$,即 $\bar{X}$ 偏离 190 不应该太远,故 $\left| \dfrac{\bar{X} - 190}{8/10} \right|$ 取较大值是小概率事件。如果我们记小概率的界定值为 α,那么就可以确定一个常数 c 使得

$$P\left(\left| \frac{\bar{X} - 190}{8/10} \right| > c \right) = \alpha \tag{4-1}$$

在假设检验中,α 也称为显著性水平。如果取 $\alpha = 0.05$,则通过查正态分布表可得 $c = z_{\alpha/2} = z_{0.025} = 1.96$。

由式(4-1)知,当 $\left| \dfrac{\bar{X} - 190}{8/10} \right| > 1.96$,即当 $\bar{X} > 191.568$ 或 $\bar{X} < 188.432$ 时小概率事件发生了。根据小概率原理,在一次实验中小概率事件是几乎不可能发生的,如果发生了,那么十有八九可以认为原假设 H_0 是错误的,这样我们可以做出拒绝原假设 H_0 的决策。我们把小概率事件发生的区间 $(-\infty, 188.432) \cup (191.568, +\infty)$ 称为拒绝域。现在 $\bar{X} = 193$ 落入拒绝域内,故拒绝原假设。相对地,接受域为 $(188.432, 191.568)$。在这里,$\pm z_{0.025} = \pm 1.96$ 即为关于 Z 统计量的临界值,而 188.432 和 191.568 为 $\bar{X}$ 的临界值(见图 4-1)。本章的例题将结合临界值检验方法进行讲解。

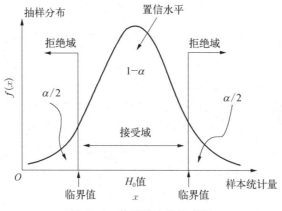

图 4-1 临界值方法示意图

3. 假设检验的概率值方法

概率值(probability value)方法，简称 P 值方法。该方法首先计算出 $z = \dfrac{\overline{X} - \mu_0}{\sigma / \sqrt{n}}$，然后计算概率值 $\alpha^* = P(|Z| \geqslant z)$。如果 $\alpha^* \leqslant \alpha$，则我们认为小概率事件发生了，从而做出拒绝原假设的决策，否则接受原假设。

在例 4.1 中，$z = \left| \dfrac{\overline{X} - 190}{8/10} \right| = \left| \dfrac{193 - 190}{8/10} \right| = 3.75$，而概率值 $P(|Z| \geqslant 3.75) \approx 0.000\,18$。由于 $0.000\,18 < 0.01$，故可认为 $\overline{X} = 193$ 是小概率事件，即在 $1\,000$ 次实验中 $\overline{X} = 193$ 发生的概率还不到 2 次，现在一次实验次小概率事件竟然发生了，所以我们有充足的理由拒绝原假设。解决例 4.1 中假设检验的 P 值方法如图 4-2 所示，图中 $z = 3.75$，$\mu_0 = 190$，概率值 $P = 0.000\,18$，即概率值是图中密度曲线左右两尾的面积。

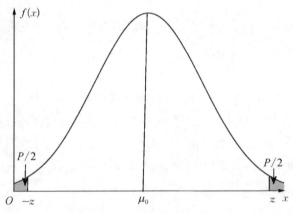

图 4-2　概率值方法示意图

按 P 值的定义，对于任意给定的显著性水平 α，就有

(1) 若 $P \leqslant \alpha$，则在显著性水平 α 下拒绝 H_0。

(2) 若 $P > \alpha$，则在显著性水平 α 下接受 H_0。

一般地，假设检验的 P 值是由检验统计量的样本观测值得出的原假设可被拒绝的最小显著性水平。当用临界值法来确定 H_0 的拒绝域时，例如当取 $\alpha = 0.05$ 时知道要拒绝 H_0，再取 $\alpha = 0.01$ 也要拒绝 H_0，但不知道将 α 再降低一些是否也要拒绝 H_0，而 P 值法给出了拒绝 H_0 的最小显著性水平。换一个角度看，P 值表示反对原假设 H_0 的依据的强度，P 值越小，反对 H_0 的依据越强、越充分。因此相比于临界值方法，由于 P 值方法能够给出小概率事件($|Z| \geqslant z$)发生

的具体概率值,也就给出了有关拒绝域的更多信息。另外,由于概率值方法易于在计算机上实现,目前统计软件上联系于检验问题的结果都用 P 值展现。

4. 假设检验的两类错误

就被抽选的 100 名 40 岁以上居民而言,假设 H_0 是正确的,但由于抽样的随机性,样本中有可能包含较多的胆固醇指标超标的居民,从而导致拒绝 H_0 的错误。反之,如果备择假设 H_1 是真实的,而抽出的样本中包含较多的正常胆固醇指标,根据此样本做检验便有可能导致接受 H_0 的错误。由此可见,在给定 α 的前提下,接受还是拒绝原假设完全取决于子样值,而样本的随机性使得在统计假设的检验中犯上述错误是不可避免的。对于前者而言,实际 H_0 为真,而我们根据抽样结果却错误地拒绝了 H_0,我们称此错误为第一类错误(type I error),记为 α。犯第一类错误的可能性可由条件概率:

$$\alpha = P(\text{拒绝 } H_0 \mid H_0 \text{ 为真}) \tag{4-2}$$

来描述,称之为犯第一类错误的概率,或"弃真"的概率。

但对后一种情况而言,实际上 H_0 不真(H_1 为真),但我们却错误地接受了 H_0,这种错误我们称之为第二类错误(type II error),记为 β。犯第二类错误的概率为

$$\beta = P(\text{接受 } H_0 \mid H_0 \text{ 不真}) = P(\text{接受 } H_0 \mid H_1 \text{ 为真}) \tag{4-3}$$

或称为"存伪"的概率。

两类错误的关系图如图 4-3 所示,其概率如表 4-1 所示。

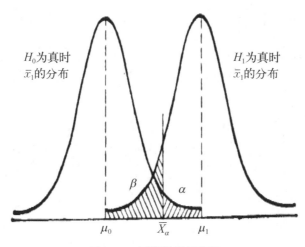

图 4-3 两类错误示意图

表 4 - 1　两类错误的概率

真实情况	所 做 判 断	
	接受 H_0	拒绝 H_0
H_0 为真	正确$(1-\alpha)$	第一类错误(弃真)(α)
H_0 为假	第二类错误(存伪)(β)	正确$(1-\beta)$

α 和 β 之间一般没有明确的解析关系。一个理想的检验方法应使犯两类错误的概率都尽可能地小。但一般来说,这两类错误是对立的。当样本容量给定时,不可能使犯两类错误的概率同时减少,降低一个,往往使另一个增大。如果要同时减少犯两类错误的概率,则必须增加样本容量,也就是说要做更大规模的试验。为了进一步说明这个问题,让我们考虑下面的例题。

例 4.2　设正态总体 $N(\mu,\sigma^2)$ 的方差 $\sigma^2=\sigma_0^2$ 已知,而均值 μ 只能取 μ_0 或 $\mu_1(\mu_0<\mu_1)$ 两者之一,设 $X_1,X_2,\cdots,X_n$ 是来自总体的一个简单随机样本,检验假设

$$H_0:\mu=\mu_0\leftrightarrow H_1:\mu=\mu_1$$

已知样本均值 $\bar{X}=\dfrac{1}{n}\sum_{i=1}^{n}X_i$ 是总体均值 μ 的一个估计,且 $\mu_0<\mu_1$,当 $\bar{X}-\mu_0$ 过分偏大时,则说明 H_0 不真,因此如果我们选择拒绝域为 $\bar{X}\geqslant C$,则犯第一类错误的概率为

$$\alpha=P(拒绝\ H_0\mid H_0\ 为真)=P(\bar{X}\geqslant C\mid\mu=\mu_0)$$

$$=P\left(\frac{\bar{X}-\mu_0}{\sigma_0/\sqrt{n}}\geqslant\frac{C-\mu_0}{\sigma_0/\sqrt{n}}\mid\mu=\mu_0\right)$$

而当 H_0 为真时,即 $\mu=\mu_0$,

$$\frac{\bar{X}-\mu_0}{\sigma_0/\sqrt{n}}\sim N(0,1)$$

由此得

$$\alpha=1-\Phi\left(\frac{(C-\mu_0)\sqrt{n}}{\sigma_0}\right)\tag{4-4}$$

从而

$$\frac{(C-\mu_0)\sqrt{n}}{\sigma_0}=U_\alpha,\ C=\mu_0+\frac{\sigma_0}{\sqrt{n}}U_\alpha$$

犯第二类错误的概率为

$$\beta = P(接受\ H_0 \mid H_0\ 不真) = P(\bar{X} < C \mid \mu = \mu_1)$$

$$= P\left(\frac{\bar{X} - \mu_1}{\sigma_0 / \sqrt{n}} < \frac{C - \mu_1}{\sigma_0 / \sqrt{n}} \mid \mu = \mu_1\right)$$

而当 H_1 为真时,即

$$\frac{\bar{X} - \mu_1}{\sigma_0 / \sqrt{n}} \sim N(0, 1)$$

由此得

$$\beta = \Phi\left(\frac{C - \mu_1}{\sigma_0 / \sqrt{n}}\right) = \Phi\left(U_\alpha - \frac{\mu_1 - \mu_0}{\sigma_0 / \sqrt{n}}\right) \qquad (4-5)$$

当 α 减少时,U_α 增大,式(4-5)中的 $U_\alpha - \dfrac{\mu_1 - \mu_0}{\sigma_0 / \sqrt{n}}$ 也增大,从而 β 增大;若

减少 β,则 $U_\alpha - \dfrac{\mu_1 - \mu_0}{\sigma_0 / \sqrt{n}}$ 也随着减少,U_α 减少,从而由式(4-4)知 $\alpha = 1 - \Phi(U_\alpha)$

增大。可见,在样本容量 n 固定的情况下,要同时减小 α 和 β 是不可能的。

但若允许样本容量 n 变化,则同时减少 α 和 β 是可能的,由正态分布的对称性可知:

$$U_\beta = -\left(U_\alpha - \frac{\mu_1 - \mu_0}{\sigma_0 / \sqrt{n}}\right)$$

即

$$U_\alpha + U_\beta = \frac{(\mu_1 - \mu_0)\sqrt{n}}{\sigma_0} \qquad (4-6)$$

因此若使 n 增加,可知 U_α 和 U_β 同时增加,即 α 和 β 同时减少,另外,若给定 α 或 β 其中之一,通过增加 n,可减少犯另一类错误的概率。另外,由式(4-4)和式(4-5)知一般 $\alpha + \beta = 1$ 不成立。

5. 确定原假设和备择假设的原则

由于任何检验方法都不能完全排除犯两类错误的可能性,所以我们只能退而求其次。奈曼和皮尔森(Neyman-Pearson)在 1928 年前后提出了假设检验的基本指导思想,即控制犯第一类错误的概率不超过 α,然后若有必要,通过增大

子样容量的方法来减少 β。由于有控制犯第一类错误的概率不超过 α 这一原则，所以如果最后的决策是拒绝原假设 H_0，那么这一决策的准确率至少有 $1-\alpha$。因此，应把希望否定的假设作为原假设。另外，在控制犯第一类错误的概率不超过 α 的原则下，使得采取拒绝 H_0 的决策变得较为慎重，即 H_0 得到特别的保护。因而，通常把有把握的、有经验的结论作为原假设，或者尽可能使后果严重的错误成为第一类错误。

例如，假定某药厂过去的声誉很好，现要对该厂生产的一批新药进行质量检测，以判断这批产品是否合格。由于这家药厂过去的声誉很好，如果没有充分的证据就轻易地判定这批药品不合格，可能对厂家和商家两方面都不会有好处，因此，在这种情况下应设置原假设为"这批药品合格"，只有在抽样检测中抽到相当多的次品时才能拒绝这个假设。反之，如果这家药厂是一家知名度不高的新药厂，原假设最好设置为"这批药品不合格"。

在实际问题中，若要决定新提出的方法（新的手术方案、新药配方、新药疗效等）是否比原方法好，则在此而进行的假设检验中，往往将原方法不比新方法差取为原假设 H_0，而将新方法优于原方法取为备择假设 H_1。例如，要检验一种新的药品是否优于原来的药品，如果原来的药品已经长期使用并被证明有效，那么一种并不特别有效的新药投放市场不仅不会给患者带来多少好处，反而可能造成一些不良效果。因此，在进行临床试验时通常取原假设为"新药不优于旧药"，相应的备择假设是"新药优于旧药"，这也是希望获得的结果作为备择假设。只有当试验结果提供充分的证据证明新药的效果显著优于旧药时，才能拒绝原假设，接受备择假设，即接受新药。

6. 假设检验的步骤总结

一般地，假设检验的程序如下：

(1) 提出统计假设：原假设 H_0 和备择假设 H_1。

(2) 在原假设 H_0 成立的条件下，选取样本的统计量 T（检验统计量）。

(3) 规定显著性水平 α。

(4) 在显著性水平 α 下，根据统计量的分布将样本空间划分为两个不相交的区域，其中一个是接受假设的样本值全体组成的，称为接受域，反之为拒绝域。

(5) 根据样本观测值 x_1，x_2，$\cdots$，x_n，计算统计量 T 的观测值。

(6) 做出判断：若统计量 T 的观测值落在拒绝域，则拒绝原假设 H_0 而接受备择假设 H_1；反之，若 T 的观测值落在接受域，则接受 H_0 而拒绝 H_1。

4.2　均值的假设检验

4.2.1　单个正态母体：方差已知

设 $X \sim N(\mu, \sigma^2)$，且 σ^2 已知，给定子样值 $(x_1, x_2, \cdots, x_n)$ 和显著性水平 α，考虑检验问题：

$$H_0: \mu = \mu_0, \quad H_a: \mu \neq \mu_0 \qquad (4-7)$$

是否接受原假设 H_0 的决策一般有两种方法。一种是临界值方法，另一种是概率值方法。

例 4.1 中采用的是临界值方法，现在我们将例 4.1 的问题解决过程一般化。首先构造标准化统计量

$$Z = \frac{\bar{X} - \mu_0}{\sigma / \sqrt{n}} \sim N(0, 1)$$

然后需要确定检验统计量的临界值 $\pm z_{\alpha/2}$，它应满足关系式

$$P\left(\left| \frac{\bar{X} - \mu_0}{\sigma / \sqrt{n}} \right| \geqslant z_{\frac{\alpha}{2}} \right) = \alpha \qquad (4-8)$$

求解式 $(4-7)$ 确定出检验的拒绝域为

$$W: |z| \geqslant z_{\alpha/2} \qquad (4-9)$$

若显著性水平 $\alpha = 0.05$，查正态分布表得 $-z_{0.025} = -1.96$ 和 $z_{0.025} = 1.96$。对应 Z 的拒绝域为

$$(-\infty, -1.96) \bigcup (1.96, +\infty)$$

接受域为 $(-1.96, 1.96)$。

4.2.2　单个正态母体：方差未知

1. 样本容量 $n \leqslant 50$ 情形下的 t 检验法

对于检验问题式 $(4-7)$，构造 T 统计量并由性质 1.3，得

$$T = \frac{\overline{X} - \mu_0}{S/\sqrt{n}} \sim t(n-1) \qquad (4-10)$$

类似于式（4-9）的推理过程，t 检验的拒绝域为

$$W: |t| \geqslant t_{\alpha/2}(n-1) \qquad (4-11)$$

2. 样本容量 $n > 50$ 情形下的 z 检验法

例 4.3 已知正常成年男子血红蛋白均值为 140 g/L，今随机调查某厂成年男子 60 人，测其血红蛋白均值为 125 g/L，标准差 15 g/L。问该厂成年男子血红蛋白均值与一般成年男子是否不同？

解 因为样本容量 $n > 50$（$n = 60$），故采用 μ 检验法。

（1）建立检验假设，确定检验水平：

$H_0: \mu = \mu_0$，该厂成年男子血红蛋白均值与一般成年男子相同。

$H_1: \mu \neq \mu_0$，该厂成年男子血红蛋白均值与一般成年男子不同。

（2）计算检验统计量：

$$t = \frac{\overline{X} - \mu}{\sigma_{\overline{X}}} = \frac{\overline{X} - \mu}{S/\sqrt{n}} = \frac{140 - 125}{15/\sqrt{60}} = 7.75$$

（3）确定临界值，做出推断结论：

此时 T 统计量近似标准正态分布，又在 $\alpha = 0.05$ 水平下 $7.75 > z_{0.025} = 1.96$，故拒绝 H_0，接受 H_a。可以认为该厂成年男子血红蛋白均值与一般成年男子不同。

4.2.3 两个正态母体

1. 方差已知

设 $(X_1, X_2, \cdots, X_{n_1})$ 为取自母体 $N(\mu_1, \sigma_1^2)$ 的子样，$(Y_1, Y_2, \cdots, Y_{n_2})$ 为取自母体 $N(\mu_2, \sigma_2^2)$ 的子样，且设两样本独立。方差 σ_1^2 和 σ_2^2 已知。$\overline{X}$ 和 $\overline{Y}$ 分别表示两子样的均值。现在考虑检验问题：

$$H_0: \mu_1 - \mu_2 = \delta, \quad H_1: \mu_1 - \mu_2 \neq \delta \qquad (4-12)$$

（δ 为已知常数）的拒绝域，取显著性水平为 α。

$\overline{X} - \overline{Y}$ 服从均值为 $\mu_{\overline{X}-\overline{Y}} = \mu_1 - \mu_2$、标准差为 $\sigma_{\overline{X}-\overline{Y}} = \sqrt{(\sigma_1^2/n_1) + (\sigma_2^2/n_2)}$ 的正态分布。引入标准化正态随机变量

$$Z = \frac{(\bar{X} - \bar{Y}) - \delta}{\sqrt{(\sigma_1^2/n_1) + (\sigma_2^2/n_2)}} \qquad (4-13)$$

当 H_0 为真时,有

$$P\left(\left| \frac{(\bar{X} - \bar{Y}) - \delta}{\sqrt{(\sigma_1^2/n_1) + (\sigma_2^2/n_2)}} \right| > z_{\alpha/2} \right) = \alpha$$

即拒绝域为

$$W: \left| \frac{(\bar{X} - \bar{Y}) - \delta}{\sqrt{(\sigma_1^2/n_1) + (\sigma_2^2/n_2)}} \right| > z_{\alpha/2} \qquad (4-14)$$

2. 方差未知

设 $(X_1, X_2, \cdots, X_{n_1})$ 为取自母体 $N(\mu_1, \sigma_1^2)$ 的子样, $(Y_1, Y_2, \cdots, Y_{n_2})$ 为取自母体 $N(\mu_2, \sigma_2^2)$ 的子样,且设两样本独立。$\bar{X}$、S_1^2 和 $\bar{Y}$、S_2^2 分别表示两子样的均值与方差。置信概率为 $1-\alpha$。

如果 σ_1^2 和 σ_2^2 未知,且 n_1 和 n_2 都小于 50。

(1) 假如 $\sigma_1^2 = \sigma_2^2 = \sigma^2$,构造标准化随机变量

$$Z = \frac{(\bar{X} - \bar{Y}) - (\mu_1 - \mu_2)}{\sqrt{\sigma^2 \left[\dfrac{1}{n_1} + \dfrac{1}{n_2} \right]}}$$

由定理 2.3 的(2),可知

$$(n_1 - 1)S_1^2/\sigma^2 \sim \chi^2(n_1 - 1), \quad (n_2 - 1)S_2^2/\sigma^2 \sim \chi^2(n_2 - 1)$$

由性质 2.1 的(2),有

$$V = \frac{(n_1 - 1)S_1^2}{\sigma^2} + \frac{(n_2 - 1)S_2^2}{\sigma^2} = \frac{(n_1 - 1)S_1^2 + (n_2 - 1)S_2^2}{\sigma^2} \sim \chi^2(n_1 + n_2 - 2)$$

在定义 2.4 中替代 Z 和 V 得统计量

$$T = \frac{\dfrac{(\bar{X} - \bar{Y}) - (\mu_1 - \mu_2)}{\sqrt{\sigma^2 \left[\dfrac{1}{n_1} + \dfrac{1}{n_2} \right]}}}{\sqrt{\dfrac{(n_1 - 1)S_1^2 + (n_2 - 1)S_2^2}{\sigma^2(n_1 + n_2 - 2)}}} \sim t(n_1 + n_2 - 2) \qquad (4-15)$$

记

$$S_{\text{w}}^2 = \frac{(n_1-1)S_1^2 + (n_2-1)S_2^2}{n_1+n_2-2}$$

在 T 统计量(4-14)中代入 S_{w}^2,得

$$T = \frac{(\bar{X}-\bar{Y})-(\mu_1-\mu_2)}{S_{\text{w}}\sqrt{\dfrac{1}{n_1}+\dfrac{1}{n_2}}} \sim t(n_1+n_2-2)$$

当 H_0 为真时,有

$$P\left\{ \left| \frac{(\bar{X}-\bar{Y})-\delta}{S_{\text{w}}\sqrt{\dfrac{1}{n_1}+\dfrac{1}{n_2}}} \right| \geqslant t_{\alpha/2}(n_1+n_2-2) \right\} = \alpha$$

这里 $t_{\alpha/2}(n_1+n_2-2)$ 是自由度为 n_1+n_2-2 的 t 分布的双侧百分位点。这样拒绝域为

$$W: \left| \frac{(\bar{X}_1-\bar{X}_2)-\delta}{S_{\text{w}}\sqrt{\dfrac{1}{n_1}+\dfrac{1}{n_2}}} \right| \geqslant t_{\alpha/2}(n_1+n_2-2) \qquad (4-16)$$

比较式(4-14)和式(4-16)可以看到,这两个统计量的模式是相同的,式(4-16)中的 S_{w}^2 取代了式(4-14)中的 $\sigma_1^2(=\sigma_2^2)$。

例 4.4 比较两种安眠药 A 与 B 的疗效,每种药各在 10 名失眠者上做实验。X_A,X_B 分别表示服用 A 与 B 后延长的睡眠时间。对每个患者实验一次,获得下表的数据。假设 $X_A \sim N(\mu_A,\ \sigma^2)$,$X_B \sim N(\mu_B,\ \sigma^2)$,在显著性水平 $\alpha=0.01$ 下,试问两种药的疗效有无显著差异?

解 在两个母体上假设:

$$H_0: \mu_A = \mu_B; \quad H_1: \mu_A \neq \mu_B$$

患者	1	2	3	4	5	6	7	8	9	10
X_A	1.9	0.8	1.1	0.1	−0.1	4.4	5.5	1.6	4.6	3.4
X_B	0.7	−1.6	−0.2	−1.2	−0.1	3.4	3.7	0.8	0	0.2

已知 $n_1=n_2=10$,计算得 $\bar{x}_A=2.33$,$\bar{x}_B=0.75$,$S_A^2=4.009$,$S_B^2=3.201$,且

$$S_{\mathrm{w}} = \sqrt{\frac{(n_1-1)S_A^2 + (n_2-1)S_B^2}{n_1+n_2-2}} = \sqrt{\frac{9 \times 4.009 + 9 \times 3.201}{18}} = 1.899$$

检验统计量为

$$T = \frac{\bar{X}_A - \bar{X}_B}{S_{\mathrm{w}}\sqrt{\dfrac{1}{n_1} + \dfrac{1}{n_2}}} \sim t(18)$$

由式(4-17)拒绝域 W：$|T| \geqslant t_{0.005}(18) = 2.8784$。现

$$|T| = \frac{2.33 - 0.75}{1.899\sqrt{\dfrac{1}{10} + \dfrac{1}{10}}} = 1.86 < 2.8784$$

故接受原假设，即认为两种药的疗效无显著差异。其拒绝域如图4-4所示。

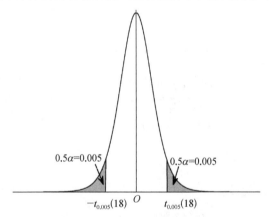

图4-4 t 分布拒绝域示意图

（2）假如 $\sigma_1^2 \neq \sigma_2^2$，在 H_0 为真时，可以证明

$$T = \frac{(\bar{X}_1 - \bar{X}_2) - \delta}{\sqrt{\dfrac{S_1^2}{n_1} + \dfrac{S_2^2}{n_2}}} \overset{\text{近似}}{\sim} t(v)$$

其中 t 分布的自由度 v 近似为

$$v \approx \frac{\left(\dfrac{s_1^2}{n_1} + \dfrac{s_2^2}{n_2}\right)^2}{\dfrac{1}{n_1-1}\left(\dfrac{s_1^2}{n_1}\right)^2 + \dfrac{1}{n_2-1}\left(\dfrac{s_2^2}{n_2}\right)^2} \tag{4-17}$$

这样拒绝域为

$$W: \left| \frac{(\bar{X} - \bar{Y}) - \delta}{\sqrt{\dfrac{S_1^2}{n_1} + \dfrac{S_2^2}{n_2}}} \right| \geqslant t_{\alpha/2}(v) \tag{4-18}$$

3. 基于成对数据的检验

例 4.5 比较两种安眠药 A 与 B 的疗效，10 个失眠者为实验对象。以 X_A，X_B 分别表示服用 A 与 B 后延长的睡眠时间。对每个患者各服两种药分别实验一次，得下表数据。假设 $X_A \sim N(\mu_A, \sigma^2)$，$X_B \sim N(\mu_B, \sigma^2)$，在显著性水平 $\alpha = 0.01$ 下，试问两种药的疗效有无显著差异？

患者	1	2	3	4	5	6	7	8	9	10
X_A	1.9	0.8	1.1	0.1	−0.1	4.4	5.5	1.6	4.6	3.4
X_B	0.7	−1.6	−0.2	−1.2	−0.1	3.4	3.7	0.8	0	0.2

分析 检验两种药的疗效是否相同，可视为检验两个母体均值是否相等。由于同一人服用不同药后，延长的睡眠时间会有联系，如重患者都延长得少，轻患者都延长得多，所以不能认为两个子样相互独立，故采用"合二为一"的方法。

解 令 $X = X_A - X_B$，假定 $X \sim N(\mu, \sigma^2)$。

在母体 X 上做假设：

$$H_0: \mu = 0; \quad H_1: \mu \neq 0$$

已知 $n = 10$，计算得 $\bar{x} = 1.58$，$S_X^2 = 1.519\,2$。选检验统计量：

$$T = \frac{\bar{X} - \mu}{S_X / \sqrt{n}} \sim t(9)$$

由式(4-11)拒绝域 $W: |T| \geqslant t_{0.005}(9) = 3.25$。现

$$|T| = \frac{1.58 - 0}{1.23 / \sqrt{10}} = 4.062 > 3.25$$

故拒绝原假设，即认为两种药的疗效有显著差异。

比较例 4.4 和例 4.5 我们看到，当同样数据被视作不同的方法获得时，检验方法会有所不同，从而导致不同的判断结果。

4.3 总体方差的假设检验

4.3.1 单个正态母体

设母体 $X \sim N(\mu, \sigma^2)$，σ^2 均未知，$X_1, X_2, \cdots, X_n$ 是来自 X 的样本。要求在 α 显著性水平下检验假设

$$H_0: \sigma^2 = \sigma_0^2, \quad H_a: \sigma^2 \neq \sigma_0^2 \tag{4-19}$$

其中 σ_0^2 为已知常数。

(1) μ 已知：利用定义 1.3，有

$$\frac{\sum\limits_{i=1}^{n}(X_i - \mu)^2}{\sigma^2} \sim \chi^2(n)$$

当 H_0 为真时，有

$$P\left[\left(\frac{\sum\limits_{i=1}^{n}(X_i-\mu)^2}{\sigma_0^2} \leqslant \chi_{1-\alpha/2}^2(n)\right) \cup \left(\frac{\sum\limits_{i=1}^{n}(X_i-\mu)^2}{\sigma_0^2} \geqslant \chi_{\alpha/2}^2(n)\right)\right] = \alpha$$

这里 $\chi_{1-\alpha/2}^2$ 和 $\chi_{\alpha/2}^2$ 是自由度为 $n-1$ 的卡方分布的上 $1-\alpha/2$ 和上 $\alpha/2$ 百分位点，即拒绝域为

$$W: \chi^2(n) \leqslant \chi_{1-\alpha/2}^2(n) \text{ 或 } \chi^2(n) \geqslant \chi_{\alpha/2}^2(n) \tag{4-20}$$

(2) μ 未知：利用定理 2.3 的 (2)，有

$$\frac{(n-1)S^2}{\sigma^2} \sim \chi^2(n-1)$$

当 H_0 为真时，有

$$P\left(\left(\frac{(n-1)S^2}{\sigma_0^2} \leqslant \chi_{1-\alpha/2}^2(n-1)\right) \cup \left(\frac{(n-1)S^2}{\sigma_0^2} \geqslant \chi_{\alpha/2}^2(n-1)\right)\right) = \alpha$$

这里 $\chi_{1-\alpha/2}^2$ 和 $\chi_{\alpha/2}^2$ 自由度为 $n-1$ 的卡方分布的上 $1-\alpha/2$ 和上 $\alpha/2$ 百分位点。即拒绝域为

$$W: \chi^2(n-1) \leqslant \chi_{1-\alpha/2}^2(n-1) \text{ 或 } \chi^2(n-1) \geqslant \chi_{\alpha/2}^2(n-1) \tag{4-21}$$

例 **4.6** 一个混杂的小麦品种，株高标准差 $\sigma_0 = 14$ cm，经提纯后随机抽取 10 株，它们的株高为 90、105、101、95、100、100、101、105、93、97 cm。假设小麦株高是服从正态分布的随机变量，试考察提纯后群体株高的标准差是否比原群体株高的标准差有显著差异（取 $\alpha = 0.01$）？

解 假设

$$H_0 : \sigma = \sigma_0 = 14, \quad H_1 : \sigma \neq \sigma_0$$

检验统计量的值

$$\chi^2 = \frac{(n-1)S^2}{\sigma_0^2} = \frac{\sum\limits_{i=1}^{10}(x_i - \bar{x})}{\sigma_0^2} = \frac{218.1}{14^2} = 1.11$$

查卡方分布表得 $\chi^2_{0.005}(9) = 23.587, \chi^2_{0.995}(9) = 1.735$。如图 4-5 所示，拒绝域为 $(-\infty, 1.735) \bigcup (23.587, +\infty)$。由于 $1.11 < 1.735$，故拒绝 H_0，即提纯后的株高比原株高高度整齐。

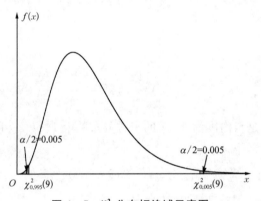

图 4-5 χ^2 分布拒绝域示意图

4.3.2 两个正态母体方差

设 $(X_1, X_2, \cdots, X_{n_1})$ 为取自母体 $N(\mu_1, \sigma_1^2)$ 的子样，$(Y_1, Y_2, \cdots, Y_{n_2})$ 为取自母体 $N(\mu_2, \sigma_2^2)$ 的子样，且设两样本独立。S_1^2 和 S_2^2 分别表示两子样的方差。现在需要显著性水平为 α 下检验假设。

$$H_0 : \sigma_1^2 = \sigma_2^2, \quad H_1 : \sigma_1^2 \neq \sigma_2^2 \tag{4-22}$$

利用性质 1.4，有

$$F = \frac{\sigma_2^2 S_1^2}{\sigma_1^2 S_2^2} \sim F(n_1 - 1, \, n_2 - 1)$$

当 H_0 为真时有

$$F = \frac{S_1^2}{S_2^2} \sim F(n_1 - 1, \, n_2 - 1) \qquad (4-23)$$

将 $F = \dfrac{S_1^2}{S_2^2}$ 取作检验统计量,因为

$$P((F \leqslant f_{1-\alpha/2}(n_1 - 1, \, n_2 - 1)) \bigcup (F \geqslant f_{\alpha/2}(n_1 - 1, \, n_2 - 1))) = \alpha$$

这里 $f_{1-\alpha/2}(n_1 - 1, \, n_2 - 1)$ 和 $f_{\alpha/2}(n_1 - 1, \, n_2 - 1)$ 是第一自由度为 $n_1 - 1$ 和第二自由度为 $n_2 - 1$ 的 F 分布的上 $1-\alpha/2$ 和上 $\alpha/2$ 分位点。这样拒绝域为

$$W: F \leqslant f_{1-\alpha/2}(n_1 - 1, \, n_2 - 1) \ \text{或} \ F \geqslant f_{\alpha/2}(n_1 - 1, \, n_2 - 1) \quad (4-24)$$

例 4.7 在安眠药例 4.4 中,还需要进一步检验假设

$$H_0: \sigma_A^2 = \sigma_B^2, \quad H_1: \sigma_A^2 \neq \sigma_B^2$$

解 取式 $(4-23)$ 中的统计量

$$F = \frac{S_A^2}{S_B^2} \sim F(9, \, 9)$$

查 F 分布表得 $F_{0.005}(9, \, 9) = 6.54$,$F_{0.995}(9, \, 9) = 1/F_{0.005}(9, \, 9) = 1/6.54 = 0.152\,9$。如图 $4-6$ 所示,拒绝域为 $F > 6.54$ 或 $F < 0.152\,4$。

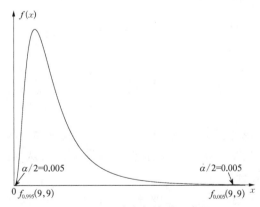

图 4-6 F 分布拒绝域示意图

因 $F = \dfrac{S_A^2}{S_B^2} = \dfrac{4.009}{3.201} = 1.252\,4$,故接受原假设,即认为两种安眠药延长睡眠

时间的方差 σ_A^2 和 σ_B^2 无显著差异。也就是说，例 4.4 中的假设是合理的。

4.4 单边假设检验

实际问题中还常用到如下单侧形式的假设。

均值单侧假设问题

$$H_0: \mu \geqslant \mu_0, \quad H_a: \mu < \mu_0, \qquad \text{左侧假设检验} \qquad (4-25)$$

$$H_0: \mu \leqslant \mu_0, \quad H_a: \mu > \mu_0, \qquad \text{右侧假设检验} \qquad (4-26)$$

方差单侧假设问题

$$H_0: \sigma^2 \geqslant \sigma_0^2, \quad H_a: \sigma^2 < \sigma_0^2, \qquad \text{左侧假设检验} \qquad (4-27)$$

$$H_0: \sigma^2 \leqslant \sigma_0^2, \quad H_a: \sigma^2 > \sigma_0^2, \qquad \text{右侧假设检验} \qquad (4-28)$$

需要强调的是，一个单侧假设是左侧还是右侧假设由备择假设中参数界定的范围确定。

例 4.8 某地随机抽样了 360 名健康成年男人的血红蛋白（g/L），样本均值为 134.5 g/L，样本标准差为 7.1 g/L。已知国家相关部门界定的血红蛋白标准值为 140.2 g/L。试在 $\alpha = 0.05$ 水平下检验：该地健康成年男人的血红蛋白是否低于标准值？

解 建立假设检验

$$H_0: \mu = \mu_0 = 140.2, \quad H_1: \mu < \mu_0$$

计算检验统计量

$$Z = \frac{\overline{X} - \mu_0}{S/\sqrt{n}} = \frac{134.5 - 140.2}{7.1/\sqrt{360}} = -15.23$$

在大样本情况下，该 t 统计量近似标准正态随机变量。又因为 $-15.23 < -z_{0.05} = -1.64$，如图 4-7 所示，故拒绝原假设 H_0，可认为该地健康成年男人的血红蛋白低于标准值。

例 4.9 一个混杂的小麦品种，株高标准差 $\sigma_0 = 14$ cm，经提纯后随机抽取 10 株，它们的株高为 90、105、101、95、100、100、101、105、93、97 cm。假设小麦株高是服从正态分布的随机变量，试考察提纯后群体是否比原群体整齐（取 $\alpha = 0.01$）？

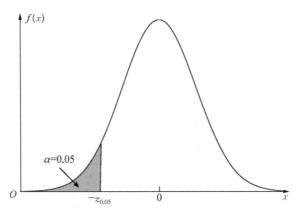

图 4-7　正态分布单边拒绝域示意图

解　小麦经过提纯后株高只能变得更整齐,绝不会变得更离散,即 σ 只能小于 σ_0,σ 绝不会大于 σ_0,因此作单侧假设

$$H_0: \sigma = \sigma_0 = 14, \quad H_1: \sigma < \sigma_0$$

检验统计量的值

$$\chi^2 = \frac{(n-1)S^2}{\sigma_0^2} = \frac{\sum_{i=1}^{10}(x_i - \bar{x}^2)}{\sigma_0^2} = \frac{218.1}{14^2} = 1.11$$

当 $\chi^2 < \chi_{1-\alpha}^2(9)$ 时拒绝 H_0,查卡方分布表得 $\chi_{0.99}^2(9) = 2.09$,如图 4-8 所示,拒绝域为 $(-\infty, 2.09)$。由于 $1.11 < 2.09$,故拒绝 H_0,即提纯后的株高比原株高高度整齐。

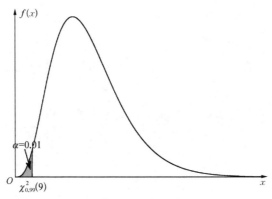

图 4-8　χ^2 分布单边拒绝域示意图

均值与方差检验统计量分类如表 4-2 所示。

表 4 - 2 均值与方差检验统计量分类表

H_0	检 验 统 计 量	H_1	拒 绝 域
$\mu = \mu_0$	$Z = \dfrac{\bar{X} - \mu_0}{\sigma/\sqrt{n}}$；$\sigma$ 已知	$\mu < \mu_0$ $\mu > \mu_0$ $\mu \neq \mu_0$	$Z < -z_\alpha$ $Z > z_\alpha$ $Z < -z_{\alpha/2}$ 或 $Z > z_{\alpha/2}$
$\mu = \mu_0$	$T = \dfrac{\bar{X} - \mu_0}{S/\sqrt{n}}$； $v = n-1$，σ 未知	$\mu < \mu_0$ $\mu > \mu_0$ $\mu \neq \mu_0$	$T < -t_\alpha$ $T > t_\alpha$ $T < -t_{\alpha/2}$ 或 $T > t_{\alpha/2}$
$\mu_1 - \mu_2 = d_0$	$Z = \dfrac{(\bar{X}_1 - \bar{X}_2) - d_0}{\sqrt{(\sigma_1^2/n_1) + (\sigma_2^2/n_2)}}$；$\sigma_1$ 和 σ_2 已知	$\mu_1 - \mu_2 < d_0$ $\mu_1 - \mu_2 > d_0$ $\mu_1 - \mu_2 \neq d_0$	$Z < -z_\alpha$ $Z > z_\alpha$ $Z < -z_{\alpha/2}$ 或 $Z > z_{\alpha/2}$
$\mu_1 - \mu_2 = d_0$	$Z = \dfrac{(\bar{X}_1 - \bar{X}_2) - d_0}{S_w\sqrt{(1/n_1) + (1/n_2)}}$； $v = n_1 + n_2 - 2$，$\sigma_1 = \sigma_2$ 但未知 $S_w^2 = \dfrac{(n_1-1)S_1^2 + (n_2-1)S_2^2}{n_1 + n_2 - 2}$	$\mu_1 - \mu_2 < d_0$ $\mu_1 - \mu_2 > d_0$ $\mu_1 - \mu_2 \neq d_0$	$T < -t_\alpha$ $T > t_\alpha$ $T < -t_{\alpha/2}$ 或 $T > t_{\alpha/2}$

续　表

H_0	检　验　统　计　量	H_1	拒　绝　域
$\mu_1 - \mu_2 = d_0$	$T' = \dfrac{(\bar{X}_1 - \bar{X}_2) - d_0}{\sqrt{(S_1^2/n_1) + (S_2^2/n_2)}}$ $v = \dfrac{(s_1^2/n_1 + s_2^2/n_2)^2}{\dfrac{(s_1^2/n_1)^2}{n_1 - 1} + \dfrac{(s_2^2/n_2)^2}{n_2 - 1}}$ $\sigma_1 \neq \sigma_2$ 且未知	$\mu_1 - \mu_2 < d_0$ $\mu_1 - \mu_2 > d_0$ $\mu_1 - \mu_2 \neq d_0$	$T' < -t_a$ $T' > t_a$ $T' < -t_{a/2}$ 或 $T' > t_{a/2}$
$\mu_D = d_0$	$T = \dfrac{\bar{D} - d_0}{S_d/\sqrt{n}}; \ v = n-1$ 配对观测	$\mu_D < d_0$ $\mu_D > d_0$ $\mu_D \neq d_0$	$T < -t_a$ $T > t_a$ $T < -t_{a/2}$ 或 $T > t_{a/2}$
$\sigma^2 = \sigma_0^2$	$\dfrac{(n-1)S^2}{\sigma_0^2}; \ v = n-1$	$\sigma^2 < \sigma_0^2$ $\sigma^2 > \sigma_0^2$ $\sigma^2 \neq \sigma_0^2$	$\chi^2 < \chi^2_{1-a}$ $\chi^2 > \chi^2_a$ $\chi^2 < \chi^2_{1-a/2} < \chi^2 > \chi^2_{a/2}$
$\sigma_1^2 = \sigma_2^2$	$F = S_1^2/S_2^2;$ $v_1 = n_1 - 1$ 和 $v_2 = n_2 - 1$	$\sigma^2 < \sigma_2^2$ $\sigma^2 > \sigma_2^2$ $\sigma^2 \neq \sigma_2^2$	$F < f_{1-a}(v_1, v_2)$ $F > f_a(v_1, v_2)$ $F < f_{1-a/2}(v_1, v_2)$ 或 $F > f_{a/2}(v_1, v_2)$

4.5 置信区间与假设检验之间的关系

置信区间与假设检验之间有明显的联系，先考察置信区间与双边检验之间的对应关系。设 $X_1, X_2, \cdots, X_n$ 是一个来自总体的样本，$x_1, x_2, \cdots, x_n$ 是相应的样本值，Θ 是参数 θ 的可能取值范围。

设 $(\theta_L(X_1, \cdots, X_n), \theta_U(X_1, \cdots, X_n))$ 是参数 θ 的一个置信水平为 $1-\alpha$ 的置信区间，则对于任意 $\theta \in \Theta$，有

$$P_\theta(\theta_L(X_1, \cdots, X_n) < \theta < \theta_U(X_1, \cdots, X_n)) \geqslant 1-\alpha \qquad (4-29)$$

考虑显著性水平为 α 的双边检验：

$$H_0: \theta = \theta_0, \quad H_1: \theta \neq \theta_0 \qquad (4-30)$$

由式 $(4-25)$ 得

$$P_{\theta_0}(\theta_L(X_1, \cdots, X_n) < \theta_0 < \theta_U(X_1, \cdots, X_n)) \geqslant 1-\alpha$$

即有

$$P_{\theta_0}((\theta_0 \leqslant \theta_L(X_1, \cdots, X_n)) \bigcup (\theta_0 \geqslant \theta_U(X_1, \cdots, X_n))) \leqslant \alpha$$

按显著性水平为 α 的假设检验的拒绝域的定义，检验式 $(4-26)$ 的拒绝域为

$$\theta_0 \leqslant \theta_L(X_1, \cdots, X_n) \text{ 或 } \theta_0 \geqslant \theta_U(X_1, \cdots, X_n)$$

接受域为

$$\theta_L(x_1, \cdots, x_n) < \theta_0 < \theta_U(x_1, \cdots, x_n)$$

这就是说，当我们要检验假设式 $(4-26)$ 时，先求出 θ 的置信水平为 $1-\alpha$ 的置信区间 (θ_L, θ_U)，然后考察区间 (θ_L, θ_U) 是否包含 θ_0，若 $\theta_0 \in (\theta_L, \theta_U)$ 则接受 H_0，若 $\theta_0 \in (-\infty, \theta_L] \bigcup [\theta_U, +\infty)$，则拒绝 H_0。

反之，对于任意 $\theta_0 \in \Theta$，考虑显著性水平为 α 的假设检验问题：

$$H_0: \theta = \theta_0, \quad H_1: \theta \neq \theta_0$$

假设它的接受域为

$$\theta_L(x_1, \cdots, x_n) < \theta_0 < \theta_U(x_1, \cdots, x_n)$$

即有

$$P_{\theta_0}(\theta_L(X_1, \cdots, X_n) < \theta_0 < \theta_U(X_1, \cdots, X_n)) \geqslant 1-\alpha$$

由 θ_0 的任意性,由上式知对于任意 $\theta \in \Theta$,有

$$P_\theta(\theta_L(X_1, \cdots, X_n) < \theta < \theta_U(X_1, \cdots, X_n)) \geqslant 1-\alpha$$

因此 $(\theta_L(X_1, \cdots, X_n), \theta_U(X_1, \cdots, X_n))$ 是参数 θ 的一个置信水平为 $1-\alpha$ 的置信区间。

这就是说,为要求出参数 θ 的置信水平为 $1-\alpha$ 的置信区间,我们先求出显著性水平为 α 的假设检验问题:$H_0: \theta = \theta_0$,$H_1: \theta \neq \theta_0$ 的接受域 $\theta_L(x_1, \cdots, x_n) < \theta_0 < \theta_U(x_1, \cdots, x_n)$,那么,$(\theta_L(X_1, \cdots, X_n), \theta_U(X_1, \cdots, X_n))$ 就是 θ 的置信水平为 $1-\alpha$ 的置信区间。

还可验证,置信水平为 $1-\alpha$ 的单侧置信区间 $(-\infty, \theta_U(X_1, \cdots, X_n))$ 与显著性水平为 α 的左边检验问题 $H_0: \theta \geqslant \theta_0$,$H_1: \theta < \theta_0$ 有类似的对应关系;即若已求得单侧置信区间 $(-\infty, \theta_U(X_1, \cdots, X_n))$,则当 $\theta_0 \in (-\infty, \theta_U(x_1, \cdots, x_n))$ 时接受 H_0,当 $\theta_0 \in (\theta_U(x_1, \cdots, x_n), +\infty)$ 时拒绝 H_0。反之,若已求得检验问题 $H_0: \theta \geqslant \theta_0$,$H_1: \theta < \theta_0$ 的接受域为 $-\infty < \theta_0 \leqslant \theta_U(x_1, \cdots, x_n)$,则可得 θ 的一个单侧置信区间 $(-\infty, \theta_U(x_1, \cdots, x_n))$。

置信水平为 $1-\alpha$ 的单侧置信区间 $(\theta_L(X_1, \cdots, X_n), \infty)$ 与显著性水平为 α 的右边检验问题 $H_0: \theta \leqslant \theta_0$,$H_1: \theta > \theta_0$ 有类似的对应关系,即若已求得单侧置信区间 $(\theta_L(X_1, \cdots, X_n), \infty)$,则当 $\theta_0 \in (\theta_L(x_1, \cdots, x_n), \infty)$ 时接受 H_0,当 $\theta_0 \in (-\infty, \theta_L(x_1, \cdots, x_n)]$ 时拒绝 H_0。反之,若已求得检验问题 $H_0: \theta \leqslant \theta_0$,$H_1: \theta > \theta_0$ 的接受域为 $\theta_L(x_1, \cdots, x_n) \leqslant \theta_0 < \infty$,则可得 θ 的一个单侧置信区间 $(\theta_L(x_1, \cdots, x_n), \infty)$。

例 4.10 设 $X \sim N(\mu, 1)$,μ 未知,$\alpha = 0.05$,$n = 16$,且由一样本算得 $\bar{x} = 5.20$,于是得到参数 μ 的一个置信水平为 0.95 的置信区间为

$$\left(\bar{x} - \frac{1}{\sqrt{16}} z_{0.025}, \bar{x} + \frac{1}{\sqrt{16}} z_{0.025}\right) = (5.20 - 0.49, 5.20 + 0.49) = (4.71, 5.69)$$

现在考虑检验问题 $H_0: \mu = 5.5$,$H_1: \mu \neq 5.5$。由于 $5.5 \in (4.71, 5.69)$,故接受 H_0。

例 4.11 数据如上例 4.10,试求右边检验问题 $H_0: \mu \leqslant \mu_0$,$H_1: \mu > \mu_0$ 的接受域,并求 μ 的单侧置信下限 $(\alpha = 0.05)$。

解 检验问题的拒绝域为 $z = \dfrac{\bar{x} - \mu_0}{1/\sqrt{16}} \geqslant z_{0.05}$，或即 $\mu_0 \leqslant 4.79$。于是检验问题的接受域为 $\mu_0 > 4.79$。这样就得到 μ 的单侧置信区间 $(4.79, \infty)$，单侧置信区间下限 $\mu_L = 4.79$。

4.6 习 题 4

1. 据大量调查,健康成年男子脉搏的均数为 72 次/分,某医生在某山区随机调查了 64 名健康成年男子,得其脉搏均数为 74.2 次/分,标准差为 6.5 次/分。能否据此认为该山区成年男子的脉搏均数与一般人群有显著性差异?

2. 调查两个不同渔场的马面鲀的体长,每个渔场调查 20 条。平均体长分别为 $\bar{y}_1 = 19.8$ cm 和 $\bar{y}_2 = 18.5$ cm,且 $\sigma_1 = \sigma_2 = 7.2$ cm。在水平下,第一号渔场与第二号渔场的马面鲀体长是否存在显著差异?

3. 为了试验两种不同的谷物的种子的优劣,选取了 10 块土质不同的土地,并将每块土地分为面积相同的两部分,分别种植这两种种子。设在每块土地的两部分人工管理等条件完全一样。下面给出各块土地上的单位面积产量:

土地编号	1	2	3	4	5	6	7	8	9	10
种子 $A(x_i)$	23	35	29	42	39	29	37	34	35	28
种子 $B(y_i)$	26	39	35	40	38	24	36	27	41	27

设 $D_i = X_i - Y_i$, $(i = 1, 2, \cdots, 8)$ 是来自正态总体的样本 $N(\mu_D, \sigma_D^2)$ 的样本,μ_D、σ_D^2 均未知。问用这两种种子种植的谷物的产量是否有显著的差异(取 $\alpha = 0.05$)?

4. 按规定,100 g 罐头番茄汁中的平均维生素 C 含量不得少于 21 mg/g。现从工厂的产品中抽取 17 个罐头,其中 100 g 番茄汁中,测得维生素 C 含量 (mg/g) 记录如下:

    16 25 21 20 23 21 19 15 13 23 17 20 29 18 22 16 22

设维生素含量服从正态分布 $N(\mu, \sigma^2)$, μ、σ^2 均未知。问这批罐头是否符合要求(取显著性水平 $\alpha = 0.05$)。

5. 20 世纪 70 年代后期,人们发现酿造啤酒时在麦芽干燥过程中会形成致癌物质亚酸基二甲胺（NDMA）。到了 20 世纪 80 年代初期开发了一种新的麦芽干燥过程。下面给出分别在新、老两种过程中形成的 NDMA 含量（以 10 亿份中的份数计）：

老过程	6	4	5	5	6	5	5	6	4	6	7	4
新过程	2	1	2	2	1	0	3	2	1	0	1	3

设两样本分别来自正态总体，且两总体的方差相等，但参数均未知。两样本独立，分别以 μ_1，μ_2 记对应于老、新过程的总体的均值，试检验假设（$\alpha = 0.05$）

$$H_0: \mu_1 - \mu_2 \leqslant 2, \quad H_1: \mu_1 - \mu_2 > 2$$

6. 用高蛋白和低蛋白两种饲料各饲养一组 1 月龄大白鼠，其中第一组有 12 只大白鼠，第二组 7 只。在 3 个月时，测定两组大白鼠的增重量（g），两组数据的均值和样本方差分别为

$$\bar{x}_1 = 120.17, \ s_1^2 = 451.97, \ n_1 = 12$$

$$\bar{x}_2 = 101.00, \ s_2^2 = 425.33, \ n_2 = 7$$

试在显著性水平 $\alpha = 0.05$ 下，检验两种饲料饲养的大白鼠增重量是否有差异？

7. 随机选取了 8 个人，分别测量了他们在早晨起床时和晚上就寝时的身高（cm），得到以下的数据：

序 号	1	2	3	4	5	6	7	8
早上（x_i）	172	168	180	181	160	163	165	177
晚上（y_i）	172	167	177	179	159	161	166	175

设备对数据的差 $D_i = X_i - Y_i$，$(i = 1, 2, \cdots, 8)$ 是来自正态总体的样本 $N(\mu_D, \sigma_D^2)$，μ_D，σ_D^2 均未知。问是否可以认为早晨的身高比晚上的身高要高（取 $\alpha = 0.05$）？

8. 测量某种溶液中的水分，它的 10 个测定值给出 $s = 0.037\%$，设测定值总体为正态分布，σ^2 为总体方差，σ^2 未知。试在显著性水平 $\alpha = 0.05$ 下检验假设

$$H_0: \sigma \geqslant 0.04\%, \quad H_1: \sigma < 0.04\%$$

9. 两种小麦品种从播种到抽穗所需的天数如下：

| x | 101 | 100 | 99 | 99 | 98 | 100 | 98 | 99 | 99 | 99 |
| y | 100 | 98 | 100 | 99 | 98 | 99 | 98 | 98 | 99 | 100 |

设两样本依次来自正态总体 $N(\mu_1, \sigma_1^2)$，$N(\mu_2, \sigma_2^2)$，μ_i、$\sigma_i(i=1, 2)$ 均未知，两样本相互独立。

(1) 设检验假设 $H_0: \sigma_1^2 = \sigma_2^2$，$H_1: \sigma_1^2 \neq \sigma_2^2$（取 $\alpha = 0.05$）。

(2) 若能接受 H_0，接着检验假设 $H_0': \mu_1 = \mu_2$，$H_1': \mu_1 \neq \mu_2$（取 $\alpha = 0.05$）。

10. 一药厂生产一种新的止痛片，厂方希望验证服用新药片后至开始起作用的时间间隔较原有止痛片至少缩短一半，因此厂方提出需检验假设

$$H_0: \mu_1 \leqslant 2\mu_2, \quad H_1: \mu_1 > 2\mu_2$$

此处 μ_1，μ_2 分别是服用原有止痛片和服用新止痛片后至起作用的时间间隔的总体均值。设两总体均为正态且方差分别为已知值 σ_1^2，σ_2^2。现分别在两总体中取一样本 X_1，X_2，$\cdots$，X_{n_1} 和 Y_1，Y_2，$\cdots$，Y_{n_2}，设两个样本独立。试在显著性水平 α 下给出上述假设的拒绝域。

5 χ^2 检验与四格表分析

在生物与医学实践中,经常要检验一个分类型样本的实际类别观测数与依某种假设或模型计算出来的理论数之间是否一致,以及检验两个分类型样本之间诸如相关性和独立性等问题,本章将介绍与此问题相关的四格子表及其卡方检验。

5.1 分布假设检验——拟合优度检验

假设总体分布是只有有限事件项的离散分布,且它的分布是已知的。具体地,设 A_1, A_2, $\cdots$, A_l 是两两不相容的事件完备组,即 $\bigcup_{i=1}^{l} A_i = \Omega$, $A_i A_j = \phi$, i, $j = 1, 2, \cdots, l$,现要检验假设

$$H_0: P(A_i) = p_i, \quad i = 1, 2, \cdots, l \tag{5-1}$$

其中 p_1, p_2, $\cdots$, p_l 已知,且 $\sum_{i=1}^{l} p_i = 1$。

现做 n 次独立重复试验,观测到各事件 A_i 出现的实际频数分布为

事件　　　　　　　A_1, A_2, $\cdots$, A_l

实际频数　　　　　m_1, m_2, $\cdots$, m_l

这里的实际频数是指在实验或调查中得到的计数资料,显然 $\sum_{i=1}^{l} m_i = n$。为了用这个样本检验假设式(5-1),我们还需要考察理论频数分布。理论频数是指根据某种概率原理、某种理论频数分布或经验频数分布计算出来的频数次数。式(5-1)相应理论频数分布为

事件　　　　　　　A_1, A_2, $\cdots$, A_l

理论频数　　　　　np_1, np_2, $\cdots$, np_l

比较观测值与理论值是否符合的假设检验称为拟合优度检验（goodness of fit test）。这种方法是对样本的理论值先通过一定的理论分布推算出来，然后用观测值和理论值进行比较，从而得出观测值与理论值之间是否吻合的结论。英国统计学家卡尔·皮尔逊（Karl Pearson），于 1900 年在他发表的一篇文章中首次考察了基于样本实际频数 m_i 与理论频数 np_i 偏差加权平方和的统计量：

$$\chi_s^2 = \sum_{i=1}^{l} \frac{(m_i - np_i)^2}{np_i} \tag{5-2}$$

统计量 χ_s^2 称为皮尔逊卡方统计量，其值的大小刻画了样本实际频数对理论频数的拟合程度，并且有以下渐近分布性质。

定理 5.1 （皮尔逊定理）设 $P(A_i) = p_i$，$i = 1, 2, \cdots, l$，其中 p_1，p_2，$\cdots$，p_l 已知。若 χ_s^2 由式（5-2）给出，则

$$\lim_{n \to \infty} P\{\chi_s^2 \leqslant x\} = \begin{cases} \dfrac{1}{\Gamma\left(\dfrac{l-1}{2}\right) 2^{\frac{l-1}{2}}} e^{-\frac{x}{2}} x^{\frac{l-3}{2}}, & x > 0 \\ 0, & x \leqslant 0 \end{cases} \tag{5-3}$$

即当 $n \to \infty$ 时 χ_s^2 按分布收敛到自由度为 $l-1$ 的 χ^2 分布，即

$$\chi_s^2 = \sum_{i=1}^{l} \frac{(m_i - np_i)^2}{np_i} \Rightarrow \chi^2(l-1) \tag{5-4}$$

卡方检验统计的计算是根据绝对数而不是相对数进行的，即用各类别的频数进行的。对每一个类别水平 i，用 m_i 表示类别的观测频数，用 np_i 表示期望频数。在这个定理中，和式的每一项可以看成观测频数"m_i"的标准化，因此 χ^2 可以看成 l 个标准化随机变量的平方和。虽然原假设对试验中的 l 个类别各指定了概率值，但前 $l-1$ 个概率指定后，第 l 个也就确定了。因此，虽然试验中有 l 个类别，但是只有 $l-1$ 个是"自由的"。这也就是 χ_s^2 为什么服从自由度为 $l-1$ 的卡方分布的大致逻辑。

例 5.1 在孟德尔豌豆杂交实验中，使用种子黄色、圆粒的自交系与种子绿色、皱粒的自交系进行杂交。黄色 Y 与绿色 y 是一对等位基因；圆粒 R 与皱粒 r 是另一对等位基因。杂交以后共获得 $4 \times 4 = 16$ 种基因型，由于杂交基因型只表现显性，因此杂交的后代只表现出黄圆、黄皱、绿圆和绿皱 4 种结果。所有可能的配对结果列于表 5-1 中。如果孟德尔的遗传规则成立，那么黄圆、黄皱、绿圆和绿皱四种结果的出现比例应该为 $9 : 3 : 3 : 1$。

表 5‑1　豌豆杂交基因型表

	YR	Yr	yR	yr
YR	YYRR 黄圆	YYRr 黄圆	YyRR 黄圆	YyRr 黄圆
Yr	YYRr 黄圆	YYrr 黄皱	YyRr 黄圆	Yyrr 黄皱
yR	YyRR 黄圆	YyRr 黄圆	yyRR 绿圆	yyRr 绿圆
yr	YyRr 黄圆	Yyrr 黄皱	yyRr 绿圆	yyrr 绿皱

孟德尔实验获得的杂交后代有黄圆 315 颗, 黄皱 101 颗, 绿圆 108 颗, 绿皱 32 颗, 共计 556 颗。检验孟德尔的遗传规则是否成立, 等价于检验假设:

H_0: 杂交的后代黄圆、黄皱、绿圆和绿皱 4 种结果出现的比例为 9 : 3 : 3 : 1。

如果 H_0 成立, 按此比例分配黄圆、黄皱、绿圆和绿皱理论预期值应分别为 313, 104, 104, 35 颗。相应于式(5‑2)的 χ_s^2 统计值为

$$\chi^2 = \frac{(315-313)^2}{313} + \frac{(101-104)^2}{104} + \frac{(108-104)^2}{104} + \frac{(32-35)^2}{35} = 0.510\,31$$

此例自由度 $= n - 1 = 4 - 1 = 3$, 上网查卡方分布表得 $\chi_{0.01}^2(3) = 11.345$, 说明 $P(\chi^2(3) > 11.345) = 0.01$, 而 $0.510\,31 < 11.345$, 因而在显著性水平 $\alpha = 0.01$ 之下, 不拒绝原假设 H_0, 说明杂交后代遵从上述预期比例, 孟德尔遗传定律获得统计学理论的支持。

5.2　成组设计两样本率比较的四格子表 χ^2 检验

在统计实践中, 人们经常需要对样本资料进行各种各样的分类, 以便分析研究。如果对样本资料按照两个指标变量进行复合分组, 其结果必然就是各种所谓的双向列联表。对于列联表资料, 人们经常需要检验所依据分类的两个变量是否独立或相关。如在医学实验中, 经常需要考查针对某种疾病的两种治疗方案的疗效, 将被调查的治疗方案与被治疗患者的性别或年龄、或职业、或治疗成功与否等指标变量进行双向复合分组, 然后检验分类变量是否独立或相关等。这种对列联表中两分类变量是否独立的检验, 也是假设检验的一个重要内容, 称为列联表分析或列联表检验。

对于单个属性变量, 我们可以通过计算各个类别中观测的数目来概括数据。各个类别的样本比例估计了各类别的概率。现假设有两个属性变量, 用 X 和 Y 表示。令 R 表示 X 的类别数, 而用 C 表示 Y 的类别数。我们把 RC 种可能出

现的结果放到 R 行 C 列的长方形表中，表中的 R 行代表 X 的 R 个水平，C 列代表 Y 的 C 个水平。表的 RC 个单元代表了 RC 种可能出现的结果。

如上述形式，在每个单元里填写相应计数结果的表称为列联表。交叉划分两个属性变量的列联表称为双向列联表；交叉划分三个属性变量的列联表称为三向列联表，以此类推。把一张 R 行 C 列的双向列联表称作 $R \times C$ 表。

例 5.2   表 5 – 2 是 100 例高血压患者治疗后的临床记录。

表 5 – 2   100 例高血压患者治疗后临床记录

编 号	年 龄 X_1	性 别 X_2	治疗组 X_3	舒张压 X_4	体 温 X_5	疗 效 X_6
1	37	男	A	11.27	37.5	有效
2	45	女	B	12.53	37.0	无效
3	43	男	A	10.93	36.5	有效
4	59	女	B	14.67	37.8	无效
⋮						
100	54	男	B	16.80	37.6	无效

将原始数据的计数资料整理成频数表 5 – 3。表 5 – 3 就是一张 2×2 列联表，也称为四格子表。

表 5 – 3   两组药物对高血压患者治疗的疗效

比较组	疗效（X）		合 计	有效率/%
	有效人数	无效人数		
A组	20	20	40	50
B组	25	35	60	42

列联表的概率分为三种类型：联合概率、边际概率和条件概率。首先我们假设将目标总体中随机抽取的个体按照 X 和 Y 分类。令 $\pi_{ij} = P(X=i, Y=j)$ 代表 (X, Y) 落入第 i 行第 j 列单元的概率。概率 π_{ij} 构成了 X 和 Y 的联合分布。它们满足 $\sum_{i,j} \pi_{ij} = 1$。

相似地，针对样本我们使用 p 代替 π。例如，$\{p_{ij}\}$ 代表样本联合分布的单元比例。单元的观测频数用 $\{n_{ij}\}$ 表示。行边际频数等于行总数 $\{n_{i+}\}$，而列边际频数等于列总数 $\{n_{+j}\}$，而且用 $n = \sum_{i,j} n_{ij}$ 表示样本容量。单元比例和单元观测频数满足关系：$p_{ij} = n_{ij}/n$。

在许多列联表中,某一个变量(比如列变量 Y)是响应变量,另一个变量(行变量 X)为解释变量。那么对于 X 的每个水平,分别构造 Y 的概率分布是有意义的。这个分布即为给定 X 水平下 Y 的条件分布。

1. 总体率(或构成比)的假设检验问题

在例 5.2 中,医学实验最关心的问题是这两种药对高血压的疗效是否不同?这就是总体率(或构成比)的假设检验问题。当两个样本率不同时,有两种可能:

(1) P_1, P_2 所代表的总体率相同,由于抽样误差的存在造成的不同,这种差别在统计上称为差别无统计学意义。

(2) P_1, P_2 所代表的总体率不同,即两个样本来自不同的总体,其差别有统计学意义。

解决这一问题的基本方法是费希尔(Fisher)卡方检验,为介绍其基本思想,考查四格子表 5-4。

表 5-4 四格表资料的基本形式

成组设计

编号	处理组	结果
1	甲	阳性
2	乙	阴性
⋮	⋮	⋮
n	甲	阴性

处理组	结果		合计数
	阳性事件发生数(+)	阴性事件发生数(−)	
甲	(a)	(b)	$a+b$
乙	(c)	(d)	$c+d$
合计	$a+c$	$b+d$	n

根据检验假设 H_0: $\pi_1 = \pi_2$,即两样本来自同一总体,或两总体率相同,则从理论上讲,各处理组的发生率和总发生率应相等,即

$$\frac{a}{a+b} = \frac{c}{c+d} = \frac{a+c}{n}$$

各处理组的未发生率和总的未发生率应相等,即

$$\frac{b}{a+b} = \frac{d}{c+d} = \frac{b+d}{n}$$

在原假设 H_0: $\pi_1 = \pi_2 = \pi$ 成立的条件下,实际频数 $A(a! \ b! \ c! \ d!)$ 相应的理论频数 T 计算如下:

$$a \text{ 的理论频数} = (a+b) \times p_c = (a+b) \times \left[\frac{a+c}{n}\right] = \frac{n_R n_C}{n}$$

$$b \text{ 的理论频数} = (a+b) \times (1-p_c) = (a+b) \times \left[\frac{b+d}{n}\right] = \frac{n_R n_C}{n}$$

$$c \text{ 的理论频数} = (c+d) \times p_c = (c+d) \times \left[\frac{a+c}{n}\right] = \frac{n_R n_C}{n}$$

$$d \text{ 的理论频数} = (c+d) \times (1-p_c) = (c+d) \times \left[\frac{b+d}{n}\right] = \frac{n_R n_C}{n}$$

$$T = \frac{\text{行(row) 合计} \times \text{列(column) 合计}}{\text{总例数}}$$

对应四格子表的皮尔逊 χ^2 检验统计量为

$$\chi^2 = \sum_{i=1}^{2} \sum_{j=1}^{2} \frac{(A_{ij} - T_{ij})^2}{T_{ij}} = \frac{(ad-bc)^2 n}{(a+b)(a+c)(b+d)(c+d)} \Rightarrow \chi^2(1)$$

$$(5-5)$$

由参考文献[7]，对 $R \times C$ 列联表，χ^2 检验统计量为

$$\chi^2 = \sum_{i=1}^{R} \sum_{j=1}^{R} \frac{(A_{ij} - T_{ij})^2}{T_{ij}} \Rightarrow \chi^2(v), \quad v = (R-1)(C-1) \quad (5-6)$$

v 也称为自由度，记为 $\mathrm{df} = v$。在四格子表中，由于 $R=2$, $C=2$，故 $v=1$。各种情形下，理论与实际偏离的总和即为卡方值。若 H_0 成立，则四个格子的实际频数 A 与理论频数 T 相差不应该很大，即 χ^2 统计量不应该很大。若 χ^2 值很大，即相对应的 P 值很小，比如 $P \leqslant \alpha$，则反过来推断 A 与 T 相差太大，超出了抽样误差允许的范围，从而怀疑 H_0 的正确性，继而拒绝 H_0，接受其对立假设 H_1，即 $\pi_1 \neq \pi_2$。

卡方检验的理论基础是多项式分布的正态近似，前者的分布是离散的，后者是连续的，近似公式会有轻微的偏斜。当 $\mathrm{df}=1$ 且样本容量总和 $n<30$ 或 $n<50$（决定于对检验结果要求的严格程度）时，耶茨(Yates)于 1934 年提出了以下连续性校正公式：

$$\chi^2 = \sum_{i=1}^{2} \sum_{j=1}^{2} \frac{((A_{ij} - T_{ij}) - n/2)^2}{T_{ij}} \approx \chi^2(1) \quad (5-7)$$

当 n 充分大时，修正与不修正差别微小。

例5.3 某医院欲比较异梨醇口服液（试验组）和氢氯噻嗪＋地塞米松（对照组）降低颅内压的疗效。将 200 例颅内压增高症患者随机分为两组，结果见表 5-5。问两组降低颅内压的总体有效率有无差别？

表 5-5 两组降低颅内压有效率的比较

组　别	有　效	无　效	合　计	有效率/%
试验组	99	5	104	95.2
对照组	75	21	96	78.13
合　计	174	26	200	87.00

给定显著性水平 $\alpha = 0.05$，χ^2 检验步骤如下：

1) 检验假设

H_0：$\pi_1 = \pi_2$，即试验组与对照组降低颅内压的总体有效率相等。

H_0：$\pi_1 \neq \pi_2$，即试验组与对照组降低颅内压的总体有效率不等。

2) 计算检验统计量

$$T_{11} = 104 \times 174/200 = 90.48$$

$$T_{12} = 104 \times 26/200 = 13.52$$

$$T_{21} = 96 \times 174/200 = 83.52$$

$$T_{22} = 96 \times 26/200 = 12.48$$

$$\chi^2 = \frac{(99-90.48)^2}{90.48} + \frac{(5-13.52)^2}{13.52} + \frac{(75-83.52)^2}{83.52} + \frac{(21-12.48)^2}{12.48} = 12.86$$

$$v = (2-1)(2-1) = 1$$

查卡方分布表得 $\chi^2_{0.05}(1) = 3.843 < 12.86$，按 $\alpha = 0.05$ 水平拒绝 H_0，接受 H_1，可以认为两组降低颅内压总体有效率不等(见表 5-6)。

表 5-6 两组降低颅内压有效率的比较

组　别	有　效	无　效	合　计	有效率/%
试验组	99(90.48)	5(13.52)	104	95.2
对照组	75(83.52)	21(12.48)	96	78.13
合　计	174	26	200	87.00

2. 比例差的假设检验

我们用成功和失败来表示结果类别。对第一行中的个体，令 π_1 代表成功的概率，所以 $1-\pi_1$ 就代表失败的概率。对于第二行，令 π_2 代表成功的概率。它们都是条件概率。

比例差 $\pi_1 - \pi_2$ 比较了两行之间成功概率的差异。差值落于 -1 到 $+1$ 之间。当 $\pi_1 = \pi_2$ 时,差值等于 0,即响应变量与分组独立。令 p_1 和 p_2 分别代表成功的样本比例,用样本差 $p_1 - p_2$ 估计 $\pi_1 - \pi_2$。

这里将两个组的样本容量(各行总量 n_{1+} 和 n_{2+})分别记作 n_1 和 n_2。当两行的计数为独立二项样本时,$p_1 - p_2$ 的标准误差估计为

$$S_e = \sqrt{\frac{p_1(1-p_1)}{n_1} + \frac{p_2(1-p_2)}{n_2}} \tag{5-8}$$

随着样本容量的增加,标准误差将减小,$\pi_1 - \pi_2$ 的估计将改善。

$\pi_1 - \pi_2$ 的大样本 $100(1-\alpha)\%$ 置信区间为

$$(p_1 - p_2) \pm z_{\alpha/2} S_e \tag{5-9}$$

例5.4 表5-7引自哈佛大学医学院医师健康研究课题组对阿司匹林和心肌梗死(MI)之间关系的报告。医师健康研究是五年期的项目,以检验有规律地服用阿司匹林是否有助于降低心血管疾病的死亡率。每隔一天,参加研究的男性医师服用一片阿司匹林或者服用一片安慰剂。研究是盲态的即参加研究的医师并不知道他服用的到底是阿司匹林还是安慰剂。

表5-7　阿司匹林使用情况和心肌梗死(MI)的交叉分类

组	心肌梗死		合　计
	是	否	
安慰剂	189	10 845	11 034
阿司匹林	104	10 933	11 037

我们把表5-7的两行当作独立的两项样本。服用安慰剂的 $n_1 = 11\,034$ 人中有189人在研究过程中发生心肌梗死(MI),比例为 $p_1 = 189/11\,034 = 0.017\,1$。服用阿司匹林的 $n_2 = 11\,037$ 人中有104人发生心肌梗死,比例为 $p_2 = 0.009\,4$。样本比例差为 $0.017\,1 - 0.009\,4 = 0.007\,7$。从式(5-8),比例差的标准误差的估计值为

$$S_e = \sqrt{\frac{0.017\,1 \times 0.982\,9}{11\,034} + \frac{0.009\,4 \times 0.990\,6}{11\,037}} = 0.001\,5$$

由式(5-9)比例差真值 $\pi_1 - \pi_2$ 的 95% 置信区间为 $0.007\,7 \pm 1.96(0.001\,5)$,即 0.008 ± 0.003,或 $(0.005, 0.011)$。因为此区间只包含了正实数,我们得到 $\pi_1 - \pi_2 > 0$ 的结论,即 $\pi_1 > \pi_2$。所以对于男性,服用阿司匹林减小了发生 MI 的风险。

3. 相对风险

当样本容量固定时,趋近于 0 或 1 的两组比例的比例差通常比取[0,1]区间中间值的两组比例的比例差更有意义。现考虑两种药物出现不良反应比例的比较,0.010 和 0.001 的差值与 0.410 和 0.401 的差值相等,它们都是 0.009。然而,第一个差值似乎更为显著,因为前一种药的不良反应比例是另一种药的 10 倍。在这种意义下,比例的比将是一种更有效的度量。

> **定义 5.1**   在 2×2 列联表中,相对风险(relative risk)定义为比率

$$相对风险 = \frac{\pi_1}{\pi_2} \tag{5-10}$$

比例 0.010 和比例 0.001 有相对风险 0.010/0.001＝10,然而比例 0.410 和比例 0.401 有相对风险 0.410/0.401＝1.02。当 $\pi_1 = \pi_2$ 时,即响应与分组独立时相对风险为 1.00。

具有样本比例 p_1 和 p_2 的两个组的样本相对风险为 p_1/p_2。对于表 5-7,样本相对风险为 $p_1/p_2 = 0.017\,1/0.009\,4 = 1.82$。安慰剂组发生 MI 的比例要高82%。样本比例差 0.008 使得两个组的差异仿佛微不足道,但是相对风险却表明两组的差异在公共健康领域有着重要意义。当两个组的比例均靠近零时,仅仅通过比例差比较两个组可能会误导我们。

当样本容量不够大时,样本相对风险的抽样分布具有强烈的偏倚,其置信区间公式相对复杂。应用统计软件(如 SPSS 或 SAS 中的"freq")给出的相对风险真值的 95% 置信区间为(1.43,2.30)。我们有 95% 的把握相信,五年之后,服用安慰剂的男性医师发生 MI 的比例是服用阿司匹林的男性医师发生 MI 的比例的 1.43～2.30 倍。这说明安慰剂组发生 MI 的风险至少要高 43%。

失败概率的比率,$(1-\pi_1)/(1-\pi_2)$,与"成功"概率的比率不同。当某组的成功概率很小时,则通常计算"失败"概率的比率。

4. 优势、优势比及与相对风险的联系

1) 优势

> **定义 5.2**   对于成功的概率 π,成功的优势(odds)定义为

$$odds = \pi/(1-\pi) \tag{5-11}$$

例如,如果 $\pi = 0.75$,则成功的优势为 0.75/0.25＝3。

优势是一个非负实数,当它大于 1 时成功比失败的概率大。例如,当成功的概率是 0.8 且失败的概率为 0.2 时,则成功的优势为 0.8/0.2＝4,此时可以认为成功的可能性是失败的 4 倍,于是我们预期每出现 1 次失败会有 4 次成功。当

odds=1/4,失败的可能性是成功的 4 倍,我们预期每出现 4 次失败会有 1 次成功。

成功的概率是优势的函数:

$$\pi = odds/(1 + odds)$$

例如,当 odds=4,那么 $\pi = 4/(4+1) = 0.8$。

2) 优势比

定义 5.3　　在 2×2 列联表中,第一行成功的优势为 $odds_1 = \pi_1/(1 - \pi_1)$,第二行成功的优势为 $odds_2 = \pi_2/(1 - \pi_2)$。 称两行优势的比值

$$\theta = \frac{odds_1}{odds_2} = \frac{\pi_1/(1 - \pi_1)}{\pi_2/(1 - \pi_2)} \tag{5-12}$$

为优势比(odds ratio)。

相对风险是两个概率的比值,而优势比 θ 是两个优势的比值。

3) 优势比的性质

优势比可以等于任何的非负实数。当 X 和 Y 独立,$\pi_1 = \pi_2$ 时,$odds_1 = odds_2$,从而 $\theta = odds_1/odds_2 = 1$。独立值 $\theta = 1$ 是两组比较的基准。当优势比处于 1 的两侧,它分别代表了不同类型的关联性。当 $\theta > 1$ 时,第一行中"成功"的优势比第二行大。例如,当 $\theta = 4$ 时,第一行中"成功"的优势是第二行"成功"的优势的 4 倍。那么,第一行的试验比第二行的试验更容易成功:即 $\pi_1 > \pi_2$。当 $\theta < 1$ 时,第一行试验比第二行的试验更不容易成功:即 $\pi_1 < \pi_2$。

θ 值在给定方向离 1.0 越远,代表了越强的关联性。优势比等于 4 时比优势比等于 2 时有更强的关联性,优势比等于 0.25 时比优势比等于 0.50 时具有更强的关联性。

当一个 θ 值是另一个值的倒数时,它们具有相同的关联度,只是方向相反。例如,当 $\theta = 0.25$ 时,第一行成功的优势是第二行成功优势的 0.25 倍。换句话说,第二行成功的优势是第一行成功的优势的 $1/0.25 = 4.0$ 倍。当行或列类别的排列顺序交换以后,新的 θ 值是原值的倒数。行或列类别的排列顺序通常是任意的,所以不论我们得到的优势比是 4.0 还是 0.25,这仅仅与行和列中各类别是如何排列的有关。

当原列联表的行和列颠倒后,优势比并不改变。所以表的行可以作为列,列可以作为行。无论是把列当作响应变量而把行当作解释变量,还是把例当作解释变量而把行当作响应变量,我们都会得到相同的优势比。所以在估计 θ 时,并不需要去设定某个变量为响应变量。相反地,相对风险需要设定响应变量,它的值还依赖于我们是把第一个还是第二个结果类别当作成功。

当两个变量均是响应变量,优势比能由联合概率决定

$$\theta = \frac{\pi_{11}/\pi_{12}}{\pi_{21}/\pi_{22}} = \frac{\pi_{11}\pi_{22}}{\pi_{12}\pi_{21}}$$

优势比有时也称为交叉积比例,因为它等于对角单元概率的乘积 $\pi_{11}\pi_{22}$ 和反对角单元概率的乘积 $\pi_{12}\pi_{21}$ 之比。

样本优势比等于各行样本优势的比:

$$\hat{\theta} = \frac{p_1/(1-p_1)}{p_2/(1-p_2)} = \frac{n_{11}/n_{12}}{n_{21}/n_{22}} = \frac{n_{11}n_{22}}{n_{12}n_{21}} \tag{5-13}$$

无论是把四个单元当作多项式分布还是把两行当作独立二项分布,它都是 θ 的 ML 估计。

4) 优势比和相对风险的联系

样本优势比 1.83 并不表示 p_1 是 p_2 的 1.83 倍;这其实是相对风险为 1.83 的解释,因为相对风险是针对比例而不是针对优势的度量。$\hat{\theta} = 1.83$ 表示优势 $p_1/(1-p_1)$ 是优势 $p_2/(1-p_2)$ 的 1.83 倍。

从等式(5-13)和定义 5.2 的样本表达式,可得

$$优势比 = \frac{p_1/(1-p_1)}{p_2/(1-p_2)} = 相对风险 \times \frac{1-p_2}{1-p_1} \tag{5-14}$$

当 p_1 和 p_2 都接近于 0 时,式(5-14)最后一项趋近于 1.0。优势比与相对风险取值相近。表 5-7 的计算结果表明了这种情况下优势比和相对风险的相似性。对于每一组,发生 MI 的样本比例趋近于 0。所以样本优势比 1.83 和按式(5-10)中得到的样本相对风险 1.82 相近。在这种情况下,优势比 1.83 才代表 p_1 约是 p_2 的 1.83 倍。

5.3　配对设计两样本率比较的配对四格表 χ^2 检验

计数资料的配对设计常用于两种检验方法、治疗方法和诊断方法的比较。其特点是对样本中各观察单位分别用两种方法处理,然后观察两种方法的某两分类变量的计数结果。现以表 5-8 所示某抗癌新药两种剂量的毒理实验结果为例进行分析。

表 5-8　某抗癌新药两种剂量的毒理实验结果

配对设计			甲剂量	乙剂量(X)		合计数
配对号	甲剂量	乙剂量		死亡(+)	生存(−)	
1	死亡	死亡	死亡(+)	6(a)	12(b)	18
2	死亡	生存	生存(−)	3(c)	18(d)	21
⋮	⋮	⋮				
39	生存	生存	合计	9	30	39

表 5-8 中，a，d 为两法观察结果一致的两种情况，b，c 为两法观察结果不一致的两种情况。当两种处理方法无差别时，对总体有 $b=c$。由于在抽样研究中，抽样误差是不可避免的，样本中的 b 和 c 往往不相等。为此需进行假设检验。该法一般用于样本含量不太大的资料。

显然，本试验对每个配对（或同一个个体）有两次不同的测量，从设计的角度讲可以理解为自身配对设计。上述问题可归结为：两种"处理"之差别分析。McNemar 提出的配对卡方检验的原理在于，当我们考虑该例四格子表中两处理阳性检出率是否相同时，只要考虑四格表中的非对角元素的差异，于是提出了如下假设检验：

H_0　$b=c$，即两种方法的总体检测结果相同。

H_1　$b \neq c$，即两种方法的总体检测结果不相同。

根据 H_0 的 b、c 两格的理论数均为 $T_b = T_c = (b+c)/2$，当 $(b+c) \geqslant 40$ 时，McNemar 提出的配对统计量为

$$\chi^2 = \frac{(b-c)^2}{b+c}, \quad v=1, (b+c) \geqslant 40 \qquad (5-15)$$

当 $(b+c) < 40$ 时，相应的耶茨连续性校正公式分别为

$$\chi_c^2 = \frac{(|b-c|-1)^2}{b+c}, \quad v=1, (b+c) < 40 \qquad (5-16)$$

例 5.5　某实验室分别用乳胶凝集法和免疫荧光法对 58 名可疑系统红斑狼疮患者血清中抗核抗体进行测定，结果见表 5-9。问两种方法的检测结果有无差别？在本例中，取 $\alpha = 0.05$，$\chi_c^2 = \dfrac{(|12-2|-1)^2}{12+2} = 5.79$，$P \leqslant 0.05$。

值得一提的是，McNemar 配对卡方检验只会利用非主对角线单元格上的信息，即它只关心两者不一致的评价情况，用于比较两个评价者之间存在怎样的倾向。因此，对于一致性较好的大样本数据（a，d 较大且 b，c 较小时），McNemar 检验可能会失去实用价值。

表 5-9　两种方法的检测结果

免疫荧光法	乳胶凝集法		合计数
	（＋）	（－）	
（＋）	11(a)	12(b)	23
（－）	2(c)	33(d)	35
合　计	13	45	58

　　例如,对 1 万个案例进行一致性评价,9 995 个都是完全一致的,在主对角线上,另有 5 个分布在左下的三角区。显然,此时的一致性相当得好。但如果使用 McNemar 检验,此时反而会得出两种评价有差异的结果来。此时,我们可以考虑边际卡方检验。

　　最后,我们需要强调配对四格表卡方检验与成组设计卡方检验的注意事项。由于配对设计的资料同一对观察结果间一般是非独立的,而成组设计的资料一般可以认为是独立的,所以配对四格表资料不能用成组设计的卡方检验,而要用配对设计的卡方检验或配对设计的直接计算概率法进行检验。

5.4　独立性的卡方检验

1. 无序数据的独立性检验

　　在两个响应变量具有联合概率 π_{ij} 的双向列联表中,统计独立的原假设为

$$H_0: \pi_{ij} = \pi_{i+}\pi_{+j}, \quad \text{对于所有的 } i \text{ 和 } j$$

那么边际概率确定了联合概率。为了检验 H_0,我们记 $\mu_{ij} = n\pi_{ij} = n\pi_{i+}\pi_{+j}$ 作为期望频数。 其中 μ_{ij} 是独立性假设下 n_{ij} 的期望值。通常,期望值 μ_{ij} 和 π_{i+} 与 π_{+j} 都是未知的。

　　我们用样本比例代替未知的边际概率来估计期望频数,得

$$\hat{\mu}_{ij} = n\pi_{i+}\pi_{+j} = n\,\frac{n_{i+}}{n}\,\frac{n_{+j}}{n} = \frac{n_{i+}n_{+j}}{n}$$

即单元行总和乘以单元列总和,再除以样本总量。$\{\hat{\mu}_{ij}\}$ 称为期望频数的估计。虽然它的行总和及列总和等于观测单元计数的行总和及列总和,但是它体现了独立的模式。

为了检验 $R \times C$ 列联表的独立性，皮尔逊检验统计量为

$$\chi_s^2 = \sum_{i,j} \frac{(n_{ij} - \hat{\mu}_{ij})^2}{\hat{\mu}_{ij}} \qquad (5-17)$$

在大样本条件下，$\chi_s^2 \Rightarrow \chi^2((R-1)(C-1))$。

例 5.6 现随机抽样对吸烟人群和不吸烟人群是否患有气管炎病进行了调查，调查结果如表 5-10 所示，试检验吸烟与患气管炎病有无关联？

表 5-10 不同人群患气管炎病调查资料（单位：人）

不同人群	患 病	不患病	合计(R_i)	患病率/%
吸烟人群	50(33)	250(267)	300	16.67
不吸烟人群	5(22)	195(178)	200	2.50
合计(C_j)	55	445	$T = 500$	

解 检验步骤如下：

(1) H_0：吸烟与患气管炎病无关；H_A：吸烟与患气管炎病有关联。

(2) 确定显著性水平 $\alpha = 0.01$。

(3) 计算统计量 χ^2。

先计算列联表中各项的理论值。

吸烟且患病人数：$T_{11} = \dfrac{R_1 C_1}{T} = \dfrac{300 \times 55}{500} = 33$

吸烟未患病人数：$T_{12} = \dfrac{R_1 C_2}{T} = \dfrac{300 \times 445}{500} = 267$

不吸烟且患病人数：$T_{21} = \dfrac{R_2 C_1}{T} = \dfrac{200 \times 55}{500} = 22$

不吸烟未患病人数：$T_{22} = \dfrac{R_2 C_2}{T} = \dfrac{200 \times 445}{500} = 178$

由于自由度 df = 1，故所计算的结果需进行下面的连续性矫正：

$$
\begin{aligned}
\chi_c^2 &= \sum_{i=1}^{2} \sum_{j=1}^{2} \frac{(|A_{ij} - T_{ij}| - 0.5)^2}{T_{ij}} \\
&= \frac{(|50 - 33| - 0.5)^2}{33} + \frac{(|250 - 267| - 0.5)^2}{267} + \\
&\quad \frac{(|5 - 22| - 0.5)^2}{22} + \frac{(|195 - 178| - 0.5)^2}{178} \\
&= 8.250 + 1.020 + 12.375 + 1.529 = 23.174
\end{aligned}
$$

（4）查卡方分布表得 $\chi^2_{0.01}(1)=6.63<23.174$，故应拒绝 H_0，接受 H_A，说明吸烟与患气管炎病密切相关，吸烟人群和不吸烟人群相比，患病率有极显著的提高。

2. 有序数据的独立性检验

当行和或列和为有序变量时，基于 χ^2_s 的独立性卡方检验忽略了变量的顺序信息。把有序变量当作定量变量而不是定性变量（名义变量）的检验统计量通常更适合也更有效。

1）列有序

列有序是指指标变量为有序变量，如疗效（无效、好转、显效）。在这种情况下，往往要回答不同行（不同组别）之间列变量的平均水平是否相同的问题。常用的方法有 Wilcoxon 秩检验或者 Kruskal-Wallis 检验法，这里采用 CMH - χ^2 来处理这个问题。

例 5.7 两种药物对某病的疗效如表 5 - 11 所示，试问试验药和对照药的疗效是否有差别？

表 5 - 11　两种药物对某病的疗效

药　物	疗　效			合　计
	无　效	好　转	显　效	
试验药	13	10	6	29
对照药	21	7	4	32
合　计	31	17	10	61

这里的指标变量疗效是有序的，若该资料仍用 Pearson 卡方检验只能得出两组构成是否相同的结论。因为 Pearson 卡方检验方法仅仅将"无效、好转、显效"当作三个分类，而没有考虑到三分类之间的次序关系，故此时 Pearson 卡方不是最佳选择。Mantel 在 1963 年提出了一种指标（反应）变量是有序的检验方法，它通过比较两组间反应变量的平均分差值来检验组间是否存在差异。

Mantel 的方法是给各疗效一个评分，如无效赋值为 1，好转为 2，显效为 3，并可计算其均数，称之为行平均得分（row mean score）。公式为

$$\bar{f}_1 = \sum_{j=1}^{3} \frac{s_j n_{1j}}{n_{1+}}$$

式中，a_j 为各疗效的得分；n_{1j} 为第一行的各疗效频数；n_{1+} 为第一行合计。由此

求得第一行的行平均得分 $\bar{f}_1$。

本例中，试验组的平均分是 $\bar{f}_1 = \dfrac{13 \times 1 + 10 \times 2 + 6 \times 3}{29} = 1.759$，这里做假设检验只需要计算一行的平均分。

根据无效假设，如果两组没有差别，意味着两组可以合并，或者说试验组的平均分等于对照组的平均分，也等于合计的平均分。由此，得行平均得分差值检验统计量 Q_s：

$$Q_s = \frac{(\bar{f}_1 - u_a)^2}{\{(n - n_{1+})/[n_{1+}(n-1)]\}v_a}$$

其中，n 为合计数；u_a 为平均期望得分；v_a 为方差。可由列合计得出。

$$E(\bar{f}_1 \mid H_0) = u_a = \frac{\sum_{j=1}^{r} a_j n_{+j}}{n}$$

$$v_a = \frac{\sum_{j=1}^{r} (a_j - u_a)^2 (n_{+j})}{n}$$

在本例中，有

$$E(\bar{f}_1 \mid H_0) = u_a = \frac{34 \times 1 + 17 \times 2 + 10 \times 3}{61} = 1.606$$

$$v_a = \frac{(1 - 1.606)^2 \times 34 + (2 - 1.606)^2 \times 17 + (3 - 1.606)^2 \times 10}{61} = 0.564\,5$$

$$Q_s = \frac{(1.759 - 1.606)^2}{\{(61 - 29)/[29 \times (61-1)]\} \times 0.564\,5} = 2.282\,9$$

如果 $\bar{f}_1$ 近似正态分布，则 Q_s 近似服从自由度为 1 的卡方分布。

2）行有序

行有序指组别变量为有序变量，如药物剂量（低、中、高）等。这种情况下，列变量多为"有"或"无"，或"发生"与"不发生"两分类变量。对这种 $R \times 2$ 有序列联表的统计检验称为百分比（率）的趋势检验，又称为 Cochran-Artimage 趋势检验。

例 5.8　某毒理试验观察不同剂量情况下小白鼠的反应，得到表 5-12 的数据。

128

表 5 - 12　不同毒物剂量小白鼠的毒性反应

毒物剂量	中毒反应		合　计
	有	无	
低	59	25	84
中	169	29	198
高	196	9	205
合　计	424	63	487

在本研究中,行变量毒物的剂量是有序变量,研究者想探讨小白鼠的中毒反应是否存在某种趋势:是否随着毒物剂量的升高,中毒反应发生率越高。

为了进行 Cochran-Artimage 趋势检验,进一步整理资料如表 5 - 13 所示,在这里给毒物的低、中、高 3 个剂量分别赋值 $Z(1,2,3)$,而中毒反应有无分别为 $(1,0)$。

表 5 - 13　百分率趋势检验

毒物剂量	中毒反应		合计(n)	分数(Z)	tZ	nZ	nZ^2
	有(t)	无					
低	59	25	84	1	59	84	84
中	169	29	198	2	338	396	792
高	196	9	205	3	588	615	1 845
合计	424($T=\sum t$)	63	487($N=\sum n$)		985($\sum tZ$)	1 095($\sum nZ$)	2 721($\sum nZ^2$)

t 为各剂量组发生阳性事件人数,n 为各剂量组患者数,Z 是各剂量组赋值得分(默认情况下,第 1 行为 1,第 2 行为 2,第 3 行为 3,依次类推),$T=\sum t$,$N=\sum n$。根据以下 Cochran-Artimage 趋势检验公式:

$$\chi^2 = \frac{N\left(N\sum tZ - T\sum nZ\right)^2}{T(N-T)\left[N\sum nZ^2 - \left(\sum nZ\right)^2\right]} \tag{5-18}$$

把有关数据代入式(5-18)可得

$$\chi^2 = \frac{487(487 \times 985 - 424 \times 1\,095)^2}{424(487-424)\left[487 \times 2\,721 - (1\,095)^2\right]} = 34.354\,8$$

在本例中，Cochran-Artimage 趋势检验的 $\chi^2 = 34.3548$，大于自由度为 1 的 χ^2 分布的临界值 3.48。所以拒绝 H_0，认为中毒反应与毒物剂量间存在线性趋势，从具体数值看，随着毒物剂量由低到高的增加，中毒反应发生率随之增加。

3）行列皆有序的 $R \times C$ 列联表

$R \times C$ 列联表中行与列皆为有序时，称为行列皆有序的 $R \times C$ 列联表。

例5.9　表 5-14 资料为年龄与视力的关系，问各年龄组的视力差异有无统计学意义？

表 5-14　年龄与视力的关系

年龄组/岁	视 力				合 计
	$\leqslant 0.6$	0.7~0.9	1.0~1.2	1.5	
5~	4	11	143	411	569
11~	9	37	317	1 183	1 546
21~	39	22	182	355	598
41~	147	94	139	160	540
合计	199	164	781	2 109	3 253

这是一个行、列都有序的 $R \times C$ 列联表，在这里给年龄的 4 个组赋值（1，2，3，4），而视力也为（1，2，3，4）。这里的做法与例 5.7 类似。

平均分为

$$\bar{f} = \sum_{i=1}^{4} \sum_{j=1}^{4} \frac{c_i s_j n_{ij}}{n}$$

在本例中，有

$$\bar{f} = \frac{1 \times 1 \times 4 + 1 \times 2 \times 11 + 1 \times 3 \times 143 + 1 \times 4 \times 411}{3\,235} + \cdots +$$

$$\frac{4 \times 1 \times 147 + 4 \times 2 \times 94 + 4 \times 3 \times 139 + 4 \times 4 \times 160}{3\,235} = 7.791$$

当 H_0 成立时，即假定行向量和列向量没有相关的时候，有

$$E(\bar{f} \mid H_0) = \sum_{i=1}^{4} c_i \frac{n_{i+}}{n} \sum_{j=1}^{4} s_j \frac{n_{+j}}{n} = \mu_c \mu_s$$

在本例中，有

$$E(f \mid H_0) = \frac{1 \times 199 + 2 \times 164 + 3 \times 781 + 4 \times 2\,109}{3\,235} \times$$

$$\frac{1 \times 569 + 2 \times 1\,546 + 3 \times 598 + 4 \times 540}{3\,235} = 8.136$$

其中

$$\mu_c = \frac{1 \times 199 + 2 \times 164 + 3 \times 781 + 4 \times 2\,109}{3\,235} = 3.476$$

$$\mu_s = \frac{1 \times 569 + 2 \times 1\,546 + 3 \times 598 + 4 \times 540}{3\,235} = 2.341$$

方差

$$V(\bar{f} \mid H_0) = \sum_{i=1}^{4} (c_i - \mu_c)^2 \frac{n_{i+}}{n} \sum_{j=1}^{4} (s_j - \mu_s)^2 \frac{n_{+j}/n}{n-1} = \frac{v_c v_s}{n-1}$$

在本例中,有

$$V(\bar{f} \mid H_0) = \left(\frac{\begin{array}{c}(1-3.476)^2 \times 199 + (2-3.476)^2 \times 164 + \\ (3-3.476)^2 \times 781 + (4-3.476)^2 \times 2\,109 \end{array}}{3\,235} \times \right.$$

$$\left. \frac{\begin{array}{c}(1-2.341)^2 \times 569 + (2-2.341)^2 \times 1\,546 + \\ (3-2.341)^2 \times 598 + (4-2.341)^2 \times 540 \end{array}}{3\,235} \right) \Big/$$

$$(3\,235 - 1) = 0.000\,2$$

最后,可得

$$Q_{cs} = \frac{(\bar{f} - E(\bar{f} \mid H_0))^2}{V(\bar{f} \mid H_0)}$$

$$= \frac{(n-1) \Big[\sum_{i=1}^{4} \sum_{j=1}^{4} (c_i - \mu_c)(s_j - \mu_s) n_{ij} \Big]^2}{\Big[\sum_{i=1}^{4} (c_i - \mu_c)^2 n_{i+} \Big] \Big[\sum_{j=1}^{4} (s_j - \mu_s)^2 n_{+j} \Big]} = (n-1) r_{sc}^2$$

在本例中 $Q_{cs} = \dfrac{(7.791 - 8.136)^2}{0.000\,2} = 593.28$。大于自由度为 1 的 χ^2 分布的临界值 3.84。所以拒绝 H_0,认为行变量和列变量存在相关关系,从数值上看,随着年龄的增加,视力下降。

5.5　费希尔精准检验

费希尔精准检验(Fisher's exact test)非常适合于小样本的检验。

例 5.10   体外膜肺氧合（ECMO）是一种应用于严重呼吸疾病新生儿的求生技术。实施了这样一个实验，对 29 名婴儿用 ECMO 技术进行治疗，10 名婴儿以普通方式（CMT）进行治疗。数据如表 5－15 所示。

表 5－15   ECMO 试验数据

结　果	治　　疗		合　计
	CMT	ECTO	
死亡	4	1	5
存活	6	28	34
合计	10	29	39

表 5－15 中的数据显示，39 名婴儿中有 34 名存活，5 名死亡。普通方式治疗的婴儿死亡率为 40%，而使用 ECMO 治疗的婴儿死亡率为 3.4%。但是，此例的样本容量是很小的。是否存在一种可能，其死亡率的差异只是偶然事件？

对此无效假设的关注点是试验结果（存活或死亡）和治疗方式（ECMO 或 CMT）是相互独立的。如果无效假设真实，那么我们对此数据可以用下面的方法进行考虑："ECMO"和"CMT"这两列标签是任意的，无论这 5 名婴儿以哪种方式治疗，结果都是死亡；其中 CMT 治疗 4 名婴儿结果死亡只是偶然。

而备择假设认为死亡的概率与治疗方法有关。也就是说，ECMO 和 CMT 之间存活率存在真实差异，其差异可以通过样本百分率进行说明。

因此，便产生了一个值得注意的问题："如果无效假设是真实的，那么获得表 5－15 中那样的数据可能性有多大？"在进行费希尔精确检验后，我们发现表 5－15 观测值中，给定的边际总数（给定 10 名 CMT 和 29 名 ECMO 治疗中 5 名死亡、34 名存活）的概率是固定的。更具体地说，这 39 名婴儿中有 5 名无论以哪种方法治疗都会死亡。进一步说，有 5 名婴儿病情严重，两种方法治疗都无法拯救他们的生命。那么其中有 4 名进入 CMT 组的可能性有多大？若想得到这个概率，我们需要确定以下几点：

（1）注定死亡的 5 名婴儿中，有 4 名进入 CMT 组的方式数。

（2）存活的 34 名婴儿中，有 6 名进入 CMT 组的方式数。

（3）39 名婴儿中，有 10 名进入 CMT 组的方式数。

把（1）与（2）相乘，再除以（3）即为问题的概率。在本例中，则有

（1）从死亡的 5 名婴儿中选定 4 名进入 CMT 组的方式数为 C_5^4。

（2）从存活的 34 名婴儿中选出 6 名进入 CMT 组的方式数为 C_{34}^6。

（3）从 39 名婴儿中选出 10 名进入 CMT 组的方式数为 C_{39}^{10}。

鉴于边际总和数是确定的，因此得到一组与表 5-15 中一样数据的概率为

$$\frac{C_5^4 C_{34}^6}{C_{39}^{10}} = 0.010\ 58。$$

当运用 Fisher 精确检验进行对应定向备择的无效假设时，我们需要算出表格中所有数据的概率（与观察表的边际相同），按照 H_A 预测方向，提供了强有力的拒绝 H_0 的证据。

例 5.11　例 5.10 中已有证据表明 ECMO 治疗优于 CMT。因此考虑定向备择假设：

$$H_A:\quad P(死亡 \mid ECMO) < P(死亡 \mid CMT)$$

观察表 5-15 中的数据，支持 H_A。下面表 5-16 则显示了另一种可能，它与表 5-15 有相同的边际，但是对 H_A 的支持更强。39 名婴儿中 5 名死亡，10 名以 CMT 方式治疗，最极端的可能结果是 ECMO 组的婴儿全部存活，死亡的 5 名婴儿全部是来自 CMT 组，这个结果支持备择假设（ECMO 治疗优于 CMT）。

表 5-16　从 ECMO 试验得到的更极端结果表

结　果	治　疗		合　计
	CMT	ECTO	
死亡	5	0	5
存活	5	29	34
合计	10	29	39

如果 H_0 真实，则表 5-16 的发生率为 $\dfrac{C_5^5 C_{34}^5}{C_{39}^{10}} = 0.000\ 44$。如果 H_0 成立，P 值就是所获取极端值观测数据的概率。在这种情况下，P 值应该是表 5-15 或表 5-16 中获得数据的概率。因此，$P = 0.010\ 58 + 0.000\ 44 = 0.011\ 02$。由于这个 P 值很小，所以此试验有充分证据证明 H_0 是不真实的，即采用 ECMO 治疗优于 CMT。

通常地，定向备择假设与非定向备择假设的区别是，非定向备择假设的 P 值通常是定向备择假设的 2 倍（假设这些数据符合 H_A 的特定方向，但不符合 H_0）。对于费希尔精确检验来说，这是不正确的。因为当 H_A 非定向时，得出的 P 值不是定向检验 P 值的 2 倍。相反，现在普遍认可的方法是求出所有和观察

表相似表格的概率。所有的这些概率之和就是非定向备择假设检验的 P 值。下面的例 5.12 解释了这个概念。

例 5.12 随机抽取一群大学生样本,其中 13 名在刚入冬时注射了流感预防针,另外 28 名没有注射。在注射流感预防针的 13 名学生中,有 3 名在过冬时患上流感。在没有注射流感预防针的另外 28 名同学中,15 名患上流感。数据列于表 5-17 中。给出原假设:无论是否注射流感预防针,每人患上流感的概率相同。给出的边际值是确定的,根据表 5-17 的数据,相应的概率为

$$\frac{C_{18}^3 C_{23}^{10}}{C_{41}^{13}} = 0.052\,98。$$

表 5-17　流感预防针数据

		未注射	注 射	合 计
流感?	是	15	3	18
	否	13	10	23
	合计	28	13	41

自然地,定向备择假设是注射流感预防针会降低大学生患流感的概率。表 5-18 所示为所获得的可能结果的数据(数据来自表 5-17),这些结果更强烈地支持了 H_A。每个表的概率在表 5-18 右边列出。

表 5-18　表 5-17 数据的可能结果

表		概 率	表		概 率
15	3	0.052 98	16	2	0.011 74
13	10		12	11	
17	1	0.001 38	18	0	0.000 06
11	12		10	13	

所有这些表的概率之和便是定向检验的 P 值,即 $P = 0.052\,98 + 0.011\,74 + 0.001\,38 + 0.000\,06 = 0.066\,16$。

非定向备择假设表述了患流感取决于是否注射流感预防针,但却未表明流感预防针是提高还是降低了患流感概率(有人可能会因注射流感预防针患上流感,因此,以上说法就趋于合理:注射过流感预防针的人比没有注射过的人患流感的概率更高,尽管公共卫生管理部门并不希望如此)。

表 5-19 所示为可能结果的表格：注射过流感预防针的人比没有注射过的人有更高的概率患流感。每个表格的概率也如前列出。前 5 个表的概率都低于表 5-17 数据的概率 0.052 98，但是，第 6 个表的概率却高于 0.052 98。因此，从这一系列表中所得出的 P 值是前 5 个表的概率之和，即为 0.000 00＋0.000 02＋0.000 46＋0.004 40＋0.024 43＝0.029 31。 所有定向检验的 P 值 0.066 16 与上面值的和便是非定向检验的 P 值，即 $P＝0.066 16＋0.029 31＝0.095 47$。

正如本例所示，费希尔精确检验的 P 值算法是相当烦琐的，尤其当备择假设为非定向时[8]。因此，可参考文献[9]和[10]应用 SAS 等统计软件进行检验。

表 5-19　表 5-17 数据的可能结果

表		概率	表		概率
5	13	0.000 00	6	12	0.000 02
23	0		22	1	
7	11	0.000 46	8	10	0.004 40
21	2		20	3	
9	9	0.024 43	10	8	0.083 56
19	4		18	5	

5.6 习 题 5

1. 一个包含 120 名大学生的随机样本，发现样本中 61 名女生中有 9 名参加过 HIV 检测，59 名男生中有 8 名参加过 HIV 检测，数据如下表。

HIV 检测数据

	女　生	男　生
HIV 检测	9	8
HIV 未检测	52	51
总　数	61	59

试检验假设：H_0：男生参加 HIV 检测的比例＝女生参加 HIV 检测的比例。

2. 绝大多数的蜥蜴品种都有红色条纹，但也有一些个体全身为红色。这种周身红色的性状被认为是对火蜥蜴的一种模仿，而火蜥蜴对鸟类是有毒的。为了验证这种模仿形式是否带来更高的存活率，将163只带条纹的蜥蜴和41只全身红色的蜥蜴投放在鸟群出没的自然环境中。2小时后，仍有65只条纹和23只全身红色的蜥蜴存活。用卡方检验验证这种模仿能够更成功地存活的证据。使用定向备择假设，给定$\alpha = 0.05$。

(1) 用语言陈述无效假设（原假设）。

(2) 用符号陈述无效假设。

(3) 计算出每组样本的存活率，并构造相应的四格子表。

(4) 计算检验统计数和P值。

(5) 综合上述情形陈述检验的结论。

3. 对于怀有双胞胎的孕妇来说，几乎她们中的所有人都被嘱咐过，怀孕晚期完全卧床休息可以降低早产风险。为了检验这个结果的真实性，将212位怀有双胞胎的孕妇随机分配，分为卧床休息组与对照组。下表所示为早产发生率。

	卧床休息	对　　照
早产的数量	32	20
孕妇的数量	105	107

试构建($P\{$早产$|$卧床休息$\} - P\{$早产$|$对照$\}$)的95%置信区间。置信区间是否表明卧床休息是更好的方式？

4. 多年来，有人追踪调查了11 900位中年吸烟男性的健康史。在此研究中，126名男性患肺癌，其中89名吸烟者，37名为已戒烟者。数据如下表。

肺癌发生率与吸烟状态

		吸　　烟　　史	
		吸烟者	已戒烟者
肺癌？	是	89	37
	否	6 063	5 711
	总数	6 152	5 748

设$p_1 = P\{$肺癌$|$吸烟者$\}$，$p_2 = P\{$肺癌$|$戒烟者$\}$。试估计吸烟者与已戒烟者两类人群患肺癌的相对风险、优势和优势比。

5. 为研究德国人头发颜色和眼睛颜色的关系，一个人类学家调查了6 800个德国男性的样本，结果如下表。

头发颜色和眼睛颜色

		头发颜色		总 数
		黑 色	浅 色	
眼睛颜色	黑色	726	131	857
	浅色	3 129	2 814	5 943
	总数	3 855	2 945	6 800

试检验无效假设：H_0：眼睛颜色独立于头发颜色。

6. 用 A、B 两种方法检查已确诊的乳腺癌患者 140 名，A 法检出 91 名（65%），B 法检出 77 名（55%），A、B 两法一致的检出 56 名（40%），问哪种方法阳性检出率更高？

A法	B法		合 计
	+	−	
+	56(a)	35(b)	91
−	21(c)	28(d)	49
合计	77	63	140

7. 某医院用碘剂治疗地方性甲状腺肿，不同年龄的治疗效果如下表所示，试利用统计软件检验不同年龄的治疗效果有无差异？

不同年龄用碘剂治疗甲状腺肿效果比较（单位：名）

年龄/岁	治 愈	显 效	好 转	无 效	总 和
11～30	67(45.29)	9(17.87)	10(22.02)	5(5.82)	91
31～50	32(39.32)	23(15.51)	20(19.12)	4(5.05)	79
50 以上	10(24.39)	11(9.62)	23(11.86)	5(3.13)	49
总和	109	43	53	14	219

8. 使用下表的虚拟数据进行费希尔精确检验。设无效假设为处理与响应相互独立，定向备择假设为处理B优于处理A。请列出更有利于支持 H_A 的可能结果表。

		处 理		总 数
		A	B	
结果	死亡	4	2	6
	存活	10	14	24
	总数	14	16	30

6 线性回归模型

在生物及医学领域中,常常需要分析两个及两个以上变量之间的线性依存关系,如人头发中某种金属元素的含量与血液中该元素的含量有关系,人的体表面积与身高、体重之间的关系等。回归分析就是用于发现这种依存关系的数学建模分析方法。

6.1 一元线性回归模型

6.1.1 一元线性回归模型

例 6.1 某医师测得 10 名 3 岁儿童的身高(cm)、体重(kg)和体表面积(cm^2)资料如表 6-1 所示。试用一元回归方法确定以身高为自变量,体表面积为因变量的回归方程。

表 6-1 儿童的身高、体重和体表面积数据

儿童编号	体表面积 Y	身高 X_1	体重 X_2
1	5.382	88.0	11.0
2	5.299	87.6	11.8
3	5.358	88.5	12.0
4	5.292	89.0	12.3
5	5.602	87.7	13.1
6	6.014	89.5	13.7
7	5.830	88.8	14.4
8	6.102	90.4	14.9
9	6.075	90.6	15.2
10	6.411	91.2	16.0

以 x_i 代表第 i 个儿童身高，y_i 代表第 i 个儿童体表面积，将原始数据对 $(x_i, y_i)(i=1, 2, \cdots, 10)$ 做出如图 6-1(a)的散点图。观察该图，在图中大量数据构成的散点图虽然因随机性的影响呈现不规律，但是我们能看出仍然表现出一定的规律。身高越高，儿童体表面积越大。如图 6-1(b)所示，这 10 个点"集中"在某一直线附近，于是可以设想以一条直线来代表身高与体表面积的关系。利用直线的关系来做出身高对体表面积的预测，这种统计方法就是最简单的一元回归分析方法。

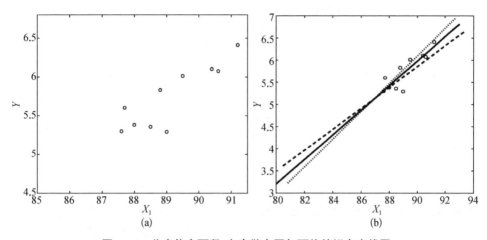

图 6-1 儿童体表面积-身高散点图与可能的拟合直线图

现将上述问题归结为以下数学问题：

假设 Y 为因变量，X 为对 Y 有影响的自变量，并且它们之间有线性关系

$$Y = \beta_0 + \beta_1 X + e \tag{6-1}$$

其中 e 为误差项，它表示除了 X 之外其他因素对 Y 的随机影响或者试验测量误差。β_0 和 β_1 是待估的未知参数，假定我们现有因变量 Y 和自变量 X 的 n 组观测数据 $(x_i, y_i)(i=1, 2, \cdots, n)$，它们满足

$$y_i = \beta_0 + \beta_1 x_i + e_i, \quad i = 1, 2, \cdots, n \tag{6-2}$$

误差项 e_i，$i=1, 2, \cdots, n$ 满足如下 Gauss-Markov 假设：

(1) $E(e_i) = 0$。

(2) $\mathrm{Var}(e_i) = \sigma^2$。 $\qquad\qquad\qquad\qquad\qquad\qquad\qquad$ (6-3)

(3) $\mathrm{Cov}(e_i, e_j) = 0, \quad i \neq j$。

误差满足条件式(6-3)的线性回归方程组(6-2)称为一元线性回归模型。

现在的问题是,如何根据自变量和因变量的观测数据$(x_i, y_i)(i=1, 2, \cdots, n)$来估计模型(6-1)中的参数$\beta_0$和$\beta_1$?

6.1.2　回归系数的最小二乘估计

解决这一问题的通常方法是由高斯于1801年首先提出的最小二乘法。对第i个观测值,假设拟合后的回归方程为

$$\hat{y}_i = b_0 + b_1 x_i, \quad i=1, 2, \cdots, n \tag{6-4}$$

由此可以构造偏差和函数

$$Q(b_0, b_1) = \sum_{i=1}^{n} (y_i - b_0 - b_1 x_i)^2 \tag{6-5}$$

再寻找$\hat{b}_0, \hat{b}_1$使

$$Q(\hat{b}_0, \hat{b}_1) = \min_{(b_0, b_1)} Q(b_0, b_1) \tag{6-6}$$

求和表达式(6-5)的直观解释如图6-2所示,和式中的通项$y_i - b_0 - b_1 x_i$表示观测值y_i与所拟合的直线$y^* = b_0 + b_1 x$之间的偏差,偏差取平方是为了消除正负号的影响。最小二乘法表达式(6-6)意味着试图寻找$\hat{b}_0, \hat{b}_1$使总的偏差平方和最小。

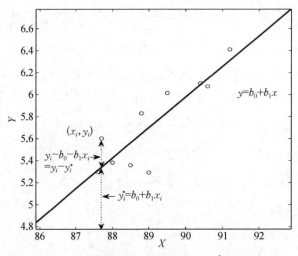

图6-2　儿童体表面积y_i与拟合值y_i^*($\hat{y}_i$)之间的偏差

$\hat{b}_0$，$\hat{b}_1$ 的求解步骤如下：依据多元函数达到极值的条件有

$$\frac{\partial Q}{\partial b_0} = -2 \sum_{i=1}^{n} (y_i - b_0 - b_1 x_i) = 0$$

$$\frac{\partial Q}{\partial b_1} = -2 \sum_{i=1}^{n} (y_i - b_0 - b_1 x_i) x_i = 0$$

移项整理得

$$b_0 n + b_1 \sum_{i=1}^{n} x_i = \sum_{i=1}^{n} y_i$$

$$b_0 \sum_{i=1}^{n} x_i + b_1 \sum_{i=1}^{n} x_i^2 = \sum_{i=1}^{n} x_i y_i$$

解线性方程组得

$$\hat{b}_1 = \frac{\sum\limits_{i=1}^{n} x_i y_i - n \bar{x} \bar{y}}{\sum\limits_{i=1}^{n} x_i^2 - n \bar{x}^2} = \frac{\sum\limits_{i=1}^{n} (x_i - \bar{x})(y_i - \bar{y})}{\sum\limits_{i=1}^{n} (x_i - \bar{x})^2} \stackrel{\text{def}}{=} \frac{S_{XY}}{S_{XX}} \quad (6-7)$$

$$\hat{b}_0 = \bar{y} - \hat{b}_1 \bar{x} \quad (6-8)$$

式中，样本平均值 $\bar{x} = \frac{1}{n} \sum\limits_{i=1}^{n} x_i$ 和 $\bar{x} = \frac{1}{n} \sum\limits_{i=1}^{n} y_i$，且记 $\hat{\beta}_0 = \hat{b}_0$，$\hat{\beta}_1 = \hat{b}_1$。将式 (6-7)、式(6-8)代入式(6-1)，去掉误差项，得到

$$\hat{y} = \hat{\beta}_0 + \hat{\beta}_1 x \quad (6-9)$$

此方程称为经验线性回归方程。

在例 6.1 中，应用统计分析软件计算结果如表 6-2 所示，这里 $\hat{\beta}_0 = -18.982\,3$，$\hat{\beta}_1 = 0.277\,3$。如图 6-3 所示的经验线性回归方程为

$$y = -18.982\,3 + 0.277\,3x$$

β_0 和 β_1 的置信区间为 $[-30.461\,1, -7.503\,6]$，$[0.148\,60.406\,1]$。

表 6-2　回归系数表

模型系数	最小二乘估计	标准误差估计	t_i	$P(t_{n-p} > |t_i|)$	95% 置信区间
常数	-18.982	4.978	-3.813	0.005	$[-30.461, -7.504]$
β_1	0.277	0.056	4.966	0.001	$[0.149, 0.406]$

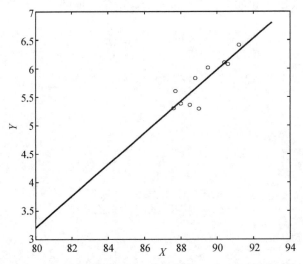

图 6 - 3　儿童体表面积 y_i 关于身高 x_i 的经验回归方程

6.1.3　残差与建模误差方差的估计

定义 6.1　残差平方和（sum of squares of residual，SS_{res}）定义为

$$SS_{res} = \sum_{i=1}^{n} (y_i - \hat{y}_i)^2 \tag{6-10}$$

回归平方和（sum of squares of regression，SS_{reg}）定义为

$$SS_{reg} = \sum_{i=1}^{n} (\hat{y}_i - \overline{y})^2 \tag{6-11}$$

总平方和（total sum of squares，SS_T）定义为

$$SS_T = \sum_{i=1}^{n} (y_i - \overline{y})^2 \tag{6-12}$$

理论上可以证明：

$$SS_{res} = SS_T - \hat{\beta}_1 S_{xy} \tag{6-13}$$

且 $SS_{res} \sim \chi^2(n-2)$，$E(SS_{res}) = (n-2)\sigma^2$。

定理 6.1　建模随机误差 σ^2 的无偏估计记为 $\hat{\sigma}^2$，或 S^2 或 MS_{res}，其表达

式为

$$S^2 = \frac{\text{SS}_{\text{res}}}{n-2} = \frac{S_{yy} - \hat{\beta}_1 S_{xy}}{n-2} \overset{\text{def}}{=\!=\!=} \text{MS}_{\text{res}} \qquad (6-14)$$

式中 MS_{res} 称为均方残差(residual mean square)。$\hat{\sigma}^2$ 的平方根称为标准回归误差(standard error of regression)。

6.1.4 模型的另一种形式

因为

$$y_i = \beta_0' + \beta_1(x_i - \bar{x}) + \varepsilon_i$$

其中 $\beta_0' = \beta_0 + \beta_1 \bar{x}$。所以容易证明$\hat{\beta}_0' = \bar{y}$ 且$\hat{\beta}_1 = S_{xy}/S_{xx}$,且它们是不相关的,即 $\text{Cov}(\hat{\beta}_0', \hat{\beta}_1) = 0$。 相应的拟合模型为

$$\hat{y} = \bar{y} + \hat{\beta}_1(x - \bar{x}) \qquad (6-15)$$

这说明经验回归方程经过数据中心点$(\bar{x}, \bar{y})$。

6.1.5 置信区间和显著性检验

因为$\hat{\beta}_1$是一正态随机变量且$(n-2)S^2/\sigma^2 \sim \chi^2(n-2)$,由第 2 章 t 统计量的定义,得

$$T = \frac{(\hat{\beta}_1 - \beta_1)/(\sigma/\sqrt{S_{xx}})}{S/\sigma} = \frac{\hat{\beta}_1 - \beta_1}{S/\sqrt{S_{xx}}} \sim t(n-1)$$

所以可以利用 T 构造 β_1 的$(1-\alpha)100\%$置信区间。

定理 6.2 回归直线$\hat{y} = \beta_0 + \beta_1 x$ 中参数β_1的$(1-\alpha)100\%$ 置信区间为

$$\hat{\beta}_1 - \frac{t_{\alpha/2}(n-2)S}{\sqrt{S_{xx}}} < \beta_1 < \hat{\beta}_1 + \frac{t_{\alpha/2}(n-2)S}{\sqrt{S_{xx}}}$$

为了检验原假设 $H_0: \beta_1 = \beta_{10}$,我们可以使用

$$T = \frac{\hat{\beta}_1 - \beta_{10}}{S/\sqrt{S_{xx}}} \sim t(n-2)$$

来自行构造拒绝域。

对于系数 β_0，注意到 $\hat{\beta}_0$ 服从正态分布，不难证明

$$T = \frac{\hat{\beta}_0 - \beta_0}{S\sqrt{\sum\limits_{i=1}^{n} x_i^2 / nS_{xx}}} \sim t(n-2)$$

定理 6.3　回归直线 $\hat{y} = \beta_0 + \beta_1 x$ 的参数 β_0 的 $(1-\alpha)100\%$ 置信区间为

$$\hat{\beta}_0 - \frac{t_{\alpha/2}(n-2)S\sqrt{\sum\limits_{i=1}^{n} x_i^2}}{\sqrt{nS_{xx}}} < \beta_0 < \hat{\beta}_0 + \frac{t_{\alpha/2}(n-2)S\sqrt{\sum\limits_{i=1}^{n} x_i^2}}{\sqrt{nS_{xx}}}$$

为了检验原假设 $H_0 : \beta_0 = \beta_{00}$，我们可以使用

$$t = \frac{\hat{\beta}_0 - \beta_{00}}{S\sqrt{\sum\limits_{i=1}^{n} x_i^2 / nS_{xx}}} \sim t(n-2)$$

来自行构造拒绝域。

在科学实验中，往往需要知道在某一固定值 x 处的平均响应值的置信区间，而 x 不一定要求是预先已观察到的值。假如我们想知道在 $x = x_0$ 处 Y 的平均值，那么用 $\hat{Y}_0 = \hat{\beta}_0 + \hat{\beta}_1 x_0$ 作为 $\beta_0 + \beta_1 x_0$ 的点估计。

因为 $E(\hat{Y}_0) = E(\hat{\beta}_0 + \hat{\beta}_1 x_0) = \beta_0 + \beta_1 x_0$，故 $\hat{Y}_0$ 是无偏估计且方差为

$$\mathrm{Var}(\hat{Y}_0) = \sigma^2 \left(\frac{1}{n} + \frac{(x_0 - \bar{x})^2}{S_{xx}} \right)$$

这样 $\beta_0 + \beta_1 x_0$ 的 $(1-\alpha)100\%$ 置信区间可以由统计量

$$T = \frac{\hat{Y}_0 - (\beta_0 + \beta_1 x_0)}{S\sqrt{1/n + (x_0 - \bar{x})^2 / S_{xx}}} \sim t(n-2)$$

构造而得。

定理 6.4　$\beta_0 + \beta_1 x_0$ 的 $(1-\alpha)100\%$ 置信区间为

$$\hat{Y}_0 - t_{\alpha/2}(n-2)S\sqrt{\frac{1}{n} + \frac{(x_0 - \bar{x})^2}{S_{xx}}} < \beta_0 + \beta_1 x_0 <$$

$$\hat{Y}_0 + t_{\alpha/2}(n-2)S\sqrt{\frac{1}{n} + \frac{(x_0 - \bar{x})^2}{S_{xx}}}$$

6.1.6　方差分析

定理 6.5　总平方和 SS_T 与回归平方和 SS_{reg}，残差平方和 SS_{res} 的分解关系式为

$$SS_T = SS_{reg} + SS_{res} \qquad (6-16)$$

证明　首先注意到以下分解式

$$y_i - \bar{y} = (\hat{y}_i - \bar{y}) + (y_i - \hat{y}_i)$$

上式两边平方并对所有 n 个观测值求和,得

$$\sum_{i=1}^{n}(y_i - \bar{y})^2 = \sum_{i=1}^{n}(\hat{y}_i - \bar{y})^2 + \sum_{i=1}^{n}(y_i - \hat{y}_i)^2 + 2\sum_{i=1}^{n}(\hat{y}_i - \bar{y})(y_i - \hat{y}_i)$$

可以验证上式右边第三项为零,等式(6-16)获证。

一般的统计软件都将式(6-16)的结果列表于方差分析表(ANOVA)中,例 6.1 的"儿童体表面积-身高"中的方差分析表如表 6-3 所示。

表 6-3　方差分析表

方差来源	平方和	自由度	均方	F 比	P 值
回归	1.106	1	1.106	24.664	0.001 1
残差	0.359	8	0.045		
总和	1.465	9			

6.1.7　预测

对未来观测响应值的预测区间容易与 $\beta_0 + \beta_1 x_0$ 的置信区间相混淆。

假设 $x = x_0$ 处纵坐标的真实值为 y_0,预测值为 $\hat{y}_0$,我们可以将 $\hat{y}_0 - y_0$ 看成随机变量 $\hat{Y}_0 - Y_0$ 的一个实现值,可以证明该随机变量服从正态分布,均值为

$$E(\hat{Y}_0 - Y_0) = E(\hat{\beta}_0 + \hat{\beta}_1 x_0 - (\beta_0 + \beta_1 x_0 + e_0)) = 0$$

方差为

$$\mathrm{Var}(\hat{Y}_0 - Y_0) = \mathrm{Var}(\hat{\beta}_0 + \hat{\beta}_1 x_0 - e_0)$$

$$= \mathrm{Var}(\bar{Y} + \hat{\beta}_1(x_0 - \bar{x}) - e_0) = \sigma^2 \left(1 + \frac{1}{n} + \frac{(x_0 - \bar{x})^2}{S_{xx}} \right)$$

这样 y_0 的预测值的 $(1-\alpha)100\%$ 置信区间可以由统计量

$$T = \frac{\hat{Y}_0 - Y_0}{S\sqrt{1 + 1/n + (x_0 - \bar{x})^2/S_{xx}}} \sim t(n-2)$$

构造获得。

定理 6.6 对响应值 y_0 的 $(1-\alpha)100\%$ 置信区间为

$$\hat{Y}_0 - t_{\alpha/2}(n-1)S\sqrt{1 + \frac{1}{n} + \frac{(x_0 - \bar{x})^2}{S_{xx}}} <$$

$$y_0 < \hat{Y}_0 + t_{\alpha/2}(n-1)S\sqrt{1 + \frac{1}{n} + \frac{(x_0 - \bar{x})^2}{S_{xx}}}。$$

6.1.8 判定系数

现在我们考察怎样利用三个平方和 $\mathrm{SS_T}$、$\mathrm{SS_{reg}}$、$\mathrm{SS_{res}}$ 来度量经验回归方程的拟合优良度。假如因变量的每一个观测值 y_i 碰巧都落在被估计的直线上，那么经验回归直线就提供一个完美的拟合。此时对每一个观察，$y_i - \hat{y}_i = 0$，这将导致 $\mathrm{SS_{res}} = 0$。这样 $\mathrm{SS_T} = \mathrm{SS_{reg}}$，且比率 $\mathrm{SS_{reg}}/\mathrm{SS_T} = 1$。越差的拟合值将导致越大的 $\mathrm{SS_{res}}$。当 $\mathrm{SS_{reg}} = 0$ 且 $\mathrm{SS_{res}} = \mathrm{SS_T}$ 时，将出现最大的 $\mathrm{SS_{res}}$，这对应最差的拟合。因此，可以利用比率 $\mathrm{SS_{reg}}/\mathrm{SS_T} \in [0, 1]$ 来评估经验回归方程的拟合优良度。

定义 6.2 判定系数（coefficient of determination）定义为

$$R^2 = \frac{\mathrm{SS_{reg}}}{\mathrm{SS_T}} \tag{6-17}$$

在例 6.1 中，判定系数 $R^2 = \dfrac{\mathrm{SS_{reg}}}{\mathrm{SS_T}} = \dfrac{1.106}{1.465} = 0.755$，调节的判定系数 $R_{\mathrm{adj}} = 0.724$。当我们将判定系数写成百分比的形式时，应将 R^2 理解为经验回归方程能够解释总平方和的百分比。在例 6.1 中，"儿童体表面积"变动的 75.5% 能够由"身高"和"儿童体表面积"的线性关系所解释。

6.2 可线性化的一元非线性回归与 Logistic 种群增长模型

1. 可线性化的一元非线性回归模型

在生物医学研究中,两个变量之间的关系可以不是直线(线性)的相关关系,而是某种曲线(非线性)的相关关系。一般可根据二维子样的散点图来确定可能的非线性函数形式,也可利用专业知识确定曲线类型。

例 6.2 为了检验 X 射线的杀菌作用,用 200 kV 的 X 射线照射杀菌,每次照射 6 min,照射次数为 X,照射后所剩细菌数为 Y,试验结果如表 6-4 和图 6-4 所示。

表 6-4 照射次数、所剩细菌数数据

照射次数(X)	所剩细菌数(Y)	照射次数(X)	所剩细菌数(Y)
1	783	6	72
2	433	7	43
3	287	8	28
4	175	9	16
5	129	10	9

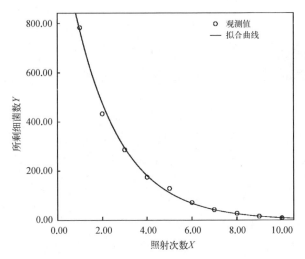

图 6-4 所剩细菌数 Y 关于照射次数 X 的散点

如果用直线拟合这些散点，拟合的经验回归方程为

$$Y = 585.267 - 70.503X$$

判定系数 $R^2 = 0.748$，拟合效果显然不好。因此我们有必要用非线性函数拟合这些曲线。常见的五种用于拟合的非线性初等函数如下。

(1) 双曲线型(hyperbola type) $\dfrac{1}{y} = a + \dfrac{b}{x}$。

(2) 幂曲线型(power curve type) $y = ax^b$，$x > 0$，$a > 0$。

(3) 指数曲线型(exponential curve type) $y = ae^{bx}$，$y = ae^{b/x}$，$a > 0$。

(4) 对数曲线型(logarithmic curve type) $y = a + b\ln(x)$，$x > 0$。

(5) S 曲线型(S-like type) $y = \dfrac{1}{a + be^{-x}}$。

假如我们想估计上面 5 个模型的参数，一个适当的方法是将原来的非线性模型转化为线性模型。现以指数曲线型模型为例进行说明：

$$y = ae^{bx} \cdot \varepsilon$$

其中随机变量 $e = \ln(\varepsilon)$ 满足 Gauss-Markov 假设。

令 $u = x$，$v = \ln(y)$，那么原来的指数模型可以转化为以下的线性模型

$$\ln(y) = \ln(a) + bx + \ln(\varepsilon)$$

或

$$v = \ln(a) + bu + e \tag{6-18}$$

假设我们获得了 n 对 x 和 y 的观测值 $\{(x_i, y_i); i = 1, 2, \cdots, n\}$。式(6-18)中参数 $\ln(a)$ 和 b 能够应用式(6-7)和式(6-8)估计获得

$$\hat{b} = \dfrac{\sum\limits_{i=1}^{n} u_i v_i - \dfrac{1}{n} \sum\limits_{i=1}^{n} u_i \sum\limits_{i=1}^{n} v_i}{\sum\limits_{i=1}^{n} u_i^2 - \dfrac{1}{n} \left(\sum\limits_{i=1}^{n} u_i \right)^2}$$

$$\widehat{\ln(a)} = \dfrac{1}{n} \sum\limits_{i=1}^{n} v_i - \hat{b} \dfrac{1}{n} \sum\limits_{i=1}^{n} u_i$$

最后我们可以考虑 $\hat{a} = \exp\{\widehat{\ln(a)}\}$ 作为 a 的估计。

$\ln y$ 关于 x 的线性经验回归方程为

$$\ln(\hat{y}) = 7.132 - 0.483x$$

从而 y 关于 x 的曲线经验回归方程为

$$\hat{y} = 1\,251.371e^{-0.483x}$$

判定系数为 $R^2 = 0.995\,6$，剩余标准差为 $S = 17.277\,2$。

类似地，如果我们用对数模型

$$Y = a + b\ln(X) + \varepsilon$$

来拟合散点，可类似计算得 $R^2 = 0.97$，标准差 $S = 38$。

如果我们用幂函数模型

$$Y = (a + b\sqrt{X})^2 + \varepsilon$$

来拟合散点，可类似计算得 $R^2 = 0.98$，标准差 $S = 39$。

2. Malthus 种群增长模型

在生物医学研究中，我们常常要考虑诸如细胞、植物、牲畜和人口等种群的增长规律。对一般的种群增长，若以连续函数 $N(t)$ 表示 t 时刻的种群数量，则在时间段 $[t, t + \Delta t]$ 内，有

$$平均种群增长速率 = \frac{N(t + \Delta t) - N(t)}{\Delta t} = \frac{\Delta N}{\Delta t} \tag{6-19}$$

$$平均种群相对增长速率 = \frac{N(t + \Delta t) - N(t)}{N(t)\Delta t} = \frac{\Delta N}{N\Delta t} \tag{6-20}$$

在式(6-19)和式(6-20)中，令 $\Delta t \to 0$，则在 t 时刻：

种群增长速率为 $$\lim_{\Delta t \to 0} \frac{\Delta N}{\Delta t} = \frac{\mathrm{d}N}{\mathrm{d}t}$$

种群相对增长速率为 $$\lim_{\Delta t \to 0} \frac{\Delta N}{N\Delta t} = \frac{1}{N}\frac{\mathrm{d}N}{\mathrm{d}t}$$

在一定条件下，种群相对增长速率与种群大小无关，是一个正常数 r，称为自然增长率。于是我们就获得一个描述种群增长规律的数学模型：

$$\frac{1}{N}\frac{\mathrm{d}N}{\mathrm{d}t} = r \tag{6-21}$$

该方程称为 Malthus 模型。如果假设 $t = t_0$ 时初始种群值为 $N = N_0$，则方程

(6-21)的解为

$$N = N_0 e^{r(t-t_0)} \qquad (6-22)$$

例 6.3 表 6-5 给出了美国人口从 1790 年至 1980 年间每隔 10 年的人口增长记录。

表 6-5 美国人口调查数据

年 份	人口/千人	年 份	人口/千人
1790	3 929	1900	75 995
1800	5 308	1910	91 972
1810	7 240	1920	105 711
1820	9 638	1930	122 775
1830	12 866	1940	131 669
1840	17 069	1950	150 697
1850	23 192	1960	179 323
1860	31 443	1970	203 185
1870	38 558	1980	226 500
1880	50 156		
1890	62 948		

其相应的散点图如图 6-5 所示。

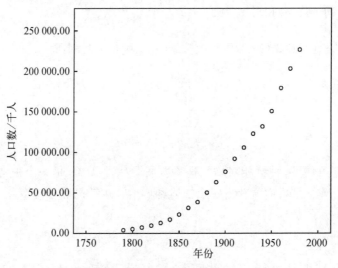

图 6-5 美国人口数据散点图

在 1790～1800 年 10 年间，美国的人口平均增长率和平均相对增长率分别为

$$人口平均增长率 = \frac{5.308 - 3.929}{1\,800 - 1\,790} \times 10^6 = 0.137\,9 \times 10^6 \text{ 人／年}$$

$$人口平均相对增长率 = \frac{5.308 - 3.929}{3.929(1\,800 - 1\,790)} = 0.035\,10$$

从 1790～1800 年 10 年间的相对增长速率可以通过更为合理的方式计算出来，此值是 $r = 0.031$，相应的 Malthus 方程为

$$N(t) = 3.929 \times 10^6 e^{0.031(t - 1\,790)}$$

图 6-6 是用 Malthus 方程(6-22)拟合的人口数量曲线图，该曲线与 1790～1860 年的实际调查人口数据十分吻合。但从 1860 年以后出现较大误差，实际人口数比计算的数据小。随着时间推移，误差愈大，这说明人口相对增长速率不可能一直保持在原有水平。

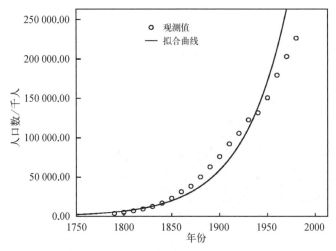

图 6-6　美国人口数据 Malthus 模型拟合图

3. Logistic 种群增长模型

实际生活中种群不可能无限增大，当种群达到一定大小，种群的增长受到种种约束，种群的生活空间有限，生存条件有限。因此需对 Malthus 模型进行修正。

如果在有限生存资源条件下，能够维持种群生存的最大数量记作 $\overline{N}$，此值称为饱和种群量。种群未饱和程度可以用比值 $(\overline{N} - N) / \overline{N}$ 表示。以 $r \dfrac{\overline{N} - N}{\overline{N}}$

来代替 r 表示种群相对增长速率，得到 Logistic 方程：

$$\frac{1}{N}\frac{\mathrm{d}N}{\mathrm{d}t}=r\Big(1-\frac{N}{\bar{N}}\Big)\qquad(6-23)$$

若设初值条件 $t=t_0$ 时，$N=N_0$，利用分离变量法求解方程(6-23)得 Logistic 方程的解为

$$N(t)=\frac{\bar{N}}{1+(\bar{N}/N_0-1)e^{-r(t-t_0)}}\qquad(6-24)$$

Logistic 方程解的图形如图 6-7 所示。

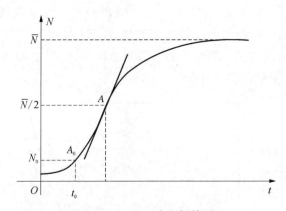

图 6-7　Logistic 方程解的图形

在 Logistic 曲线方程中，饱和种群量 $\bar{N}$ 相对难于估计，一种方法是根据相关种群的有关数据进行科学评估，另一种方法是从已有的数据采用下面介绍的等时间间隔四点法及等时间间隔三点法进行估计。

设有时间间隔 t_0，t_1，t_2 和 t_3，要求 $t_3-t_2=t_1-t_0$，相应的种群大小已知分别是 A，B，C 和 D。即 $N(t_0)=A$，$N(t_1)=B$，$N(t_2)=C$，$N(t_3)=D$。

由等式(6-24)可得

$$r(t-t_0)=\ln\Big[\Big(\frac{N}{\bar{N}-N}\Big)\Big(\frac{\bar{N}-N_0}{N_0}\Big)\Big]$$

将 t_0，t_1 和 t_2 和 t_3 两组数据分别代入上式，得

$$r(t_1-t_0)=\ln\Big[\Big(\frac{B}{\bar{N}-B}\Big)\Big(\frac{\bar{N}-A}{A}\Big)\Big]$$

$$r(t_3 - t_2) = \ln\left[\left(\frac{D}{\overline{N} - D}\right)\left(\frac{\overline{N} - C}{C}\right)\right]$$

因为 $t_3 - t_2 = t_1 - t_0$，得

$$\frac{B}{\overline{N} - B}\frac{\overline{N} - A}{A} = \frac{D}{\overline{N} - D}\frac{\overline{N} - C}{C}$$

然后把 $\overline{N}$ 看作未知变量,求解可得 $\overline{N} = 0$(无意义)和

$$\overline{N} = \frac{AD(B + C) - BC(A + D)}{AD - BC}$$

如果让 $t_1 = t_2$,此时前面时间间隔四点变为等时间间隔三点,且 $B = C$,上面的计算公式改为

$$\overline{N} = \frac{B[2AD - B(A + D)]}{AD - B^2}$$

如果数据较多,应将所有可能组合的数据都进行计算,然后取平均值作为饱和种群量的估计值。

有了饱和种群量 $\overline{N}$,现计算相对增长速率 r。如果有 $m + 1$ 个数据,对应的时间为 t_0,t_1,$\cdots$,t_m。在 SPSS 软件页面依次单击"分析"→"回归"→"曲线估计",在弹出的功能框中将式(6-24)写为

$$\ln\left(\frac{1}{N(t_i)} - \frac{1}{\overline{N}}\right) = \ln\frac{B}{\overline{N}} - r(t_i - t_0) \tag{6-25}$$

这里 $B = \overline{N}/N_0 - 1$。对应式(6-25)的线性模型为

$$\ln\left(\frac{1}{N(t_i)} - \frac{1}{\overline{N}}\right) = \ln(b_0) + \ln(b_1)(t_i - t_0) + e_i \tag{6-26}$$

这里 $r = -\ln(b_1)$，$B = b_0\overline{N}$。

例 6.4　在美国人口统计 1790～1980 年数据中,当设定饱和种群量 $\overline{N} = 300\,000$(千人) 时,在 SPSS 软件中依次单击"分析"→"回归"→"曲线估计"→"Logistic 模型",因变量取"人口数(千人)",自变量取"年份-1790",软件输出的参数估计为 $b_0 = 0.000\,222\,099$,$b_1 = 0.973$,判定系数 $R^2 = 0.996$。这样经过换算,$B = 66.629\,7$,相对增长速率 $r = 0.027\,31$,相应的 Logistic 种群模型为

$$N(t) = \frac{300.0 \times 10^6}{1 + 66.629\,7e^{-0.027\,37(t - 1\,790)}}$$

图 6-8 是拟合的 Logistic 曲线图。需要指出的是，随着时间的推移，饱和种群量是在不断变化之中的，需要根据新的信息不断进行调整。

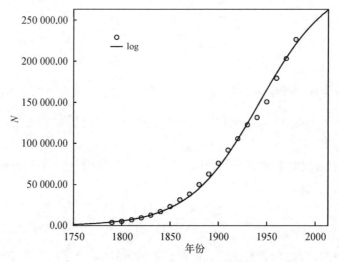

图 6-8　美国人口数据 Logistic 曲线拟合图

6.3　多元线性回归模型

6.3.1　最小二乘估计

在实际问题中，随机变量 Y 往往与多个变量有关。比如，在例 6.1 某医师测得 10 名 3 岁儿童的身高（cm）、体重（kg）和体表面积（cm^2）数据中，儿童的体表面积不仅与身高一个变量有关，还与体重这个变量也有关系。一般地，假设影响因变量 Y 的自变量有 p 个：X_1，X_2，$\cdots$，X_p，并且它们之间有如下线性关系

$$Y = \beta_0 + \beta_1 X_1 + \beta_2 X_2 + \cdots + \beta_p X_p + e \tag{6-27}$$

其中 e 是误差项（试验或测量误差）；β_0，β_1，$\cdots$，β_p 是待估计的未知参数。

现我们有因变量 Y 和自变量 X_1，X_2，$\cdots$，X_p 的 n 组观测值

$$(x_{i1}, \cdots, x_{ip}, y_i), \quad i = 1, 2, \cdots, n$$

它们满足

$$y_i = \beta_0 + \beta_1 x_{i1} + \beta_2 x_{i2} + \cdots + \beta_p x_{ip} + e_i \qquad (6-28)$$

误差项 e_i, $i = 1, 2, \cdots, n$ 满足如下 Gauss-Markov 假设：

(1) $E(e_i) = 0$。

(2) $\text{Var}(e_i) = \sigma^2$。 $\qquad (6-29)$

(3) $\text{Cov}(e_i, e_j) = 0, \quad i \neq j$。

若用矩阵形式,式(6-28)变形为

$$
\begin{bmatrix} y_1 \\ y_2 \\ \vdots \\ y_n \end{bmatrix} = \begin{bmatrix} 1 & x_{11} & \cdots & x_{1p} \\ 1 & x_{21} & \cdots & x_{2p} \\ \vdots & \vdots & \vdots & \vdots \\ 1 & x_{n1} & \cdots & x_{np} \end{bmatrix} \begin{bmatrix} \beta_0 \\ \beta_1 \\ \vdots \\ \beta_p \end{bmatrix} + \begin{bmatrix} e_1 \\ e_2 \\ \vdots \\ e_n \end{bmatrix}
$$

其相应的向量表达式为

$$\boldsymbol{y} = \boldsymbol{X\beta} + \boldsymbol{e}, \ E(\boldsymbol{e}) = \boldsymbol{0}, \ \text{Cov}(\boldsymbol{e}) = \sigma^2 \boldsymbol{I}_n \qquad (6-30)$$

现在的问题是,如何根据自变量和因变量的观测数据估计参数向量 $\boldsymbol{\beta}$?

解决这一问题的方法仍然是最小二乘法,其步骤如下:

构造偏差向量函数

$$Q(\boldsymbol{\beta}) = \| \boldsymbol{y} - \boldsymbol{X\beta} \|^2 = (\boldsymbol{y} - \boldsymbol{X\beta})^{\mathrm{T}} (\boldsymbol{y} - \boldsymbol{X\beta})$$

将此式展开

$$Q(\boldsymbol{\beta}) = \boldsymbol{y}^{\mathrm{T}} \boldsymbol{y} - 2\boldsymbol{y}^{\mathrm{T}} \boldsymbol{X\beta} + \boldsymbol{\beta}^{\mathrm{T}} \boldsymbol{X}^{\mathrm{T}} \boldsymbol{X\beta}$$

对 $\boldsymbol{\beta}$ 求偏导数,并令其为零,得正则方程组:

$$\boldsymbol{X}^{\mathrm{T}} \boldsymbol{X\beta} = \boldsymbol{X}^{\mathrm{T}} \boldsymbol{y} \qquad (6-31)$$

若 $\boldsymbol{X}^{\mathrm{T}} \boldsymbol{X}$ 的秩为 $p+1$,则得唯一解为

$$\hat{\boldsymbol{\beta}} = (\boldsymbol{X}^{\mathrm{T}} \boldsymbol{X})^{-1} \boldsymbol{X}^{\mathrm{T}} \boldsymbol{y} \qquad (6-32)$$

记 $\hat{\boldsymbol{\beta}} = (\hat{\beta}_0, \hat{\beta}_1, \cdots, \hat{\beta}_p)^{\mathrm{T}}$,代入回归方程(6-27),并去掉误差项,得到

$$\hat{Y} = \hat{\beta}_0 + \hat{\beta}_1 X_1 + \cdots + \hat{\beta}_p X_p \qquad (6-33)$$

此方程称为经验线性回归方程。

例 6.5 （例 6.1 续）试用多元回归方法确定以身高、体重为自变量,体表面积为因变量的回归方程。在表 6-1 中,设原始数据是 (x_{i1}, x_{i2}, y_i) $(i=1,$

$2, \cdots, 10)$，其中 x_{i1} 代表第 i 个儿童的身高，x_{i2} 代表体重，y_i 代表体表面积。观察散点图 6-1(a)，这 10 个点"集中"在某一平面附近，于是可假设

$$y = \beta_0 + \beta_1 x_1 + \beta_2 x_2 + e$$

其中，β_0，β_1 和 β_2 是待定常数；e 是观测误差。

应用统计分析软件可计算得

$$\beta_0 = -2.856\,476 \quad \beta_1 = 0.068\,710\,1 \quad \beta_2 = 0.183\,756$$

得经验线性回归方程（见图 6-9(b)中所示的平面）

$$Y = -2.856\,476 + 0.068\,710\,1x_1 + 0.183\,756x_2$$

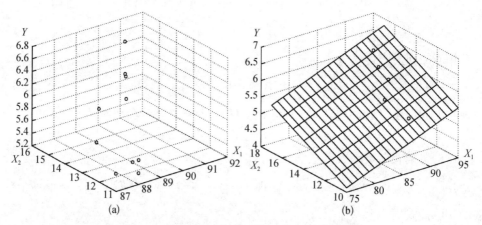

图 6-9 体表面积-身高、体重点图与拟合平面图

6.3.2 原始数据的中心化和标准化

1）原始数据的中心化

记第 j 个回归自变量 n 次观测值的平均值为

$$\bar{x}_j = \frac{1}{n} \sum_{i=1}^{n} x_{ij}, \quad j = 1, \cdots, p$$

这样，式(6-28)可改写为

$$y_i = \alpha + (x_{i1} - \bar{x}_1)\beta_1 + \cdots + (x_{ip} - \bar{x}_p)\beta_p + e_i \qquad (6-34)$$

这里式(6-34)中的 α 与式(6-28)中的 β_0 有如下关系式：

$$\alpha = \beta_0 + \bar{x}_1\beta_1 + \cdots + \bar{x}_p\beta_p$$

在式(6-34)中,我们把每个回归自变量减去了它们的平均值,此过程称为中心化。若记

$$\boldsymbol{X}_c = \begin{pmatrix} x_{11} - \bar{x}_1 & x_{12} - \bar{x}_2 & \cdots & x_{1p} - \bar{x}_p \\ x_{21} - \bar{x}_1 & x_{22} - \bar{x}_2 & \cdots & x_{2p} - \bar{x}_p \\ \vdots & \vdots & \vdots & \vdots \\ x_{n1} - \bar{x}_1 & x_{n2} - \bar{x}_2 & \cdots & x_{np} - \bar{x}_p \end{pmatrix}$$

则式(6-34)可改写为如下矩阵形式

$$\boldsymbol{y} = \alpha \boldsymbol{1}_n + \boldsymbol{X}_c\boldsymbol{\beta}_c + \boldsymbol{e} \qquad (6-35)$$

这里 $\boldsymbol{1}_n = (1, \cdots, 1)^{\mathrm{T}}$, $\boldsymbol{\beta}_c = (\beta_1, \cdots, \beta_p)^{\mathrm{T}}$。 中心化设计矩阵 $\boldsymbol{X}_c$ 满足

$$\boldsymbol{1}^{\mathrm{T}}\boldsymbol{X}_c = 0$$

正则方程变形为

$$\begin{bmatrix} n & \boldsymbol{0} \\ \boldsymbol{0} & \boldsymbol{X}_c^{\mathrm{T}}\boldsymbol{X}_c \end{bmatrix} \begin{bmatrix} \alpha \\ \boldsymbol{\beta}_c \end{bmatrix} = \begin{bmatrix} \boldsymbol{1}^{\mathrm{T}} & \boldsymbol{y} \\ \boldsymbol{X}_c^{\mathrm{T}} & \boldsymbol{y} \end{bmatrix}$$

最小二乘估计为

$$\hat{\alpha} = \bar{y} \qquad (6-36)$$

$$\hat{\boldsymbol{\beta}}_c = (\boldsymbol{X}_c^{\mathrm{T}}\boldsymbol{X}_c)^{-1}\boldsymbol{X}_c^{\mathrm{T}}\boldsymbol{y} \qquad (6-37)$$

2) 原始数据的标准化

记

$$s_j^2 = \sum_{i=1}^{n}(x_{ij} - \bar{x}_j)^2, \quad j = 1, \cdots, p$$

$$z_{ij} = \frac{x_{ij} - \bar{x}_j}{s_j}$$

令 $\boldsymbol{Z} = (z_{ij})$,则 $\boldsymbol{Z}$ 有如下性质:

(1) $\boldsymbol{1}^{\mathrm{T}}\boldsymbol{Z} = 0$。

(2) $\boldsymbol{R} \stackrel{\text{def}}{=\!=} \boldsymbol{Z}^{\mathrm{T}}\boldsymbol{Z} = (r_{ij})$。

$$r_{ij} = \frac{\sum\limits_{k=1}^{n}(x_{ki} - \bar{x}_i)(x_{kj} - \bar{x}_j)}{s_i s_j}, \quad i, j = 1, \cdots, p$$

即 $\boldsymbol{R} = \boldsymbol{Z}^{\mathrm{T}}\boldsymbol{Z}$ 的第 (i, j) 元正是回归自变量 X_i 与 X_j 的样本相关系数，因此 $\boldsymbol{R}$ 是回归自变量的相关阵，于是对一切 i，$r_{ii} = 1$。

3）标准化的优点

（1）用 $\boldsymbol{R}$ 可以分析回归自变量之间的相关关系。

（2）在一些问题中，诸回归自变量所用的单位可能不相同，取值范围大小也不相同，经过标准化，消去了单位和取值范围的差异，这便于对回归系数估计值的统计分析。

标准化后的回归模型为

$$y_i = \alpha + \left(\frac{x_{i1} - \bar{x}_1}{s_1}\right)\beta_1 + \cdots + \left(\frac{x_{ip} - \bar{x}_1}{s_p}\right)\beta_1 + e_i$$

这里的 α 当然不同于前面的 α。记 $\boldsymbol{\beta}_c = (\beta_1, \cdots, \beta_p)^{\mathrm{T}}$，则回归方程的矩阵形式为

$$\boldsymbol{y} = \alpha \boldsymbol{1}_n + \boldsymbol{Z}_c \boldsymbol{\beta}_c + \boldsymbol{e}$$

例 6.6 在 SPSS 上就 Y 关于所有独立变量标准化后进行回归所得经验回归方程为

$$Y = 0.215x_1 - 0.758x_2$$

6.3.3 最小二乘估计的性质

定理 6.7 对于线性回归模型式（6-30），最小二乘估计 $\hat{\boldsymbol{\beta}} = (\boldsymbol{X}^{\mathrm{T}}\boldsymbol{X})^{-1}\boldsymbol{X}\boldsymbol{y}$ 具有下列性质：

（1）$E(\hat{\boldsymbol{\beta}}) = \boldsymbol{\beta}$。 　　　　　　　　　　　　　　　　　　（6-38）

（2）$\mathrm{Cov}(\hat{\boldsymbol{\beta}}) = \sigma^2 (\boldsymbol{X}^{\mathrm{T}}\boldsymbol{X})^{-1}$。 　　　　　　　　　　　　　　（6-39）

误差向量 $\boldsymbol{e} = \boldsymbol{y} - \boldsymbol{X}\boldsymbol{\beta}$ 是一不可观测的随机向量，若用 $\hat{\boldsymbol{\beta}}$ 代替式（6-30）中的 $\boldsymbol{\beta}$ 得

$$\hat{\boldsymbol{e}} = \boldsymbol{y} - \boldsymbol{X}\hat{\boldsymbol{\beta}}$$ 　　　　　　　　　　　　　（6-40）

$\hat{\boldsymbol{e}}$ 称为残差向量。若用 $\boldsymbol{x}_i^{\mathrm{T}}$ 表示设计矩阵 $\boldsymbol{X}$ 的第 i 行，则式（6-40）的分量形式为

$$\hat{e}_i = y_i - \boldsymbol{x}_i^{\mathrm{T}}\hat{\boldsymbol{\beta}}, \quad i = 1, \cdots, n$$ 　　　　　　　（6-41）

$\hat{e}_i$ 称为第 i 次试验误差或观测误差。

自然地用

$$\mathrm{SS_{res}} \xlongequal{\text{def}} \hat{\boldsymbol{e}}^\mathrm{T} \hat{\boldsymbol{e}} = \sum_{i=1}^{n} \hat{e}_i^2 \tag{6-42}$$

来衡量 σ^2 的大小,$\mathrm{SS_{res}}$ 称为残差平方和(residual sum of squares)。

记 $\hat{\boldsymbol{y}} = \boldsymbol{X}\hat{\boldsymbol{\beta}}$,称 $\hat{\boldsymbol{y}}$ 为拟合值向量,称其第 i 个分量 $\hat{y}_i = \boldsymbol{x}_i^\mathrm{T} \hat{\boldsymbol{\beta}}$ 为第 i 个拟合值,则

$$\hat{\boldsymbol{y}} = \boldsymbol{X}(\boldsymbol{X}^\mathrm{T}\boldsymbol{X})^{-1}\boldsymbol{X}^\mathrm{T}\boldsymbol{y} = \boldsymbol{H}\boldsymbol{y}$$

这里 $\boldsymbol{H} = \boldsymbol{X}(\boldsymbol{X}^\mathrm{T}\boldsymbol{X})^{-1}\boldsymbol{X}^\mathrm{T}$ 称为 $\boldsymbol{y}$ 的帽子矩阵,易验证

$$\boldsymbol{H}^\mathrm{T} = \boldsymbol{H}, \quad \boldsymbol{H}^2 = \boldsymbol{H}$$

即帽子矩阵是一对称幂等阵。这样,残差向量 $\hat{\boldsymbol{e}}$ 又可表示为

$$\hat{\boldsymbol{e}} = \boldsymbol{y} - \hat{\boldsymbol{y}} = (\boldsymbol{I} - \boldsymbol{H})\boldsymbol{y} = (\boldsymbol{I} - \boldsymbol{H})\boldsymbol{e} \tag{6-43}$$

定理 6.8

(1) $\mathrm{SS_{res}} = \boldsymbol{y}^\mathrm{T}(\boldsymbol{I} - \boldsymbol{X}(\boldsymbol{X}^\mathrm{T}\boldsymbol{X})^{-1}\boldsymbol{X}^\mathrm{T})\boldsymbol{y}$

(2) $\hat{\sigma}^2 = \dfrac{\mathrm{SS_{res}}}{n-p-1}$

是 σ^2 的无偏估计。

定理 6.9 对于线性回归模型式(6-30),若进一步假设误差向量 $\boldsymbol{e} \sim N(\boldsymbol{0}, \sigma^2\boldsymbol{I})$,则

(1) $\hat{\boldsymbol{\beta}} \sim N(\boldsymbol{\beta}, \sigma^2(\boldsymbol{X}^\mathrm{T}\boldsymbol{X})^{-1})$。

(2) $\dfrac{\mathrm{SS_{res}}}{\sigma^2} \sim \chi_{n-p-1}^2$。

(3) $\hat{\boldsymbol{\beta}}$ 与 $\mathrm{SS_{res}}$ 相互独立。

本节所有定理及以后几节定理的详细证明,有兴趣的读者可以参考文献[11]。

6.4 回归方程的检验

6.4.1 回归方程的显著性检验

考虑正态回归模型

$$y_i = \beta_0 + x_{i1}\beta_1 + \cdots + x_{ip}\beta_p + e_i, \quad e_i \sim N(0, \sigma^2), \quad i=1, \cdots, n$$

$$(6-44)$$

所谓回归方程的检验,就是检验假设

$$H: \beta_1 = \cdots = \beta_p = 0 \qquad (6-45)$$

将假设式(6-45)代入模型式(6-44),得简约模型为

$$y_i = \beta_0 + e_i, \quad i=1, \cdots, n \qquad (6-46)$$

β_0 的最小二乘估计为 $\beta_0^* = \bar{y}$,于是相应的残差平方和为

$$\text{SS}_{\text{res}}^H = \mathbf{y}^{\text{T}}\mathbf{y} - \beta_0^* \mathbf{1}^{\text{T}}\mathbf{y} = \sum_{i=1}^{n}(y_i - \bar{y})^2 \qquad (6-47)$$

这个特殊的残差平方和称为总平方和(total sum of squares,SS_{T})。这是因为简约模型式(6-46)不包含任何回归自变量,残差平方和 SS_{res}^H 完全是 n 个观测数据的变动平方和。

对于原来的模型式(6-44),我们知道残差平方和

$$\text{SS}_{\text{res}} = \mathbf{y}^{\text{T}}\mathbf{y} - \hat{\boldsymbol{\beta}}\mathbf{X}^{\text{T}}\mathbf{y}$$

于是

$$\text{SS}_{\text{res}}^H - \text{SS}_{\text{res}} = \hat{\boldsymbol{\beta}}\mathbf{X}^{\text{T}}\mathbf{y} - \hat{\beta}_0^* \mathbf{1}^{\text{T}}\mathbf{y} = \hat{\boldsymbol{\beta}}_c^{\text{T}}\mathbf{X}_c^{\text{T}}\mathbf{y} (\geqslant 0)$$

它是由于在模型式(6-46)中引入回归自变量之后所引起的残差平方和的减少量,称为回归平方和(regression sum of squares,SS_{reg})。这样,有关系式

$$\text{SS}_{\text{T}} = \text{SS}_{\text{reg}} + \text{SS}_{\text{res}} \qquad (6-48)$$

其中

$$\text{SS}_{\text{T}} = \sum_{i=1}^{n}(y_i - \bar{y})^2 \qquad (6-49)$$

$$\text{SS}_{\text{reg}} = \sum_{i=1}^{n}(\hat{y}_i - \bar{y})^2 \qquad (6-50)$$

$$\text{SS}_{\text{res}} = \sum_{i=1}^{n}(y_i - \hat{y}_i)^2 \qquad (6-51)$$

如果原假设式(6-45)成立,那么在模型式(6-44)中引入回归自变量与没有引入回归自变量的原简约模型式(6-46)的残差平方和本质上应该是一样的。因而,刻画拟合程度的残差平方和之差 $\text{SS}_{\text{res}}^H - \text{SS}_{\text{res}}$ 应该比较小。反过来,若真正

的参数不满足式(6-45),则 $SS_{res}^{H} - SS_{res}$ 倾向于比较大,因而,当 $SS_{res}^{H} - SS_{res}$ 比较大时,我们就拒绝原假设式(6-45),不然就接受它。在统计学上当我们谈到一个量的大小时,往往有一个比较标准。现在我们取这个标准为 SS_{res},于是构造检验统计量

$$F_R = \frac{SS_{reg}/p}{SS_{res}/(n-p-1)} \qquad (6-52)$$

定理 6.10　当原假设式(6-45)成立时

$$F_R \sim F_{p, n-p-1} \qquad (6-53)$$

对给定的置信水平 α,当 $F_R > F_{p, n-p-1}(\alpha)$ 时,我们拒绝原假设 H。

我们现在从方差分析的角度对检验统计量做一些解释。在关系式(6-52)中,回归平方和 SS_{reg} 反映了回归自变量对因变量变动平方和的贡献。残差平方和 SS_{res} 是误差的影响,这里误差包括试验的随机误差和模型误差,后者是指重要回归自变量的遗漏、模型的非线性等。因此,检验统计量式(6-53)是把回归平方和与试验误差相比较,当回归平方和相对试验误差比较大时,我们就拒绝原假设。通常我们把每个平方和除以相应的自由度,称为均方和,并列成下面的方差分析表6-6。

表 6-6　方 差 分 析 表

方差源	平方和	自由度	均　　方	F 比	$P(F>F_R)$
回归	SS_{reg}	p	SS_{reg}/p	F_R	
误差	SS_{res}	$n-p-1$	$SS_{res}/(n-p-1)$		
总计	SS_T	$n-1$			

需要强调的是,如果经过检验接受原假设 H,这意思是说,与模型的各种误差比较起来,诸自变量对 Y 的影响是不重要的。这里可能有两种情况:① 模型的各种误差太大,因而即使回归自变量对 Y 有一定影响,但相比这较大的模型误差也不算大。对这种情况,就要检查是否漏掉了重要自变量,或 Y 对某些自变量有非线性相依关系。② 回归自变量对 Y 的影响确实很小。此时就要放弃建立对诸自变量的线性回归模型。

判定系数(复相关系数)　定义判定系数

$$R^2 = \frac{SS_{reg}}{SS_T}$$

它度量了回归自变量 $X_1, \cdots, X_p$ 对因变量 Y 的拟合程度的好坏。显然，$0 \leqslant R^2 \leqslant 1$。它的值愈大，表明 Y 与诸 X 有较大的相依关系。

在一元回归模型中，R^2 就是因变量 Y 与自变量 X 的样本相关系数的平方：

$$R^2 = \frac{\left[\sum\limits_{i=1}^{n}(y_i - \bar{y})(x_i - \bar{x})\right]^2}{\sum\limits_{i=1}^{n}(y_i - \bar{y})^2 \sum\limits_{i=1}^{n}(x_i - \bar{x})^2}$$

因此，R^2 的值愈大，表明回归方程与数据拟合得愈好。

另外，还有所谓的调节判定系数（adjusted）R^2，其定义为

$$R^2_{\text{adj}} = 1 - \frac{(1 - R^2)(n - 1)}{n - p - 1}$$

例 6.7　儿童体表面积的回归显著性检验。

在 SPSS 上获得的回归方程的 $R^2 = 0.902$，$R^2_{\text{adj}} = 0.874$，如表 6-7 所示。

表 6-7　方差分析表（ANOVA）

方差源	平方和	自由度	均　方	F 比	$P(F > F_R)$
回归	1.321	2	0.661	32.145	0.000 297
误差	0.144	7	0.021		
总计	1.465	9			

由于统计量 F 的 P 值小于 0.05，故回归是显著的。

6.4.2　回归系数的显著性检验

回归方程的显著性检验是对线性回归方程的一个整体性检验.如果检验的结果是拒绝原假设，这意味着因变量 Y 线性地依赖于自变量 $X_1, \cdots, X_p$。但这并不排除 Y 并不依赖于其中某些自变量，即某些 β_i 可能等于零。于是，对固定的 i，$1 \leqslant i \leqslant p$ 应进一步做如下检验：

$$H_i: \quad \beta_i = 0 \tag{6-54}$$

由定理 6.9，若记 $\boldsymbol{C}_{p \times p} = (c_{ij}) = (\boldsymbol{X}^{\mathrm{T}}\boldsymbol{X})^{-1}$，则有

$$\hat{\beta}_i \sim N(\beta_i, \sigma^2 c_{ii}) \tag{6-55}$$

于是可构造 t 统计量

$$t_i = \frac{\hat{\beta}_i}{\sqrt{c_{ii}}\,\hat{\sigma}} \qquad\qquad (6-56)$$

这里 $\hat{\sigma}^2 = \mathrm{SS}_{\mathrm{res}}/(n-p-1)$，$t_{n-p-1}$ 表示自由度为 $n-p-1$ 的 t 分布。对给定的水平 α，当

$$|t_i| > t_{n-p-1}\left(\frac{\alpha}{2}\right)$$

时，拒绝原假设 H_i；否则，接受原假设 H_i。

例6.8 儿童体表面积的回归模型回归系数的显著性检验（见表 6-8）。

表 6-8 回归系数表

模型系数	最小二乘估计	标准误差估计	t_i	$P(t_{n-p}>|t_i|)$	95% 置信区间
常数	-2.856	6.018	-0.475	0.649	$[-17.086,\ 11.372]$
β_1	0.069	0.075	0.919	0.389	$[-0.108,\ 0.245]$
β_2	0.184	0.057	3.234	0.014	$[0.049,\ 0.318]$

6.5 回归诊断与治疗

在本章 6.3 节中，我们对模型式（6-27）中的误差做了所谓的 Gauss-Markov 假设式（6-29）。对于涉及统计量分布的一些性质，我们还假设 $e_i \sim N(0,\sigma^2)$。在体表面积例子的实际操作中，实际上是首先应用"肉眼观察法"来判定数据散点在某一平面附近，从而在假定误差满足 Gauss-Markov 假设式（6-42）的条件下获得回归方程参数估计的。注意到数据散点在某一平面附近并不一定意味着误差满足 Gauss-Markov 假设式（6-29）。因此，当我们获得回归方程参数估计后，还需要反过来验证 Gauss-Markov 假设是否真正满足。怎样用一量化的标准（而不是"想当然地"）来考察一批实际数据是否满足 Gauss-Markov 假设式（6-29）是本节回归诊断要研究的第一个问题。因为这些假设都是关于误差项的，所以自然从分析它们的"估计量"-残差的角度入手加以解决。

6.5.1 残差分析

定理6.11 对于式（6-30）的残差向量，我们有

(1) $E(\hat{e}) = \mathbf{0}$，$\mathrm{Cov}(\hat{e}) = \sigma^2(\boldsymbol{I}-\boldsymbol{H})$。

（2）若进一步假设误差向量 $e \sim N(\boldsymbol{0}, \sigma^2 \boldsymbol{I})$，则 $\hat{e} \sim N(\boldsymbol{0}, \sigma^2(\boldsymbol{I} - \boldsymbol{H}))$。

记 h_{ii} 为 $\boldsymbol{H}$ 的第 i 个对角元，则 $\mathrm{Var}(\hat{e}_i) = \sigma^2(1 - h_{ii})$。可见一般情况下残差 $\hat{e}_i$ 的方差不相等，将其标准化为 $\hat{e}_i/(\sigma\sqrt{1 - h_{ii}})$，再用 $\hat{\sigma}$ 代替 σ，得到所谓的学生化残差为

$$r_i = \frac{\hat{e}_i}{\hat{\sigma}\sqrt{1 - h_{ii}}}, \quad i = 1, \cdots, n \tag{6-57}$$

这里 $\hat{\sigma}^2 = \mathrm{SS}_{\mathrm{res}}/(n - p - 1)$。即使在 $e \sim N(\boldsymbol{0}, \sigma^2 \boldsymbol{I})$ 的条件下，r_i 的分布仍然比较复杂，但近似地认为 $r_i \sim N(0, 1)$。这样应有

$$P(-2 < r_i < 2) = 95.5\%, \quad i = 1, \cdots, n$$

于是，大约有 95.4% 的 r_i 落在区间 $[-2, 2]$ 中。另外，可以证明，拟合值向量 $\hat{\boldsymbol{y}}$ 与残差 $\hat{e}$ 相互独立，因而与学生化残差 $r_1, \cdots, r_n$ 也独立，所以平面上的点 $(\hat{y}_i, r_i)$，$i = 1, \cdots, n$ 大致应落在宽度为 4 的水平带 $|r_i| \leqslant 2$ 区域内，且不呈现任何趋势。因此，如果模型式（6-27）是方差齐性的，如图 6-10 所示，则"平面上的点 $(\hat{y}_i, r_i)$，$i = 1, \cdots, n$ 应该大致落在宽度为 4 的水平带 $|r_i| \leqslant 2$ 区

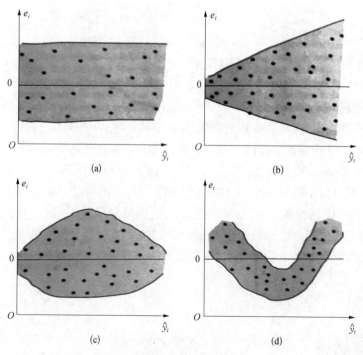

图 6-10 学生化残差图

域内,且不呈现任何趋势"。其余的 3 个残差子图或表现出明显地向 $\hat{y}_i$ 轴正负方向张开的趋势,或呈菱形,或呈现周期状,这都可以用来说明模型式(6-27)的误差项不满足 Gauss-Markov 假设中的方差齐性假设。它们都呈现某类趋势。

Durbin-Watson 统计量 DW $=1.864$,表明模型残差不存在一阶相关性。

例 6.9 例 6.5 中的儿童体表面积与身高、体重的回归学生化残差分析如图 6-11 所示,10 个散点比较均匀地分布在纵坐标为$[-2,2]$的两条水平带之间,故可以认为模型误差满足方差齐性条件。另外,图 6-12(a)为残差的频率图,图(b)为 P-P 图(概率-概率图),由于 P-P 图中的散点在对角线附近,故可以认为模型误差服从正态分布。

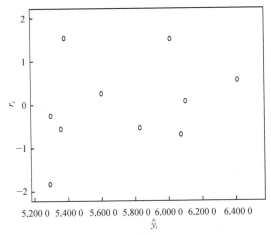

图 6-11 儿童体表面积学生化残差图

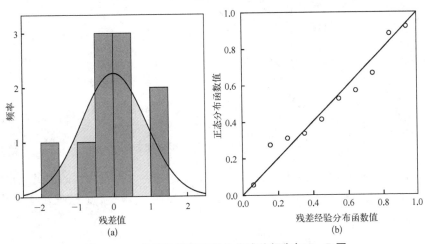

图 6-12 儿童体表面积学生化残差频率与 P-P 图

6.5.2 影响分析

影响分析即探测对估计或预测有异常大影响的数据。例如,在例 6.1 中,如果我们增加一个儿童观测值,其体表面积是 $y_{11}=5.4530 \text{ cm}^2$,身高是 $x_{11}=91.60 \text{ cm}$。 此时将这 11 个观察数据回归后获得的经验回归方程为

$$y=-9.319+0.168x \tag{6-58}$$

这一经验线性回归方程斜率为 0.168,这与由原来 10 个观测值获得的经验线性回归方程的斜率 0.2773 有很大差异,这也可以从图 6-13 中两条相应的回归曲线看出。这说明,第 11 个儿童的观察数据对回归有较大的影响,就是前面说的对估计或预测有异常大影响的数据点,也称其为强影响点。本节所关心的问题关键在于,一个观测值的有无对回归方程的结果要产生多大的差异才能称为强影响点?

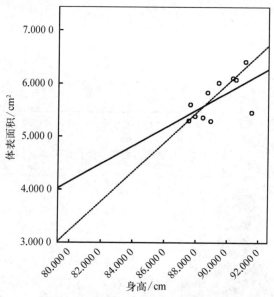

图 6-13　体表面积-身高拟合曲线图

用 $\boldsymbol{y}_{(i)}$, $\boldsymbol{X}_{(i)}$ 和 $\boldsymbol{e}_{(i)}$ 分别表示从 $\boldsymbol{y}$, $\boldsymbol{X}$ 和 $\boldsymbol{e}$ 剔除第 i 行所得到的向量或矩阵。从线性回归模型式(6-30)剔除第 i 组数据后,剩余的 $n-1$ 组数据对应的线性回归模型为

$$\boldsymbol{y}_{(i)}=\boldsymbol{X}_{(i)}\boldsymbol{\beta}+\boldsymbol{e}_{(i)}, \quad E(\boldsymbol{e}_{(i)})=\boldsymbol{0}, \quad \text{Cov}(\boldsymbol{e}_{(i)})=\sigma^2\boldsymbol{I}_n \tag{6-59}$$

其最小二乘估计记为 $\hat{\boldsymbol{\beta}}_{(i)}$，则

$$\hat{\boldsymbol{\beta}}_{(i)} = (\boldsymbol{X}_{(i)}^{\mathrm{T}} \boldsymbol{X}_{(i)})^{-1} \boldsymbol{X}_{(i)}^{\mathrm{T}} \boldsymbol{y} \tag{6-60}$$

显然，向量 $\hat{\boldsymbol{\beta}} - \hat{\boldsymbol{\beta}}_{(i)}$ 反映了第 i 组数据对回归系数估计的影响大小。Cook 定义了如下统计量

$$D_i = \frac{(\hat{\boldsymbol{\beta}} - \hat{\boldsymbol{\beta}}_{(i)})^{\mathrm{T}} \boldsymbol{X}^{\mathrm{T}} \boldsymbol{X} (\hat{\boldsymbol{\beta}} - \hat{\boldsymbol{\beta}}_{(i)})}{(p+1)\hat{\sigma}^2} \tag{6-61}$$

来衡量第 i 组数据对回归系数估计的影响程度。该统计量称为 Cook 统计量（或 Cook 距离）。实际中我们常用下面的定理来简化它的计算。

定理 6.12

$$D_i = \frac{1}{p+1} \left(\frac{h_{ii}}{1 - h_{ii}} \right) r_i^2, \quad i = 1, \cdots, n \tag{6-62}$$

这里 h_{ii} 是帽子矩阵 $\boldsymbol{H} = \boldsymbol{X}(\boldsymbol{X}^{\mathrm{T}} \boldsymbol{X})^{-1} \boldsymbol{X}^{\mathrm{T}}$ 的第 i 个对角元，r_i 是学生化残差。

式(6-62)中统计量 D_i 的分布一般难以精确求得，下面的定理用来近似替代统计量 D_i 的分布，进而用以检验第 i 个观测值对估计或预测的影响。

定理 6.13

$$\frac{(\hat{\boldsymbol{\beta}} - \boldsymbol{\beta})^{\mathrm{T}} \boldsymbol{X}^{\mathrm{T}} \boldsymbol{X} (\hat{\boldsymbol{\beta}} - \boldsymbol{\beta})}{(p+1)\hat{\sigma}^2} \sim F_{p+1,\, n-p-1}$$

判定影响程度的步骤如下：首先计算 D_i，求 α^* 使得 $D_i = F_{p+1,\, n-p-1}(\alpha^*)$，它表明第 i 组数据剔除后，β 的最小二乘估计 $\hat{\boldsymbol{\beta}}_{(i)}$ 落在了 β 的置信系数为 $1-\alpha$ 的置信椭球

$$\frac{(\hat{\boldsymbol{\beta}} - \boldsymbol{\beta})^{\mathrm{T}} \boldsymbol{X}^{\mathrm{T}} \boldsymbol{X} (\hat{\boldsymbol{\beta}} - \boldsymbol{\beta})}{(p+1)\hat{\sigma}^2} \leqslant F_{p+1,\, n-p-1}(\alpha)$$

上。其次，判定 D_i 对应的置信系数的大小，其值愈大，表明第 i 组数据的影响愈大。实际上，我们特别注意 Cook 距离值大于 $4/n$ 的观测值（n 代表观察次数）。

例 6.10　儿童体表面积的回归影响分析：没有发现强影响点。

如果某个观测值带来了非常大的影响，则首先试图理解为什么会这样？该观测值是否在某些方面与众不同？接着再深入考察数据，和那些记得获得该观察数据的人去讨论。即使该观测数据并无特殊之处，也只有当 Cook 距离大于取舍点 3 倍以上时，才可以去掉该观察数据，利用减少后的数据集开发另一个模型。然后，再比较这两个模型，以便更好地理解那个观测数据产生的影响。

治疗方案：**Box‑Cox 变换**

Box‑Cox 变换是对回归因变量 Y 做如下变换：

$$Y^{(\lambda)}=\begin{cases}\dfrac{Y^{\lambda}-1}{\lambda}, & \lambda\neq 0\\[2mm]\ln Y, & \lambda=0\end{cases}\qquad(6\text{-}63)$$

这里 λ 是一个待定参数。对因变量 Y 的 n 个观测值 $y_1,\cdots,y_n$，应用上述变换，得到变换后的向量

$$\boldsymbol{y}^{(\lambda)}=(y_1^{(\lambda)},\cdots,y_n^{(\lambda)})^{\mathrm{T}}$$

我们要确定变换参数 λ，使得 $\boldsymbol{y}^{(\lambda)}$ 满足

$$\boldsymbol{y}^{(\lambda)}=\boldsymbol{X\beta}+\boldsymbol{e},\quad \boldsymbol{e}\sim N(\boldsymbol{0},\sigma^2\boldsymbol{I})\qquad(6\text{-}64)$$

这就是说，我们要求通过因变量的变换，使得变换过的向量 $\boldsymbol{y}^{(\lambda)}$ 与回归自变量具有线性相依关系，误差也服从正态分布，误差各分量是等方差且相互独立。因此，Box‑Cox 变换是通过参数 λ 的适当选择，达到对原来数据的"综合治理"，使其满足一个正态线性回归模型的所有假设。

λ 的选择方法是使下面的残差平方和表达式最小：

$$\mathrm{SS}_{\mathrm{res}}(\lambda,\boldsymbol{z}^{(\lambda)})=\boldsymbol{z}^{(\lambda)\mathrm{T}}(\boldsymbol{I}-\boldsymbol{X}(\boldsymbol{X}^{\mathrm{T}}\boldsymbol{X})^{-1}\boldsymbol{X}^{\mathrm{T}})\boldsymbol{z}^{(\lambda)}\qquad(6\text{-}65)$$

其中

$$\boldsymbol{z}^{(\lambda)}=(z_1^{(\lambda)},\cdots,z_n^{(\lambda)})^{\mathrm{T}}\qquad(6\text{-}66)$$

$$z_i^{(\lambda)}=\begin{cases}\dfrac{y_i^{\lambda}}{\left(\prod\limits_{i=1}^{n}y_i\right)^{\frac{\lambda-1}{n}}}, & \lambda\neq 0\\[4mm](\ln y_i)\left(\prod\limits_{i=1}^{n}y_i\right)^{\frac{1}{n}}, & \lambda=0\end{cases}\qquad(6\text{-}67)$$

Box‑Cox 变换的具体步骤如下：

(1) 对给定的 λ，计算 $z_i^{(\lambda)}$。

(2) 计算残差平方和 $\mathrm{SS}_{\mathrm{res}}(\lambda,\boldsymbol{z}^{(\lambda)})$。

(3) 对一系列的 λ 值，重复上述步骤，得到相应的残差平方和 $\mathrm{SS}_{\mathrm{res}}(\lambda,\boldsymbol{z}^{(\lambda)})$ 的一串值，以 λ 为横轴，$\mathrm{SS}_{\mathrm{res}}(\lambda,\boldsymbol{z}^{(\lambda)})$ 为纵轴，作出相应的曲线。用直观方法，找出使 $\mathrm{SS}_{\mathrm{res}}(\lambda,\boldsymbol{z}^{(\lambda)})$ 达到最小值的点 $\hat{\lambda}$。

(4) 计算 $\hat{\beta}(\lambda)=\boldsymbol{X}(\boldsymbol{X}^{\mathrm{T}}\boldsymbol{X})^{-1}\boldsymbol{X}^{\mathrm{T}}\boldsymbol{y}^{(\lambda)}$。

6.5.3 异常点检验

在统计学中,异常点(outlier)泛指在一组数据中,与它们的主体不是来自同一分布的那些少数点。从几何直观上讲,异常点的"异常"之处就是它们远离数据组的主体。在例 6.1 中,如果我们增加一个儿童的观测值,其体表面积是 $y_{11} = 7.018 \text{ cm}^2$,身高是 $x_{11} = 98.35 \text{ cm}$。 此时将这 11 个观察数据加在图 6 - 1 中,获得新图 6 - 14。在该图中,第 11 个观测值(三角形点)远离其余 10 个点,有可能成为异常点。一般地,我们用残差 $\hat{e}_i$ 或 r_i 来度量第 i 组数据的"远离"程度。如果它的残差 $\hat{e}_i$ 或 r_i 相对很大,那么我们就称这组数据为异常点。这样我们需要构造统计量来检验残差 $\hat{e}_i$ 或 r_i 在什么情况下才算"相对很大"。

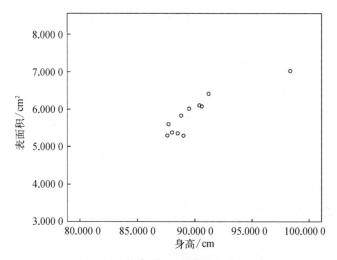

图 6 - 14 体表面积-身高异常点示意图

假如第 j 组数据 $(\boldsymbol{x}_j^{\mathrm{T}}, y_j)$ 是一个异常点,那么它的残差就很大。发生这种情况的原因是均值 $E(y_j)$ 发生了非随机漂移 η:$E(y_j) = \boldsymbol{x}_j^{\mathrm{T}}\boldsymbol{\beta} + \eta$。这样,我们有一个新的模型:

$$\begin{cases} y_i = \boldsymbol{x}_i^{\mathrm{T}}\boldsymbol{\beta} + e_i, & i \neq j \\ y_j = \boldsymbol{x}_j^{\mathrm{T}}\boldsymbol{\beta} + \eta + e_j, & e_i \sim N(0, \sigma^2) \end{cases} \tag{6-68}$$

记 $\boldsymbol{d}_j = (0, \cdots, 0, 1, 0, \cdots, 0)^{\mathrm{T}}$,式(6-68)的矩阵形式为

$$\boldsymbol{y} = \boldsymbol{X}\boldsymbol{\beta} + \boldsymbol{d}_j\eta + \boldsymbol{e}, \quad \boldsymbol{e} \sim N(\boldsymbol{0}, \sigma^2 \boldsymbol{I}) \tag{6-69}$$

模型式(6-68)和式(6-69)称为均值漂移线性回归模型。要判定$(\boldsymbol{x}_j^{\mathrm{T}}, y_j)$不是异常点，等价于检验假设 $H: \eta = 0$。

定理 6.14 对均值漂移线性回归模型式(6-69)，$\boldsymbol{\beta}$ 和 η 的最小二乘估计分别为

$$\boldsymbol{\beta}^* = \hat{\boldsymbol{\beta}}_{(j)}, \quad \eta^* = \frac{1}{1-h_{jj}} \hat{e}_j \tag{6-70}$$

定理 6.15 对均值漂移线性回归模型式(6-69)，如果假设 $H: \eta = 0$ 成立，则

$$F_j = \frac{(n-p-2)r_j^2}{n-p-1-r_j^2} \sim F_{1, n-p-2} \tag{6-71}$$

据此，我们得到如下异常点检验方法：对给定的置信水平 α $(0 < \alpha < 1)$，若

$$F_j = \frac{(n-p-2)r_j^2}{n-p-1-r_j^2} > F_{1, n-p-2}(\alpha)$$

则判定第 j 组数据$(\boldsymbol{x}_j^{\mathrm{T}}, y_j)$ 是一个异常点。

显然，根据 t 分布和 F 分布的关系，也可用 t 检验法完成上面的检验。若定义

$$t_j = F_j^{1/2} = \left[\frac{(n-p-2)r_j^2}{n-p-1-r_j^2}\right]^{1/2} \sim t_{1, n-p-2}$$

则对给定的置信水平 α，当

$$|t_j| > t_{1, n-p-2}\left(\frac{\alpha}{2}\right)$$

时，我们拒绝假设 $H: \eta = 0$. 即判定第 j 组数据$(\boldsymbol{x}_j^{\mathrm{T}}, y_j)$ 是一个异常点。

在儿童体表面积回归模型中，SPSS 没有发现异常点。

6.5.4 多重共线性

在解释多元回归模型的时候，我们总是隐含着这样的一个假设：各个预测变量之间没有很强的依赖关系。在解释回归系数的实际意义时总是这么说：当其他预测变量的值保持不变，某预测变量的值变动一个单位时，相应的响应变量的值就是这个预测变量的回归系数的值。这个解释并不具有很强的说服力，特

别是当预测变量之间具有很强的线性关系时。理论上总可以这么说:在回归方程中其他变量的值保持不变,让一个变量的值变动一个单位,看一看将会出现什么样的情况。然而,在实际获得的数据中,我们可能得不到这种操作的任何信息。在实际问题的研究过程中,让一个变量变动,其他变量保持不变,往往是不现实的。在这种情况下,对回归系数的这种边际解释就失去了意义。

1. 共线性

线性回归主要讨论响应变量和预测变量之间的线性关系,而预测变量之间也存在线性关系的问题。当预测变量之间完全没有线性关系时,就称为是正交的,或不相关的。多个自变量之间的线性相关关系有强弱之分。然而,当自变量之间具有很强的线性相关性时,就会使得回归分析的结果变得歧义百出。这种预测变量之间的强相关性,会使回归分析中出现病态现象。典型的症状:① 整个回归方程的检验统计量 F 的 $P < \alpha$,但所有自变量的回归系数经检验均无统计学意义;② 有时某些回归系数估计值的绝对值异常大,或回归系数估计值的符号与问题的实际意义相违背,比如拟合结果表明累计吸烟量越多,个体的寿命就越长。在专业知识上可以肯定对响应变量有影响的因素,在多元回归分析中却有 $P > \alpha$,不能纳入方程;③ 在回归系数的估计中,数据的微小变动会导致某个回归系数产生很大的变动;④ 回归系数的估计对预测变量的增删十分敏感,即去掉一两个变量或记录,方程的回归系数值发生剧烈抖动,非常不稳定。一旦回归系数估计产生很大的误差,将大大地影响预测的精度和所建立的回归模型的可靠性。预测变量之间所存在的这种很强的线性关系也称为数据的共线性问题,或多重共线性问题。

考虑中心化的模型式(6-35),其最优估计为式(6-49)和式(6-50)。若记 $\boldsymbol{X}_c = (\boldsymbol{x}_{(1)}, \cdots, \boldsymbol{x}_{(p)})$,其中 $\boldsymbol{x}_{(i)}$ 为设计阵 $\boldsymbol{X}_c$ 的第 i 列。设 λ 为 $\boldsymbol{X}_c^{\mathrm{T}} \boldsymbol{X}_c$ 的一个特征值,$\boldsymbol{\varphi} = (c_1, \cdots, c_p)^{\mathrm{T}}$ 为其特征向量。可以证明[11]:若 $\lambda \approx 0$,必有

$$c_1 \boldsymbol{x}_{(1)} + \cdots + c_p \boldsymbol{x}_{(p)} \approx 0$$

即 $\boldsymbol{x}_{(1)}, \cdots, \boldsymbol{x}_{(p)}$ 之间存在着近似线性关系,即某个自变量能近似地用其他自变量的线性函数来描述,这种关系称为自变量之间的多重共线性关系(multicollinearity)。

这里需要强调三点:① 共线性问题不是一个模型设定错误,而是所获得的数据本身自带的缺陷,不能通过考察残差的办法去探测共线性问题;② 由于存在模型的误设问题,我们不能在模型误设的基础上继续进行分析,只有在模型的设定比较正确时,才可以进一步讨论模型的共线性所带来的问题;③ 相关系数

重在两两变量之间的比较关系,而多重共线性能体现出多个预测变量之间的关系,用相关系数往往并不能发现这种线性关系。弄清楚数据的共线性这种缺陷以及这种缺陷对数据分析造成的严重后果是十分重要的。当数据出现共线性问题时,我们必须十分谨慎地对待回归分析中得到的所有结论。

2. 检测共线性的指标

1) 条件数

度量多重共线性性严重程度的一个重要指标是方阵 $\boldsymbol{X}_c^{\mathrm{T}}\boldsymbol{X}_c$ 的条件数,定义为

$$k = \frac{\lambda_1}{\lambda_p}$$

也就是 $\boldsymbol{X}_c^{\mathrm{T}}\boldsymbol{X}_c$ 的最大特征值 λ_1 与最小特征值 λ_p 之比。一般若 $k < 100$,则认为多重共线性性较小;若 $100 \leqslant k \leqslant 1\,000$,则认为中等程度的复共线性性;若 $k > 1\,000$,则认为存在严重程度的共线性性。

2) 方差膨胀因子

记 R_j^2 表示以 X_j 作为响应变量,其余的预测变量作为自变量的回归模型中的多重相关系数的平方。

$$E(x_j) = \beta_0 + \beta_1 x_1 + \cdots + \beta_{j-1} x_{j-1} + \beta_{j+1} x_{j+1} + \cdots + \beta_p x_p \quad (6-72)$$

则 X_j 的方差膨胀因子(variance inflation factors)定义为

$$\mathrm{VIF}_j = \frac{1}{1 - R_j^2}, \quad j = 1, \cdots, p \quad (6-73)$$

其中 p 是全部预测变量的数目。

定理 6.16　记 $C = (\boldsymbol{X}^{\mathrm{T}}\boldsymbol{X})^{-1}$,则

$$C_{jj} = \frac{1}{1 - R_j^2}, \quad j = 1, \cdots, p \quad (6-74)$$

显然,VIF_j 刻画了 X_j 与其余预测变量之间的线性关系。当 R_j^2 趋于 1 时,VIF_j 变得很大。当 R_j^2 超过 10,一般认为这是模型出现共线性现象的一个征兆。

当预测变量之间没有任何线性关系时(各预测变量之间相互正交),R_j^2 为 0,VIF_j 为 1。当 VIF_j 逐渐离开 1,说明诸变量之间逐渐离开正交,正在走向共线性现象。

注意到 $\mathrm{Var}(\hat{\beta}_j) = C_{jj}\sigma^2 = (1 - R_j^2)^{-1}\sigma^2$,$\mathrm{VIF}_j$ 的值也是两个方差的比值,一个

是 X_j 的回归系数估计的方差,另一个是当 X_j 与其余变量线性不相关时回归系数估计的方差。这也是将这个回归方程的诊断量 VIF_j 称为方差膨胀因子的原因。

当 R_j^2 趋于 1,说明在预测变量之间出现了线性关系,相应于 $\hat{\beta}_j$ 的 VIF 值趋于无穷。一般认为,当 VIF 的值超过 10 的时候,共线性现象会对估计造成不利影响。

3)容忍度

一个与方差膨胀因子等价的统计量是所谓的容忍度(tolerance),其定义为

$$\text{TOL}_j = \frac{1}{\text{VIF}_j} = 1 - R_j^2, \quad j = 1, \cdots, p \tag{6-75}$$

实际上就是 VIF 的倒数。该指标越小,则说明该自变量被其余变量预测得越精确,共线性可能就越严重。根据经验如果某个自变量的容忍度小于 0.1,则可能存在共线性问题。

解决多重共线性问题有许多方法,例如:① 增大样本量;② 采用逐步回归等变量选择方法;③ 从专业的角度加以判断,人为地去除在专业上比较次要的,或者缺失值比较多,测量误差比较大的共线性因子;④ 进行主成分分析,用提取的因子代替原变量进行回归分析;⑤ 采用岭回归分析;⑥ 进行通径分析等。具体内容可以参考文献[12]。

在例 6.5 的儿童体表面积的模型中,身高变量 X_1 与体重变量 X_2 的相关系数为 0.863,容忍度为 0.256,VIF=3.912。因此 X_1 和 X_2 可能存在共线性。

6.6 回归方程的选择

6.6.1 评价回归方程的标准

在多元线性回归问题中,一方面,在理论上可以证明,当模型中包含的有关自变量个数增加时,判定系数 R^2 会相应地增加。因此,把种种影响预测值的因素都考虑在内,自变量的个数若取得十分大,可以期望获得较好的回归效果。但另一方面,自变量的个数取得很大,一是增加了计算量,二是在样本容量有限的条件下会导致模型参数估计的不准确,三是过多的自变量往往蕴含了较强的共线性性,从而会导致回归过程的不稳定性。因此理想的回归不在于自变量取得多,而是要把对因变量有显著联系的自变量选取在内。把关系甚微的自变量剔除掉。

假设在 p 个自变量 $X_1, \cdots, X_p$ 前 q $(q \leqslant p)$ 个自变量 $X_1, \cdots, X_q$ 成为一个"最优"自变量子集合。于是，相应的"最优"回归方程为

$$Y = \beta_0 + \beta_1 X_1 + \cdots + \beta_q X_q + e \qquad (6 - 76)$$

称式$(6-76)$为选模型，而称式$(6-27)$为全模型。现在的关键问题是如何从 p 个自变量中选出这最优的 q 个自变量，这就需要评价所选择的回归方程是"最优"的评判标准。通常有以下四种标准可供选择。

记 $SS_{res}(q)$ 是含有 q 个自变量的如模型$(6-76)$所对应的残差平方和。由于 $SS_{res}(q)$ 是随着 q 增大而下降，为了防止选取过多的自变量，一种常见的做法是对残差平方和 $SS_{res}(q)$ 乘上一个随 q 增加而上升的函数作为惩罚因子。于是，我们定义 RMS_q（平均残差平方和）准则

$$RMS_q = \frac{1}{n-q} SS_{res}(q) \qquad (6 - 77)$$

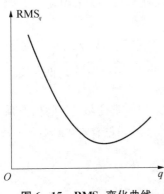

图 6 - 15 RMS_q 变化曲线

其大致图形如图 6-15 所示。随着 q 增加，RMS_q 先是减少，而后稳定下来，最后又增加。之所以这样，是因为随着 q 的增加，尽管惩罚因子 $(n-q)^{-1}$ 增大了，但此时 $SS_{res}(q)$ 减少很多，故总的效果表现为 RMS_q 的增加。因此，因子 $(n-q)^{-1}$ 确实体现了对自变量个数的增加所施加的惩罚。

依 RMS_q 的性质，我们按"RMS_q 愈小愈好"的原则选择最优自变量子集合，并称其为"平均残差平方和"准则，或简称为 RMS_q 准则。

由于评价回归方程优劣还可以从对因变量的预测精度来考察，Mallows 于 1964 年提出了预测均方误差 $MSEP(\hat{y}) = E(\hat{y} - y)^2$，并由此导出了以"$MSEP(\hat{y})$ 愈小愈好"为准则的 C_p 准则，亦称为 C_p（均方预测误差）准则，其定义为

$$C_p = \frac{SS_{res}(q)}{\hat{\sigma}^2} - (n - 2q) \qquad (6 - 78)$$

其中 $\hat{\sigma}^2$ 为在全模型下误差方差的估计。C_p 准则：选择使式$(6-78)$达到最小的变量子集为最优回归子集。

极大似然原理是统计学中估计参数的一种重要方法。1974 年日本统计学家 Akaike（池田赤池）将这一原理加以修正，提出了一种较为一般的模型选择准

则,称为 Akaike 信息量准则,简称 AIC 准则。它可以表达为

"使 AIC $= -2\ln($模型似然度$) + 2($模型自由参数个数$)$ (6-79)

达到极小的那组参数是最优的参数选择。"

这是一个很广泛的准则,并已应用于统计学的许多领域。在模型式(6-79)中,可以证明

$$\text{AIC} = n\ln(\text{SS}_{res}(q)) + 2q \qquad (6-80)$$

AIC 准则为:选择使式(6-80)达到最小的变量子集为最优回归子集合。

关于 AIC 准则还有一些不同形式的推广,其中基于 Bayes 学派原理导出的 BIC 准则(Bayes 信息准则)定义为

$$\text{BIC} = n\ln(\text{SS}_{res}(q)) + 2q\ln n \qquad (6-81)$$

即 BIC 准则为选择使式(6-81)达到最小的变量子集为最优回归子集合。

为了说明模型选择的基本思想,我们仍然以儿童体表面积数据进行说明。

例 6.11   儿童体表面积模型选择过程:此时可供选择的模型有 4 个:

模型 I $Y = \beta_0 + e$

模型 II $Y = \beta_0 + \beta_1 x_1 + e$

模型 III $y = \beta_0 + \beta_2 x_2 + e$

模型 IV $y = \beta_0 + \beta_1 x_1 + \beta_2 x_2 + e$

各模型回归结果及相关指标如表 6-9 所示。

表 6-9   几个备选模型的回归指标比较

模型编号	获得的回归模型	R^2	SS_{res}	$n-q$	RMS_q
I	$Y = 5.7365 + e$	0	1.467	9	0.163
II	$y = -18.98 + 0.277 x_1$	0.755	0.359	8	0.0449
III	$y = 2.661 + 0.229 x_2$	0.890	0.161	8	0.0201
IV	$y = -2.856 + 0.069 x_1 + 0.184 x_2$	0.902	0.144	7	0.02057

从表 6-9 可以看出,虽然模型 IV 的判定系数 R^2 是最大的,但是模型 III 的 RMS_q 是最小的,故运行统计软件的结果是选择模型 III。另一方面,模型 III 的 $R^2 = 0.890$,仅仅比模型 IV 的 $R^2 = 0.902$ 小 0.012,但是模型 III 的 95% 置信区间是 [0.163, 0.294],其宽度为 0.131,将近是模型 IV 的 95% 置信区间 [0.049, 0.318] 的宽度 0.269 的一半左右。道理非常简单,用 10 个观测值估计一个参数 β_1 的精度当然比估计两个参数 β_1 和 β_2 精度高。

6.6.2 逐步回归

在例 6.11 中，实际上我们是对所有可能备选的模型的 RMS 指标（也可以是其他 3 个准则指标）进行比较，从而选出最优的模型，这是一种海选方法。实际上，统计学家为此构造了一套完整的理论和算法，可以根据 RMS 等 4 个准则将最优的 q 个自变量找出来。但这部分内容的理论部分比较复杂，超出了本书的范围，有兴趣的读者可以参考文献[11]和[12]。问题在于，当模型待选的自变量非常多时，比如 $p \geqslant 30$ 时，采用海选方法将耗费大量的计算资源。因此，统计学家们又研究了以下几种变通的变量选择方法。我们这里只给出统计软件中涉及的几个主要变量选择的不同方法的大致运算思路。

逐步回归的基本思想：将变量一个一个引入，引入的条件是其回归平方和的增量经检验是显著的。同时，每引入一个新变量，对已入选方程的老变量逐个进行检验，将经检验认为不显著的变量剔除，以保证所得自变量子集中的每个变量都是显著的。此过程经若干步直到不能再引入新变量为止。这时，回归方程中所有自变量对因变量 y 都是显著的，而不在回归方程中的变量对 y 都是经检验不显著的。

当模型待选的自变量更多时，比如 $p \geqslant 50$ 时，采用逐步回归方法耗费的计算资源也是巨大的。此时有两种方法可供参考。一是向后法（backward regression），它是先将全部自变量选入回归模型，然后按自变量的显著性水平逐个剔除对回归平方和贡献较小的自变量。二是向前法（forward regression）与后向法正好相反。变量由少到多，每次增加一个，直到没有可引入的变量为止。

例 6.12 儿童体表面积的向后线性回归步骤演示。

如表 6-10 所示，软件首先将所有的两个变量引入模型，然后发现身高变量 X_1 在模型中的 t 检验不显著，逐个将其剔除。最后获得的最佳回归模型为

$$Y = 2.661 + 0.229x_2$$

表 6-10 进入/剔除的变量

模型	进入的变量	剔除的变量	R^2
1	X_1，X_2		0.902
2		X_1	0.890

其中判定系数 $R^2 = 0.890$，$R_a^2 = 0.876$，DW=2.212，VIF=1.0，方差分析和回归系数见表 6-11 和表 6-12。在这个单变量模型中，Y 是 X_2 的一个函数。X_2 的

系数意味着：体重（X_2）每增加 1 kg，儿童体表面积增加 0.229 cm^2。

表 6-11 方差分析表（ANOVA）

方差源	平方和	自由度	均　方	F 比	$P(F>F_R)$
回归	1.304	1	1.304	64.705	0.000 042
误差	0.161	8	0.020		
总计	1.465	9			

另外，从统计软件的输出结果可以看到，身高变量 X_1 与体重变量 X_2 的相关系数为 0.863，容忍度为 0.256，VIF＝3.912。因此 X_1 和 X_2 可能存在多重共线性，而向后回归方法剔除了身高变量 X_1，从而自行消除了这种共线性。

表 6-12 回归系数表

模型系数	最小二乘估计	标准误差估计	t_i	$P(t_{n-p}>|t_i|)$	95％置信区间
常数	2.661	0.385	6.915	0.000	[1.774，3.549]
β_2	0.229	0.028	8.044	0.000	[0.163，0.294]

6.7 习　题　6

1. 研究者从一大块玉米田里随机选择 20 个小区，每个小区面积为 10 m× 4 m。测定了每个小区的植株密度（小区植株的数量）和玉米穗轴平均质量（每个穗轴上籽粒重，以 g 表示）。结果见下表。

植株密度 X	穗轴重 Y	植株密度 X	穗轴重 Y
137	212	173	194
107	241	124	241
132	215	157	196
135	225	184	193
115	250	112	224
103	241	80	257
102	237	165	200
65	282	160	190
149	206	157	208
85	246	119	224

初步计算结果如下：

$$\bar{x}=128.05, \quad \bar{y}=224.10, \quad S_X=32.613\,32, \quad S_Y=24.954\,48, \quad r=-0.941\,80$$

（1）是否有明显的证据表明穗轴重和植株密度之间有线性关系？如有，试计算拟合回归直线和残差标准差的近似值；

（2）在 $\alpha=0.05$ 水平下进行回归系数的显著性检验，并解释回归直线斜率的意义；

（3）玉米穗轴重量的变异有多少比例可用玉米穗轴重与植株密度的线性关系进行解释？

2. 在突变实验中，用不同剂量的射线照射植物的种子，发现苗期高度与成活株之间有一定的关系。用 X 线照射大麦的种子，记处理株第一叶平均高度占对照株高度的百分数为 X，存活百分数为 Y，得到下表的结果。试通过某种非线性变换并借助统计软件拟合 Y 与 X 所满足的曲线。

大麦突变实验数据表

X	28	32	40	50	60	72	80	80	85
Y	8	12	18	28	30	55	61	85	80

3. 已知某动物的累积生长散点图呈现典型的"S"形曲线。现测定了该动物的累积生长，即在 0～8 周生长期内每周测定体重一次，得群体累积生长平均数如下表所示。试利用统计软件对该数据拟合 Logistic 种群生长模型。

各周龄体重数据表

周龄	1	2	3	4	5	6	7	8
体重	23.1	25.6	41.0	56.7	65.4	78.1	81.5	91.3

4. 有学者认为，血清中低密度脂蛋白增高和高密度脂蛋白降低，是引起动脉硬化的一个重要原因。现测量了 30 名动脉硬化疑似患者的载脂蛋白 AI、载脂蛋白 B、载脂蛋白 E、载脂蛋白 C、低密度脂蛋白中的胆固醇、高密度脂蛋白中的胆固醇含量，资料如下表。

（1）利用统计软件分别进行 Y_1 和 Y_2 对 X_1，X_2，X_3，X_4 的多元线性回归分析。

（2）利用统计软件进行 Y_2/Y_1 对 X_1，X_2，X_3，X_4 的逐步回归分析，并与前面的分析结果进行比较。

30 名动脉硬化疑似患者的观测资料(单位:mg/dL)

序号 i	载脂蛋白 AI X_1	载脂蛋白 B X_2	载脂蛋白 E X_3	载脂蛋白 C X_4	低密度脂蛋白 Y_1	高密度脂蛋白 Y_2
1	173	106	7	14.7	137	62
2	139	132	6.4	17.8	162	43
3	198	112	6.9	16.7	134	81
4	118	138	7.1	15.7	188	39
5	139	94	8.6	13.6	138	51
6	175	160	12.1	20.3	215	65
7	131	154	11.2	21.5	171	40
8	158	141	9.7	29.6	148	42
9	158	137	7.4	18.2	197	56
10	132	151	7.5	17.2	113	37
11	162	110	6	15.9	145	70
12	144	113	10.1	42.8	81	41
13	162	137	7.2	20.7	185	56
14	169	129	8.5	16.7	157	58
15	129	138	6.3	10.1	197	47
16	166	148	11.5	33.4	156	49
17	185	118	6	17.5	156	69
18	155	121	6.1	20.4	154	57
19	175	111	4.1	27.2	144	74
20	136	110	9.4	26	90	39
21	153	133	8.5	16.9	215	65
22	110	149	9.5	24.7	184	40
23	160	86	5.3	10.8	118	57
24	112	123	8	16.6	127	34
25	147	110	8.5	18.4	137	54
26	204	122	6.1	21.0	126	72
27	131	102	6.6	13.4	130	51
28	170	127	8.4	24.7	135	62
29	173	123	8.7	19.0	188	85
30	132	131	13.8	29.2	122	38

7 方差分析模型与正交试验设计

在 4.2 节中,我们讨论了两组数据平均数之间的差异显著性,本章将讨论如何同时判断多组数据平均数之间的差异显著性,特别地,这些数据组还受到若干个因素的影响。

7.1 单因素方差分析

假设某个农业试验引进了 a 种小麦品种,在进行大面积种植之前,先进行小范围的试验种植,以便从中挑选出最适合本地区的优良品种。将一块大田划分为面积相等的几个小块,其中 n_1 块种植第 1 种小麦,n_2 块种植第 2 种小麦,$n_1+\cdots+n_a=n$。我们感兴趣的只是小麦品种这一个因素。所有其他因素,例如施肥量、浇水量等对这块田都控制在相同状态下。

小麦品种中的每个具体的品种,称为小麦品种这个因素的一个"水平"。现在有 a 个不同品种,于是小麦品种这个因素一共有 a 个水平,因此这是单因素 a 个水平的问题。

记 y_{ij} 为种植第 i 个品种的小麦的第 j 块田的产量,$i=1,\cdots,a$;$j=1,\cdots,n_i$ 对固定的 i,y_{i1},y_{i2},$\cdots$,y_{in_i} 分别是种植第 i 种小麦的 n_i 块田的产量。因为除了一些随机误差之外,这 n_i 块田的一切生产条件完全一样,因此它们可以看作来自一个正态总体的随机样本。如表 7-1 所示,这个正态总体的均值只与 i 有关,记这个均值为 μ_i,也就是说 y_{i1},$\cdots$,y_{in_i} 相互独立,且

$$y_{ij} \sim N(\mu_i, \sigma^2), \quad j=1,\cdots,n_i \tag{7-1}$$

因此比较 a 个小麦品种的问题就归结为比较 a 个正态总体的均值 $\mu_1,\cdots,\mu_a$ 的问题。

表 7 - 1　单因素方差分析问题

水　平	总　体	样　　本
1	$N(\mu_1, \sigma^2)$	$y_{11}, y_{12}, \cdots, y_{1n_1}$
2	$N(\mu_2, \sigma^2)$	$y_{21}, y_{22}, \cdots, y_{2n_2}$
$\vdots$	$\vdots$	$\vdots$
a	$N(\mu_a, \sigma^2)$	$y_{a1}, y_{a2}, \cdots, y_{an_a}$

表 7 - 1　单因素方差分析问题

将上面的问题总结为一般的单因素方差分析问题,称所考虑的因素为因素 A,假定它有 a 个水平,我们的目的是比较这 a 个水平的差异。假设对第 i 个水平,我们感兴趣的指标观测值如表 7 - 1 所示,将其改写成如下形式:

$$
\begin{aligned}
& y_{ij} = \mu_i + e_{ij}, \qquad i = 1, \cdots, a \\
& e_{ij} \sim N(0, \sigma^2), \quad j = 1, \cdots, n_i
\end{aligned} \tag{7-2}
$$

其中 μ_i 是第 i 个总体的均值,e_{ij} 是相应的试验误差,比较因素 A 的 a 个水平的差异归结为比较这 a 个总体的均值。记

$$
\mu = \frac{1}{n} \sum_{i=1}^{a} n_i \mu_i, \quad n = \sum_{i=1}^{a} n_i,
$$

$$
\alpha_i = \mu_i - \mu
$$

这里 μ 为所有样本均值 $E(y_{ij})$ 的总平均。α_i 为第 i 个水平对指标 Y 的效应,反映第 i 个水平下的均值与总平均的差异。易证 $\sum_{i=1}^{a} n_i \alpha_i = 0$。因为 $\mu_i = \mu + \alpha_i$,于是式(7 - 2)可以写成

$$
\begin{cases}
y_{ij} = \mu + \alpha_i + e_{ij} \\
e_{ij} \sim N(0, \sigma^2) \\
\sum\limits_{i=1}^{a} n_i \alpha_i = 0
\end{cases} \tag{7-3}
$$

这就是单因素方差分析模型,其矩阵形式即为

$$
\begin{cases}
\boldsymbol{Y} = \boldsymbol{X\beta} + \boldsymbol{e} \\
\boldsymbol{e} \sim N(0, \sigma^2 \boldsymbol{I}_n) \\
\boldsymbol{h}^{\mathrm{T}} \boldsymbol{\beta} = \boldsymbol{0}
\end{cases} \tag{7-4}
$$

其中

$$
\boldsymbol{Y}_{n \times 1} = (y_{11}, \cdots, y_{1n_1}, y_{21}, \cdots, y_{2n_2}, \cdots, y_{an_a})^{\mathrm{T}}
$$

$$X_{n\times(a+1)} = \begin{bmatrix} 1 & 1 & & & \\ \vdots & \vdots & & & \\ 1 & 1 & & & \\ 1 & & 1 & & \\ \vdots & & \vdots & & \\ 1 & & 1 & & \\ & & & \ddots & \\ 1 & & & & 1 \\ \vdots & & & & \vdots \\ 1 & & & & 1 \end{bmatrix} \left. \begin{matrix} \\ \\ \\ \end{matrix} \right\} n_1 \text{ 行} \left. \begin{matrix} \\ \\ \\ \end{matrix} \right\} n_2 \text{ 行} \left. \begin{matrix} \\ \\ \\ \end{matrix} \right\} \vdots \left. \begin{matrix} \\ \\ \\ \end{matrix} \right\} n_a \text{ 行}$$

$$\boldsymbol{\beta}_{(a+1)\times 1} = (\mu, \alpha_1, \alpha_2, \cdots, \alpha_a)^{\mathrm{T}}$$

$$\boldsymbol{e}_{n\times 1} = (e_{11}, \cdots, e_{1n_1}, e_{21}, \cdots, e_{2n_2}, \cdots, e_{an_a})^{\mathrm{T}}$$

$$\boldsymbol{h}_{(a+1)\times 1} = (0, n_1, n_2, \cdots, n_a)^{\mathrm{T}}$$

可见，单因素方差分析模型是一个带约束条件 $\boldsymbol{h}^{\mathrm{T}}\beta = \boldsymbol{0}$ 的线性模型。

对此模型检验因素 A 的 a 个水平下的均值是否有显著差异，即检验假设

$$H_0: \mu_1 = \mu_2 = \cdots = \mu_a$$

这等价于检验

$$H_0: \alpha_1 = \alpha_2 = \cdots = \alpha_a = 0$$

如果 H_0 被拒绝，则说明因素 A 的各水平的效应之间有显著的差异。在小麦品种的例子中，就是 a 种小麦品种之间有显著差异。

以 $\bar{y}$ 表示所有 y_{ij} 的总平均值，即

$$\bar{y} = \frac{1}{n} \sum_{i=1}^{a} \sum_{j=1}^{n_i} y_{ij}$$

考虑统计量

$$\mathrm{SS_T} = \sum_{i=1}^{a} \sum_{j=1}^{n_i} (y_{ij} - \bar{y})^2$$

称 $\mathrm{SS_T}$ 为总离差平方和，简称为总平方和。它反映全部试验数据的总变异，对其进行分解：

$$\mathrm{SS_T} = \sum_{i=1}^{a} \sum_{j=1}^{n_i} (y_{ij} - \bar{y})^2$$

$$= \sum_{i=1}^{a} \sum_{j=1}^{n_i} (y_{ij} - \bar{y}_{i\cdot} + \bar{y}_{i\cdot} - \bar{y})^2$$

$$=\sum_{i=1}^{a}\sum_{j=1}^{n_i}\left[(y_{ij}-\bar{y}_{i.})^2+2(y_{ij}-\bar{y}_{i.})(\bar{y}_{i.}-\bar{y})+(\bar{y}_{i.}-\bar{y})^2\right]$$

其中 $\bar{y}_{i.}=\dfrac{1}{n_i}\sum_{j=1}^{n_i}y_{ij}$ 为第 i 水平下的样本均值。由于

$$\sum_{j=1}^{n_i}(y_{ij}-\bar{y}_{i.})(\bar{y}_{i.}-\bar{y})=0$$

所以有

$$\mathrm{SS_T}=\sum_{i=1}^{a}\sum_{j=1}^{n_i}(y_{ij}-\bar{y}_{i.})^2+\sum_{i=1}^{a}\sum_{j=1}^{n_i}(\bar{y}_{i.}-\bar{y})^2=\mathrm{SS_E}+\mathrm{SS_A} \qquad (7-5)$$

该式称为平方和分解公式,其中

$$\mathrm{SS_E}=\sum_{i=1}^{a}\sum_{j=1}^{n_i}(y_{ij}-\bar{y}_{i.})^2 \qquad (7-6)$$

$$\mathrm{SS_A}=\sum_{i=1}^{a}\sum_{j=1}^{n_i}(\bar{y}_{i.}-\bar{y})^2 \qquad (7-7)$$

这里 $\mathrm{SS_E}$ 表示了随机误差的影响,通常称为误差平方和或组内平方和。

将 $\mathrm{SS_A}$ 改写为

$$\mathrm{SS_A}=\sum_{i=1}^{a}n_i(\bar{y}_{i.}-\bar{y})^2 \qquad (7-8)$$

因为 $\bar{y}_{i.}$ 为第 i 个总体的样本均值,它是第 i 个总体均值 μ_i 的估计,因此 a 个总体均值 $\mu_1,\cdots,\mu_a$ 之间的差异愈大,这些样本均值 $\bar{y}_1.,\cdots,\bar{y}_a.$ 之间的差异也就倾向于愈大。$\mathrm{SS_A}$ 正是 a 个总体均值 $\mu_1,\cdots,\mu_a$ 差异大小的度量,通常称为组间平方和或因素 A 的平方和。

从式(7-1)知

$$S_i^2=\sum_{j=1}^{n_i}(y_{ij}-\bar{y}_{i.})^2/(n_i-1) \qquad (7-9)$$

是来自第 i 个总体 $N(\mu_i,\sigma^2)$ 的样本 $y_{i1},\cdots,y_{in_i}$ 的样本方差,因而,它是 σ^2 的一个无偏估计,即

$$\mathrm{E}S_i^2=\sigma^2 \qquad (7-10)$$

于是

$$E(\mathrm{SS_E})=\sum_{i=1}^{a}E\sum_{j=1}^{n_i}(y_{ij}-\bar{y}_{i.})^2=\sum_{i=1}^{a}(n_i-1)\sigma^2=(n-a)\sigma^2$$

此式表明 $SS_E/(n-a)$ 是 σ^2 的一个无偏估计。

另一方面，可以验证

$$E(SS_A) = (a-1)\sigma^2 + \sum_{i=1}^{a} n_i \alpha_i^2$$

所以有

$$E\left[\frac{SS_A}{a-1}\right] = \sigma^2 + \frac{1}{a}\sum_{i=1}^{a} n_i \alpha_i^2$$

由这个式子也可以看出，$SS_A/(a-1)$ 反映了各水平效应的影响。当 H_0 成立时，$SS_A/(a-1)$ 是 σ^2 的一个无偏估计。所以，从直观上看，若 H_0 为真，则比值

$$\frac{SS_A/(a-1)}{SS_E/(n-a)}$$

将接近于 1；而当 H_0 不成立时，它将倾向于比较大。这就启发我们通过比较 SS_A 与 SS_E 的大小来检验 H_0。记统计量为

$$F = \frac{SS_A/(a-1)}{SS_E/(n-a)}$$

下面导出当 H_0 成立时 F 的分布。

因为

$$\sum_{i=1}^{n_i} (y_{ij} - \bar{y}_{i\cdot})^2/\sigma^2 \sim \chi^2(n_i-1), \quad i=1,\cdots,a$$

又由样本 y_{ij} 的独立性知，此 a 项平方和独立，故

$$SS_E/\sigma^2 = \sum_{i=1}^{a}\sum_{j=1}^{n_i}(y_{ij}-\bar{y}_{i\cdot})^2/\sigma^2 \sim \chi^2\left(\sum_{i=1}^{a}(n_i-1)\right)$$
$$= \chi^2(n-a), \quad i=1,\cdots,a \tag{7-11}$$

应用费希耳定理 2.3 可以证明，当 H_0 成立时，$SS_A/\sigma^2 \sim \chi^2(a-1)$，并且与 SS_E 相互独立。因此，当 H_0 成立时，有

$$F = \frac{SS_A/(a-1)}{SS_E/(n-a)} \sim F(a-1, n-a) \tag{7-12}$$

于是 F 可以作为 H_0 的检验统计量。对于给定的显著性水平 α，若 $F > F_\alpha(a-1, n-a)$，拒绝原假设，认为因素 A 的 a 个水平效应有显著差异。相反，若 $F \leqslant F_\alpha(a-1, n-a)$，接受原假设，认为因素 A 的 a 个水平效应没有显著差异。方差分析如表 7-2 所示。

表 7-2　单因素方差分析表

方差来源	平方和	自由度	均　　方	F 比
因素 A	SS_A	$a-1$	$MS_A = \dfrac{SS_A}{a-1}$	$F = \dfrac{MS_A}{MS_E}$
误　差	SS_E	$n-a$	$MS_E = \dfrac{SS_E}{n-a}$	
总　和	SS_T	$n-1$		

例 7.1　设有 3 个小麦品种，经试种得每公顷产量数据如表 7-3 所示(单位 kg/hm^2)，试检验不同品种的小麦产量之间有无显著差异？

表 7-3　小麦品种试验数据

品　　种	1	2	3	4	5
1	4 350	4 650	4 080	4 275	
2	4 125	3 720	3 810	3 960	3 930
3	4 695	4 245	4 620		

解　建立原假设 H_0：$\alpha_1 = \alpha_2 = \alpha_3 = 0$。因素只有一个，即"品种"，它取 3 个不同的水平。应用 SPSS 软件中"比较均值"模块中的 ANOVA 功能，可以获得方差分析表 7-4。

表 7-4　小麦品种的方差分析表

方差来源	平方和	自由度	均　　方	F 比	P 值
因素 A	807 311.25	2	403 655.62	9.57	0.007
误　差	379 488.75	9	42 165.42		
总　和	1 186 800.00	11			

由于 F 检验统计量的 P 值小于 0.01，故拒绝原假设 H_0：$\alpha_1 = \alpha_2 = \alpha_3 = 0$，认为品种 3 个水平的效应之间存在显著差异。

如果 F 检验的结论是拒绝原假设，则表明 μ_1，$\cdots$，μ_a 不完全相同。这时，我们还需要对每一对 μ_i 和 μ_j 之间的差异程度作出估计。这就要对效应之差 $\mu_i - \mu_j$ 做区间估计。

由模型设定式(7-1)可推知

$$\bar{y}_{i\cdot} \sim N\left(\mu_i, \frac{\sigma^2}{n_i}\right), \quad i = 1, \cdots, a$$

并且 $\bar{y}_{i\cdot}$ 与 $\bar{y}_{j\cdot}$ $(i \neq j)$ 相互独立。这样易证

$$\bar{y}_{i\cdot} - \bar{y}_{j\cdot} \sim N\left(\mu_i - \mu_j, \left(\frac{1}{n_i} + \frac{1}{n_j}\right)\sigma^2\right) \tag{7-13}$$

因而

$$U = \frac{(\bar{y}_{i\cdot} - \bar{y}_{j\cdot}) - (\mu_i - \mu_j)}{\sigma\sqrt{\dfrac{1}{n_i} + \dfrac{1}{n_j}}} \sim N(0, 1) \tag{7-14}$$

记

$$\hat{\sigma}^2 = \frac{\mathrm{SS}_E}{n - a}$$

由式(7-11)知

$$\frac{(n-a)\hat{\sigma}^2}{\sigma^2} = \frac{\mathrm{SS}_E}{\sigma^2} \sim \chi^2(n-a) \tag{7-15}$$

再由正态总体样本均值与样本方差的独立性可推出，U 和 $\hat{\sigma}^2$ 相互独立。因此根据 t 分布的定义，从式(7.14)和式(7.15)可得

$$\frac{(\bar{y}_{i\cdot} - \bar{y}_{j\cdot}) - (\mu_i - \mu_j)}{\hat{\sigma}\sqrt{\dfrac{1}{n_i} + \dfrac{1}{n_j}}} \sim t(n-a)$$

对给定的 α，随机事件

$$\left| \frac{(\bar{y}_{i\cdot} - \bar{y}_{j\cdot}) - (\mu_i - \mu_j)}{\hat{\sigma}\sqrt{\dfrac{1}{n_i} + \dfrac{1}{n_j}}} \right| \leqslant t_{\alpha/2}(n-a)$$

发生的概率为 $1-\alpha$，其中 $t_{\alpha/2}(n-a)$ 为自由度为 $n-a$ 的 t 分布的上侧 $\dfrac{\alpha}{2}$ 分位点。因此对固定的 i 和 j，$\mu_i-\mu_j$ 的置信系数 $1-\alpha$ 的置信区间为

$$\left[(\bar{y}_{i\cdot}-\bar{y}_{j\cdot})-\hat{\sigma}\sqrt{\frac{1}{n_i}+\frac{1}{n_j}}\,t_{\alpha/2}(n-a),\ (\bar{y}_{i\cdot}-\bar{y}_{j\cdot})+\hat{\sigma}\sqrt{\frac{1}{n_i}+\frac{1}{n_j}}\,t_{\alpha/2}(n-a)\right]$$

$$(7-16)$$

如果这个区间包括零，则表明我们可以以概率 $1-\alpha$ 断言 μ_i 与 μ_j 没有显著差异。如果整个区间落在零的左边，则以概率 $1-\alpha$ 断言 μ_i 小于 μ_j。相反，如果整个区间落在零的右边，则以概率 $1-\alpha$ 断言 μ_i 大于 μ_j。

例 7.2　（续例 7.1）利用式（7-16），取水平 $\alpha=0.05$，查表得 $t_{\alpha/2}(n-a)=t_9(0.025)=2.262$。得到 $\mu_i-\mu_j$ 的置信区间分别为

$$\mu_1-\mu_2\in[118.17,\ 741.34]$$
$$\mu_1-\mu_3\in[-536.01,\ 173.51]$$
$$\mu_2-\mu_3\in[-950.21,\ -271.79]$$

可见第一个区间整个在零点的右边，所以以概率 95% 断言 μ_1 大于 μ_2。第二个区间包括零点，从点估计上看 μ_3 大于 μ_1。第三个区间整个在零点的左边，所以以概率 95% 断言 μ_3 大于 μ_2。

对于每一个固定的 i,j。用式（7-16）构造出置信系数为 $1-\alpha$ 的置信区间。但对于多个这样的置信区间，它们联合起来的置信系数就不再是 $1-\alpha$。为说明这个问题，先介绍 Bonferroni 不等式。

假设 E_i，$i=1,\cdots,m$ 为 m 个随机事件，$P(E_i)=1-\alpha$，$i=1,\cdots,m$，则

$$P\left(\bigcap_{i=1}^{m}E_i\right)=1-P\left(\overline{\bigcap_{i=1}^{m}E_i}\right)=1-P\left(\bigcup_{i=1}^{m}\bar{E}_i\right)\geqslant 1-\sum_{i=1}^{m}P(\bar{E}_i)=1-m\alpha$$

即得著名的 Bonferroni 不等式

$$P\left(\bigcap_{i=1}^{m}E_i\right)\geqslant 1-m\alpha$$

这个不等式说明，m 个事件若每个单独发生的概率为 $1-\alpha$，那么它们同时发生的概率不再是 $1-\alpha$，而是大于或等于 $1-m\alpha$，为了使它们同时发生的概率不低于 $1-\alpha$，有一个办法是把每个事件发生的概率提高到 $1-\dfrac{\alpha}{m}$，即 $P(E_i)=1-\dfrac{\alpha}{m}$，此时我们有

$$P\left(\bigcap_{i=1}^{m} E_i\right) \geqslant 1-\alpha$$

应用这个思想，可以构造 m 个形如 $\mu_i - \mu_j$ 的效应之差的置信区间。事实上，对每个 $\mu_i - \mu_j$ 应用式(7-16)构造置信系数 $1-\dfrac{\alpha}{m}$ 的置信区间

$$\left[(\bar{y}_{i\cdot} - \bar{y}_{j\cdot}) - \hat{\sigma}\sqrt{\frac{1}{n_i} + \frac{1}{n_j}}\, t_{\frac{\alpha}{2m}}(n-a),\ (\bar{y}_{i\cdot} - \bar{y}_{j\cdot}) + \hat{\sigma}\sqrt{\frac{1}{n_i} + \frac{1}{n_j}}\, t_{\frac{\alpha}{2m}}(n-a)\right]$$

$$(7-17)$$

那么这 m 个 $\mu_i - \mu_j$ 同时分别落在这 m 个置信区间的置信系数为 $1-\alpha$。置信区间式(7-17)称为联合(同时、一致)置信区间。

例7.3 （续例7.2)利用式(7-17)，取水平 $\alpha = 0.05$，计算出 $\mu_i - \mu_j$ 的置信系数为 $1-\alpha$ 的同时置信区间为

$$\mu_1 - \mu_2 \in [25.691,\ 833.809]$$

$$\mu_1 - \mu_3 \in [-641.291,\ 278.791]$$

$$\mu_2 - \mu_3 \in [-1\,050.883,\ -171.117]$$

即我们以概率 95% 的概率说明上面 3 个等式同时成立。从同时置信区间及前面的点估计的结果看，品种 3 应视为最好，品种 1 其次。

7.2　两因素方差分析

在 7.1 节小麦品种农业试验中，除考虑小麦品种这一因素外，如果我们还考虑"土质"这一因素对小麦产量的影响，从而导致两因素试验问题。

解决这一问题的方法是采用所谓区组设计。其做法是，先把一块田分成若干块，譬如 b 块，使得每块田的土质肥沃程度基本上保持一样。在试验设计中，称这种块为区组，然后把每一个区组又分成若干小块，称为试验单元。现在有 a 种小麦品种，方便的方法是把每个区组分成 a 个试验单元。在每一个试验单元上种植一种小麦。若用 y_{ij} 表示第 j 个区组中种植第 i 种小麦的那个试验单元的产量，则 y_{ij} 就可表为

$$y_{ij} = \mu + \alpha_i + \beta_j + e_{ij}, \quad i = 1, \cdots, a;\quad j = 1, \cdots, b \qquad (7-18)$$

这里 μ 称为总平均，α_i 为第 i 种小麦品种的效应，β_j 为第 j 个区组的效应，e_{ij} 为随机误差。

考虑一般的两因素试验问题，将这两个因素分别记为 A 和 B。假设因素 A 有 a 个不同的水平，记为 A_1，$\cdots$，A_a，而因素 B 有 b 个不同的水平，记为 B_1，$\cdots$，B_b。在因素 A 和 B 的各个水平组合下做 c 次试验。设 y_{ijk} 为在水平组合(A_i，B_j) 下第 k 次试验的指标值。对固定的 i 和 j，y_{ij1}，y_{ij2}，$\cdots$，y_{ijc} 都是在水平组合(A_i，B_j) 下的指标观测值，我们可以把它们看成来自一个正态总体的样本，这个正态总体的均值只与 i 和 j 有关，记这个均值为 μ_{ij}。于是 y_{ij1}，y_{ij2}，$\cdots$，y_{ijc} 都相互独立，且

$$y_{ijk} \sim N(\mu_{ij}, \sigma^2), \quad k = 1, \cdots, c \tag{7-19}$$

将这些数据列成表，如表 7-5 所示。

表 7-5　两因素方差分析问题数据

因素 A 各水平/ 因素 B 各水平	B_1	B_2	$\cdots$	B_b
A_1	$y_{111} y_{112} \cdots y_{11c}$	$y_{121} y_{122} \cdots y_{12c}$	$\cdots$	$y_{1b1} y_{1b2} \cdots y_{1bc}$
A_2	$y_{211} y_{212} \cdots y_{21c}$	$y_{221} y_{222} \cdots y_{22c}$	$\cdots$	$y_{2b1} y_{2b2} \cdots y_{2bc}$
$\vdots$	$\vdots$	$\vdots$	$\cdots$	$\vdots$
A_a	$y_{a11} y_{a12} \cdots y_{a1c}$	$y_{a21} y_{a22} \cdots y_{a2c}$	$\cdots$	$y_{ab1} y_{ab2} \cdots y_{abc}$

我们可以将式(7-19)改写成以下形式：

$$\begin{cases} y_{ijk} = \mu_{ij} + e_{ijk}, \\ e_{ijk} \sim N(0, \sigma^2), \end{cases} \quad i = 1, \cdots, a; j = 1, \cdots, b; k = 1, \cdots, c \tag{7-20}$$

为了做统计分析，我们需要将均值 μ_{ij} 做恰当的分解，为此引入

$$\mu = \frac{1}{ab} \sum_{i=1}^{a} \sum_{j=1}^{b} \mu_{ij}$$

$$\bar{\mu}_{i\cdot} = \frac{1}{b} \sum_{j=1}^{b} \mu_{ij}$$

$$\bar{\mu}_{\cdot j} = \frac{1}{a} \sum_{i=1}^{a} \mu_{ij}$$

$$\alpha_i = \bar{\mu}_{i\cdot} - \mu, \quad i = 1, \cdots, a$$

$$\beta_j = \bar{\mu}_{\cdot j} - \mu, \quad j = 1, \cdots, b$$

$$\gamma_{ij} = \mu_{ij} - \bar{\mu}_{i\cdot} - \bar{\mu}_{\cdot j} + \mu$$

其中，μ 为总平均；α_i 为因素 A 的水平 A_i 的效应；β_j 为因素 B 的水平 B_j 的效应；γ_{ij} 的意义不是很明显，我们把它改写为

$$\gamma_{ij} = \mu_{ij} - (\bar{\mu}_{i\cdot} - \mu) - (\bar{\mu}_{\cdot j} - \mu) - \mu = (\mu_{ij} - \mu) - \alpha_i - \beta_j$$

其中 $\mu_{ij} - \mu$ 反映了水平组合 (A_i, B_j) 对指标值的效应。在许多情况下，水平组合 (A_i, B_j) 的这种效应并不等于水平 A_i 的效应 α_i 和 B_j 的效应 β_j 之和，称 γ_{ij} 为 A_i 和 B_j 的交互效应。通常将因素 A 和 B 对试验指标的交互效应设想为某一因素的效应，称这个因素为 A 与 B 的交互作用，记为 $A \times B$，易证

$$\sum_{i=1}^{a} \alpha_i = 0, \quad \sum_{j=1}^{b} \beta_j = 0, \quad \sum_{i=1}^{a} \sum_{j=1}^{b} \gamma_{ij} = 0$$

引入上述记号之后，就有 $\mu_{ij} = \mu + \alpha_i + \beta_j + \gamma_{ij}$，于是改写式（7 - 20）为

$$\begin{cases} y_{ijk} = \mu + \alpha_i + \beta_j + \gamma_{ij} + e_{ijk}, \\ e_{ijk} \sim N(0, \sigma^2), \quad \text{i.i.d.} \qquad \qquad i = 1, \cdots, a; \ j = 1, \cdots, b; \\ \qquad \qquad \qquad \qquad \qquad \qquad \qquad k = 1, \cdots, c, \\ \sum_{i=1}^{a} \alpha_i = 0, \quad \sum_{j=1}^{b} \beta_j = 0, \quad \sum_{i=1}^{a} \sum_{j=1}^{b} \gamma_{ij} = 0, \end{cases}$$

$$(7 - 21)$$

这就是两因素方差分析模型。

1. 无交互效应的情形

假设 $\gamma_{ij} = 0$；$i = 1, 2, \cdots, a$；$j = 1, 2, \cdots, b$，即不存在交互效应。现假定每种组合下试验次数 $c = 1$。于是

$$\mu_{ij} = \mu + \alpha_i + \beta_j, \quad i = 1, \cdots, a; \ j = 1, \cdots, b$$

此时，模型式（7 - 21）可写为

$$\begin{cases} y_{ij} = \mu + \alpha_i + \beta_j + e_{ij}, \\ e_{ij} \sim N(0, \sigma^2), \text{i.i.d.} \quad i = 1, \cdots, a; \quad j = 1, \cdots, b \quad (7 - 22) \\ \sum_{i=1}^{a} \alpha_i = 0, \quad \sum_{j=1}^{b} \beta_j = 0, \end{cases}$$

这就是无交互效应的两因素方差分析模型。我们的目的是要考查或各水平对指标的影响有无显著差异，这归结为假设

$$H_1: \alpha_1 = \alpha_2 = \cdots = \alpha_a = 0$$

或

$$H_2: \beta_1 = \beta_2 = \cdots = \beta_b = 0$$

的检验。

现导出检验统计量,记

$$\bar{y} = \frac{1}{ab} \sum_{i=1}^{a} \sum_{j=1}^{b} y_{ij}$$

$$\bar{y}_{i.} = \frac{1}{b} \sum_{j=1}^{b} y_{ij}$$

$$\bar{y}_{.j} = \frac{1}{a} \sum_{i=1}^{a} y_{ij}$$

$$SS_T = \sum_{i=1}^{a} \sum_{j=1}^{b} (y_{ij} - \bar{y})^2$$

其中 SS_T 为全部试验数据的总变差,称为总平方和,它可以分解为

$$SS_T = SS_E + SS_A + SS_B \qquad (7-23)$$

其中

$$SS_E = \sum_{i=1}^{a} \sum_{j=1}^{b} (y_{ij} - \bar{y}_{i.} - \bar{y}_{.j} + \bar{y})^2$$

$$SS_A = \sum_{i=1}^{a} b(\bar{y}_{i.} - \bar{y})^2$$

$$SS_B = \sum_{j=1}^{b} a(\bar{y}_{.j} - \bar{y})^2$$

SS_A 称为因素 A 的平方和,SS_B 称为因素 B 的平方和。至于 SS_E 可以这样来理解:因为

$$SS_E = SS_T - SS_A - SS_B$$

在我们所考虑的两因素问题中,除了因素 A 与 B 之外,剩余的没有其他系统性因素的影响,所以从总平方和中减去 SS_A 和 SS_B 之后,剩下的数据变差只能归于随机误差,故 SS_E 反映了试验的随机误差。

有了总平方和的分解式

$$SS_T = SS_E + SS_A + SS_B$$

即知,假设 H_1(或 H_2)的检验统计量应取为 SS_A(或 SS_B)与 SS_E 的比。可以证明,当 H_1 成立时,$SS_A/\sigma^2 \sim \chi^2(a-1)$,并且与 SS_E 相互独立,而 $SS_E/\sigma^2 \sim$

$\chi^2((a-1)(b-1))$。于是当 H_1 成立时，有

$$F_A = \frac{\mathrm{SS}_A/(a-1)}{\mathrm{SS}_E/(a-1)(b-1)} \sim F(a-1,(a-1)(b-1)) \quad (7-24)$$

它可以用来检验假设 H_1。对给定的水平 α，当 $F_A > F_{\alpha}(b-1,(a-1)(b-1))$ 时，拒绝原假设，认为因子 A 的 a 个水平的效应有显著差异。

完全类似地，当 H_2 成立时，有

$$F_B = \frac{\mathrm{SS}_B/(b-1)}{\mathrm{SS}_E/(a-1)(b-1)} \sim F(b-1,(a-1)(b-1)) \quad (7-25)$$

它可以用来检验假设 H_2。相应的方差分析如表 7-6 所示。

表 7-6 无交互效应的两因素方差分析表

方差来源	平方和	自由度	均 方	F 比
因素 A	SS_A	$a-1$	$\mathrm{MS}_A = \dfrac{\mathrm{SS}_A}{a-1}$	$F_A = \dfrac{\mathrm{MS}_A}{\mathrm{MS}_E}$
因素 B	SS_B	$b-1$	$\mathrm{MS}_B = \dfrac{\mathrm{SS}_B}{b-1}$	$F_B = \dfrac{\mathrm{MS}_B}{\mathrm{MS}_E}$
误 差	SS_E	$(a-1)(b-1)$	$\mathrm{MS}_E = \dfrac{\mathrm{SS}_E}{(a-1)(b-1)}$	
总 和	SS_T	$ab-1$		

对于一般的平衡设计，即每一水平组合 (A_i, B_j) 都做了 $c \geqslant 1$ 次试验，可以按照上面类似的方法获得相应的方差分析表 7-7。

表 7-7 平衡设计下无交互效应的两因素方差分析表

方差来源	平方和	自由度	均 方	F 比
因素 A	SS_A	$a-1$	$\mathrm{MS}_A = \dfrac{\mathrm{SS}_A}{a-1}$	$F_A = \dfrac{\mathrm{MS}_A}{\mathrm{MS}_E}$
因素 B	SS_B	$b-1$	$\mathrm{MS}_B = \dfrac{\mathrm{SS}_B}{b-1}$	$F_B = \dfrac{\mathrm{MS}_B}{\mathrm{MS}_E}$
误 差	SS_E	$abc-a-b+1$	$\mathrm{MS}_E = \dfrac{\mathrm{SS}_E}{(abc-a-b+1)}$	
总 和	SS_T	$abc-1$		

从表 7 - 7 可以看到,总平方和关系式(7 - 23)仍然成立,并且总平方和的自由度等于因素 A、因素 B 和误差对应的 3 个自由度之和。

例 7.4 农学家调查机械胁迫对大豆植株生长的影响时,将幼苗随机分到 4 组处理中,每组 13 株,其中有两组每天受外界机械胁迫两次,每次 20 分钟,而另外两组不受外力作用。因此,试验中第一个因素是胁迫的有无,其两个水平为:对照或胁迫。此外,植物被安排在弱光或适宜光照下生长。因此,第二个因素是光照,也有两个水平,即弱光或适宜光。该试验是一个 2×2 因素的试验,包括 4 种处理:① 处理 1:对照,弱光;② 处理 2:胁迫,弱光;③ 处理 3:对照,适宜光;④ 处理 4:胁迫,适宜光。

生长 16 天后,收获植株,测量每株大豆的总面积(cm^2),结果如表 7 - 8 所示。

表 7 - 8   大豆植株的叶面积数据

胁迫条件	两种光照条件下的叶面积/cm²	
	弱　光	适宜光
对　照	264,200,225,268,215 241,232,256,229,288 253,288,230	314,320,310,340,299 268,345,271,285,309 337,282,273
胁　迫	235,188,195,205,212 214,182,215,272,163 230,255,202	283,312,291,259,216 201,267,326,241,291 269,282,257

这是一个双因素试验,且不考虑交互作用。记"胁迫方式"为因素 A,它有 2 个水平,水平效应为 α_i,$i = 1, 2$。"光照方式"为因素 B,它有 2 个水平,水平效应为 β_j,$j = 1, 2$。我们在显著性水平下 $\alpha = 0.05$ 检验

$$H_1: \alpha_1 = \alpha_2 = 0,$$
$$H_2: \beta_1 = \beta_2 = 0。$$

这种设计可用以下数学模型表示:

$$y_{ijk} = \mu + \tau_i + \beta_j + \varepsilon_{ijk}, \quad i = 1, 2; j = 1, 2; k = 1, 2, \cdots, c = 13。$$

式中,y_{ijk} 为第一个因素的第 i 个水平、第二个因素的第 j 个水平中的第 k 个观测值;τ_i 为第一个因素的第 i 个水平效应(胁迫条件);β_j 为第二个因素的第 j 个水平效应(光照条件)。

利用 SPSS 软件的"一般线性模型-单变量"工作框可以计算出以下方差分析表 7 - 9。

表 7 - 9　大豆试验叶面积的方差分析表

方差来源	平方和	自由度	均　方	F 比	P 值
因素 A	14 858.48	1	14 858.48	$F_A = 16.93$	0.000
因素 B	42 751.56	1	42 751.56	$F_B = 48.71$	0.000
误　差	43 002.64	49	877.61		
总　和	100 612.67	51			

由表 7 - 9 的最后一列，F_A 和 F_B 的概率值都小于 0.05，故拒绝原假设 H_1 和 H_2，即在试验中增加机械胁迫对大豆植株生长有显著影响，同样强光照射对大豆植株生长也有显著影响。

如果经 F_A 检验，H_1 被拒绝，那么我们认为因素 A 的 a 个水平效应 α_1，…，α_a 不完全相同。此时要做 $[\alpha_i，\alpha_t]$ 的区间估计。

因为 $y_{ij} \sim N(\mu + \alpha_i + \beta_j，\sigma^2)$，利用 $\sum\limits_{j=1}^{b} \beta_j = 0$ 及正态分布的性质，可以证明

$$\bar{y}_{i.} \sim N\left(\mu + \alpha_i，\frac{\sigma^2}{b}\right)，\quad i = 1，\cdots，a，$$

于是

$$\bar{y}_{i.} - \bar{y}_{t.} \sim N\left(\alpha_i - \alpha_t，\frac{2\sigma^2}{b}\right) \tag{7 - 26}$$

用

$$\hat{\sigma}^2 = \frac{\mathrm{SS}_E}{(a-1)(b-1)}$$

作为 σ^2 的估计，可以得到对固定的 $i，t，\alpha_i - \alpha_t$ 的置信系数 $1 - \alpha$ 的置信区间为

$$\left[(\bar{y}_{i.} - \bar{y}_{t.}) - \hat{\sigma}\sqrt{\frac{2}{b}}t_{\alpha/2}((a-1)(b-1))，\right.$$

$$\left. (\bar{y}_{i.} - \bar{y}_{t.}) + \hat{\sigma}\sqrt{\frac{2}{b}}t_{\alpha/2}((a-1)(b-1))\right] \tag{7 - 27}$$

如果这个区间包括零，则表明我们可以以概率 $1-\alpha$ 断言 α_i 与 α_j 没有显著差

异。如果整个区间落在零的左边,则我们以概率 $1-\alpha$ 断言 α_i 小于 α_j。相反,如果整个区间落在零的右边,则我们以概率 $1-\alpha$ 断言 α_i 大于 α_j。

m 个效应之差 $\alpha_i-\alpha_t$ 的置信系数为 $1-\alpha$ 的同时置信区间为

$$\left[(\bar{y}_{i\cdot}-\bar{y}_{t\cdot})-\hat{\sigma}\sqrt{\frac{2}{b}}t_{\frac{\alpha}{2m}}((a-1)(b-1)), \right.$$

$$\left. (\bar{y}_{i\cdot}-\bar{y}_{t\cdot})+\hat{\sigma}\sqrt{\frac{2}{b}}t_{\frac{\alpha}{2m}}((a-1)(b-1)) \right] \tag{7-28}$$

如果经 F_B 检验,H_2 被拒绝,用与上面完全类似的方法,$\beta_j-\beta_q$ 的置信系数 $1-\alpha$ 的置信区间为

$$\left[(\bar{y}_{\cdot j}-\bar{y}_{\cdot q})-\hat{\sigma}\sqrt{\frac{2}{a}}t_{\alpha/2}((a-1)(b-1)), \right.$$

$$\left. (\bar{y}_{\cdot j}-\bar{y}_{\cdot q})+\hat{\sigma}\sqrt{\frac{2}{a}}t_{\alpha/2}((a-1)(b-1)) \right]$$

m 个效应之差 $\beta_j-\beta_q$ 的置信系数为 $1-\alpha$ 的同时置信区间为

$$\left[(\bar{y}_{\cdot j}-\bar{y}_{\cdot q})-\hat{\sigma}\sqrt{\frac{2}{a}}t_{\frac{\alpha}{2m}}((a-1)(b-1)), \right.$$

$$\left. (\bar{y}_{\cdot j}-\bar{y}_{\cdot q})+\hat{\sigma}\sqrt{\frac{2}{a}}t_{\frac{\alpha}{2m}}((a-1)(b-1)) \right] \tag{7-29}$$

2. 关于交互效应的检验

当考虑因素 A,B 间的交互作用 $A\times B$ 时,在各水平组合下需要做重复试验,设每种组合下试验次数均为 c $(c>1)$。此时对应的模型就是式(7-21)。在这样的模型中,效应 α_i 并不能反映水平 A_i 的优劣。这是因为在交互效应存在的情况下,因子水平 A_i 的优劣还与因子 B 的水平有关。对不同的 B_j,A_i 的优劣也不相同,因此,对这样的模型,检验 $\alpha_1=\cdots=\alpha_a=0$ 与检验 $\beta_1=\cdots=\beta_b=0$ 没有实际意义,然而一个重要的检验问题是交互效应是否存在的检验,即检验

$$H_3: \gamma_{ij}=0; \quad i=1,2\cdots,a; j=1,\cdots,b$$

现导出检验统计量,记

$$\bar{y}=\frac{1}{abc}\sum_{i=1}^{a}\sum_{j=1}^{b}\sum_{k=1}^{c}y_{ijk}$$

$$\bar{y}_{ij.} = \frac{1}{c} \sum_{k=1}^{c} y_{ijk}$$

$$\bar{y}_{i..} = \frac{1}{bc} \sum_{j=1}^{b} \sum_{k=1}^{c} y_{ijk}$$

$$\bar{y}_{.j.} = \frac{1}{ac} \sum_{i=1}^{a} \sum_{k=1}^{c} y_{ijk}$$

$$SS_T = \sum_{i=1}^{a} \sum_{j=1}^{b} \sum_{k=1}^{c} (y_{ijk} - \bar{y})^2$$

其中 SS_T 为全部试验数据的总变差，称为总平方和，它可以分解为

$$SS_T = SS_E + SS_A + SS_B + SS_{A \times B} \tag{7-30}$$

其中

$$SS_E = \sum_{i=1}^{a} \sum_{j=1}^{b} \sum_{k=1}^{c} (y_{ijk} - \bar{y}_{ij.})^2$$

$$SS_A = bc \sum_{i=1}^{a} (\bar{y}_{i..} - \bar{y})^2$$

$$SS_B = ac \sum_{j=1}^{b} (\bar{y}_{.j.} - \bar{y})^2$$

$$SS_{A \times B} = c \sum_{i=1}^{a} \sum_{j=1}^{b} (\bar{y}_{ij.} - \bar{y}_{i..} - \bar{y}_{.j.} + \bar{y})^2$$

称 SS_A 为因素 A 的平方和，SS_B 为因素 B 的平方和，$SS_{A \times B}$ 为交互作用的平方和（或格间平方和），SS_E 为误差平方和。

与前面的讨论方法类似，可以证明，当 H_3 成立时，有

$$F_{A \times B} = \frac{SS_{A \times B}/(a-1)(b-1)}{SS_E/ab(c-1)} \sim F((a-1)(b-1), \, ab(c-1))$$

$$\tag{7-31}$$

据此统计量，可以检验 H_3。

如果经检验接受了 H_3，我们就认为交互效应不存在。这时可进一步检验因子 A 的各个水平的效应是否有显著差异，也可以检验因子 B 的各个水平效应是否有显著差异。

相应的方差分析表如表 7-10 和表 7-11 所示。

表 7-10 有交互效应情况下两因素方差分析表

方差来源	平方和	自由度	均 方	F 比
因素 A	SS_A	$a-1$	$\mathrm{MS}_A=\dfrac{\mathrm{SS}_A}{a-1}$	$F_A=\dfrac{\mathrm{MS}_A}{\mathrm{MS}_E}$
因素 B	SS_B	$b-1$	$\mathrm{MS}_B=\dfrac{\mathrm{SS}_B}{b-1}$	$F_B=\dfrac{\mathrm{MS}_B}{\mathrm{MS}_E}$
交互效应 $A\times B$	$\mathrm{SS}_{A\times B}$	$(a-1)(b-1)$	$\mathrm{MS}_{A\times B}=\dfrac{\mathrm{SS}_{A\times B}}{(a-1)(b-1)}$	$F_{A\times B}=\dfrac{\mathrm{MS}_{A\times B}}{\mathrm{MS}_E}$
误 差	SS_E	$ab(c-1)$	$\mathrm{MS}_E=\dfrac{\mathrm{SS}_E}{ab(c-1)}$	
总 和	SS_T	$abc-1$		

表 7-11 考虑有交互效应情况下大豆试验叶面积的方差分析表

方差来源	平方和	自由度	均 方	F 比	P 值
因素 A	14 858.48	1	14 858.48	$F_A=16.60$	0.000
因素 B	42 751.56	1	42 751.56	$F_B=47.75$	0.000
交互作用	42 751.56	1	26.33	$F_{A\times B}=0.029$	0.865
误 差	42 976.31	48	895.34		
总 和	100 612.67	51			

由于检验交互作用的 $F_{A\times B}$ 统计量的概率值为 $0.865>0.05$,故我们不拒绝原假设 H_3,即认为在试验中机械胁迫与光照射两个因素之间不存在统计学上显著的交互效应。

对方差分析在医药学研究中的应用感兴趣的读者可以参考文献[13]。

7.3 正交试验设计与方差分析

当因素较多时,全面试验的次数的增加会随着因素及水平个数的增加而显著增加。例如,3 因素 4 水平的试验问题,所有不同水平的组合有 $4^3=64$ 种,在每一种组合下只进行一次试验,也需要 64 次。如果考虑更多的因素及水平,试验的次数会大得惊人。因此在实际应用中,对于多个因素做全面试验是不现实的。于是我们考虑是否可以选择其中一部分组合进行试验,这就要用到试验设计方法选择合理的试验方案，使得试验次数不多，但也能得到比较满意的结果。

1. 用正交表安排试验

正交表是一系列规格化的表格，每个表都有一个记号，如 $L_8(2^7)$，$L_9(3^4)$ 等，如表 7 - 12 和表 7 - 13 所示。以 $L_9(3^4)$ 为例，L 表示正交表，9 是正交表的行数，表示需要做的试验次数。4 是正交表的列数，表示最多可以安排的因素的个数。3 是因素水平数，表示此表可以安排三水平的试验。

表 7 - 12　正交表 $L_8(2^7)$

试验号/列号	1	2	3	4	5	6	7
1	1	1	1	2	2	1	2
2	2	1	2	2	1	1	1
3	1	2	2	2	2	2	1
4	2	2	1	2	1	2	2
5	1	1	2	1	1	2	2
6	2	1	1	1	2	2	1
7	1	2	1	1	1	1	1
8	2	2	2	1	2	1	2

表 7 - 13　正交表 $L_9(3^4)$

试验号/列号	1	2	3	4
1	1	1	3	2
2	2	1	1	1
3	3	1	2	3
4	1	2	2	1
5	2	2	3	3
6	3	2	1	2
7	1	3	1	3
8	2	3	2	2
9	3	3	3	1

正交表的特点如下：

(1) 每列中数字出现的次数相同，如 $L_9(3^4)$ 表每列中数字 1，2，3 均出现三次；$L_8(2^7)$ 表每列中数字 1，2 均出现四次。

(2) 任取两列数字的搭配是均衡的，如 $L_9(3^4)$ 表里每两列中(1，1)，(1，2)，…，(3，3)，九种组合各出现一次；$L_8(2^7)$ 表里每两列中(1，1)，(1，2)，(2，1) 和(2，2)，各出现两次。

这种均衡性使得根据正交表安排的试验,其试验结果具有很好的可比性,易于进行统计分析。

例 7.5 为提高某种化学产品的转化率(%),考虑 3 个有关因素:反应温度 A(℃),反应时间 B(min)和催化剂的含量 C(%)。各因素选取 3 个水平,如表 7-14 所示。

表 7-14 转化率试验因素水平表

水平/因素	温度 A	时间 B	催化剂含量 C
1	80	90	5
2	85	120	6
3	90	150	7

如果做全面试验,则需要 $3^3 = 27$ 次。若用正交表 $L_9(3^4)$,仅做 9 次试验。将 3 个因素 A,B,C 分别放在 $L_9(3^4)$ 表的任意三列上,如将 A,B 分别放在第 2,3 列上,C 放在第 4 列上。将表中 A,B,C 所在的三列上的数字 1,2,3 分别用相应的因素水平去代替,得 9 次试验方案。以上工作称为表头设计。再将 9 次试验结果转化率数据列于表上(见表 7-15),并在表上进行计算。

表 7-15 转化率试验的正交表

试验号/因素	反应温度 A	反应时间 B	催化剂含量 C	转化率
1	80(1)	90(1)	6(2)	31
2	85(2)	90(1)	5(1)	54
3	90(3)	90(1)	7(3)	38
4	80(1)	120(2)	5(1)	53
5	85(2)	120(2)	7(3)	49
6	90(3)	120(2)	6(2)	42
7	80(1)	150(3)	7(3)	57
8	85(2)	150(3)	6(2)	62
9	90(3)	150(3)	5(1)	64
K_1	141	123	171	
K_2	165	144	135	
K_3	144	183	144	
k_1	47	41	**57**	
k_2	**55**	48	45	
k_3	48	**61**	48	

表中各列的 K_1，K_2，K_3 值分别是对应因素第一、二、三水平的试验指标值之和。如因素 A，$K_1 = 31 + 53 + 57 = 141$，它是在 9 次试验中，所有 A 在第一水平（80℃）时试验所得转化率之和。类似地，$K_2 = 54 + 49 + 62 = 165$ 和 $K_3 = 38 + 42 + 64 = 144$ 分别是 A 所有在第二水平（85℃）和在第三水平（90℃）时试验所得转化率之和。各列的 k_1，k_2，k_3 分别是本列的 K_1，K_2，K_3 分别除以 3 得到的平均转化率。如对 A 有 $k_1 = 141/3 = 47$，$k_2 = 165/3 = 55$，$k_3 = 144/3 = 48$。

在这个试验中，指标转化率是愈高愈好，经过直观比较各因素的 k_1，k_2 和 k_3，水平组合 $(A_2, B_3, C_1) = (85℃, 150 \text{ min}, 5\%)$ 应是最好的试验条件。需要注意的是，这个试验水平的组合，是已经做过的 9 次试验中没有出现过的。它是否真正符合客观实际，还需要通过试验或生产实际来检验。

2. 正交试验的方差分析

表 7 - 15 所示的正交试验数据也可以用线性模型来描述。以 a_i，b_j，c_k 分别表示 A_i，B_j，C_k 水平的效应，μ 为总平均，y_i 为第 i 次试验结果，则例 7.5 可以用下面的线性模型来描述：

$$\begin{cases} y_1 = \mu + a_1 + b_1 + c_2 + \varepsilon_1 \\ y_2 = \mu + a_2 + b_1 + c_1 + \varepsilon_2 \\ y_3 = \mu + a_3 + b_1 + c_3 + \varepsilon_3 \\ y_4 = \mu + a_1 + b_2 + c_1 + \varepsilon_4 \\ y_5 = \mu + a_2 + b_2 + c_3 + \varepsilon_5 \\ y_6 = \mu + a_3 + b_2 + c_2 + \varepsilon_6 \\ y_7 = \mu + a_1 + b_3 + c_3 + \varepsilon_7 \\ y_8 = \mu + a_2 + b_3 + c_2 + \varepsilon_8 \\ y_9 = \mu + a_3 + b_3 + c_1 + \varepsilon_9 \\ \varepsilon_i \sim N(0, \sigma^2), \text{ i.i.d.,} \quad i = 1, \cdots, 9 \\ \sum_{i=1}^{3} a_i = 0, \quad \sum_{j=1}^{3} b_j = 0, \quad \sum_{k=1}^{3} c_k = 0 \end{cases} \qquad (7\text{-}32)$$

对此模型考虑如下 3 种假设的检验问题：

$$H_1: a_1 = a_2 = a_3 = 0 \qquad (7\text{-}33)$$

$$H_2: b_1 = b_2 = b_3 = 0 \qquad (7\text{-}34)$$

$$H_3: c_1 = c_2 = c_3 = 0 \qquad (7\text{-}35)$$

若 H_1 成立，则说明因素 A 的 3 个水平对指标 y 的影响无显著差异。若 H_2（或

H_3)成立,则说明因素 B(或 C)的 3 个水平对指标 y 的影响无显著差异。

若在正交表中总的试验次数为 n,n 次试验的结果分别记为 y_1,y_2,$\cdots$,y_n。设因素有 m 个,每个因素取 a 个水平,每个水平做了 r 次试验,则 $n = ra$,总平方和为

$$SS_T = \sum_{i=1}^{n} (y_i - \bar{y})^2 = \sum_{i=1}^{n} y_i^2 - n \bar{y}^2 \qquad (7-36)$$

记 $\bar{y} = \dfrac{1}{n} \sum_{i=1}^{n} y_i$,为试验数据的总平均。与前面两节讨论相似,可将 SS_T 分解为

$$SS_T = SS_E + SS_1 + SS_2 + \cdots + SS_m \qquad (7-37)$$

其中,SS_E 为误差平方和;SS_i 为第 i 个因素的平方和。

记 f_T 和 f_E 分别为总平方和及误差平方和的自由度,而用 f_i 表示第 i 个因子平方和的自由度,则各平方和的自由度分别为 $f_T = n-1$;$f_i = a-1$,$i = 1, \cdots, m$;$f_E = f_T - \sum_{i=1}^{m} f_i = n - m(a-1) - 1$。

可以证明,当第 i 个因素的各水平效应相等时

$$F_i = \frac{SS_i / f_i}{SS_E / f_E} \sim F_{a-1, \, n-m(a-1)-1}$$

于是 F_i 可以用作检验第 i 个因素诸水平对试验指标 y 的影响有无显著差异的统计量,其方差分析如表 7-16 所示。

表 7-16　正交试验设计的方差分析表

方差来源	平方和	自由度	均　　方	F 比
因素 1	SS_1	$a-1$	$MS_1 = \dfrac{SS_1}{a-1}$	$F_1 = \dfrac{MS_1}{MS_E}$
因素 2	SS_2	$a-1$	$MS_2 = \dfrac{SS_2}{a-1}$	$F_2 = \dfrac{MS_2}{MS_E}$
$\vdots$	$\vdots$	$\vdots$	$\vdots$	$\vdots$
因素 m	SS_m	$a-1$	$MS_m = \dfrac{SS_m}{a-1}$	$F_m = \dfrac{MS_m}{MS_E}$
误　差	SS_E	$n - m(a-1) - 1$	$MS_E = \dfrac{SS_E}{n-m(a-1)-1}$	
总　和	SS_T	$n-1$		

例 7.6 （续例 7.5）对正交试验进行方差分析如表 7 - 17 所示。

表 7 - 17　转化率试验方差分析表

方差来源	平方和	自由度	均　方	F 比
A	114	2	57	6.33
B	618	2	309	34.33
C	234	2	117	13.00
误　差	18	2	9	
总　和	984	8		

查 F 分布表得临界值，$F_{2,2}(0.05) = 19$，$F_{2,2}(0.1) = 9$。可见因素 B，C 的各水平对指标值 y 的影响有显著差异，而因素 A 的各水平对 y 的影响无显著差异。

试验设计的内容十分丰富，对这部分内容感兴趣读者可以参考文献[14]、[15]和[16]。

7.4　习　题　7

1. 在公共卫生领域研究被动吸烟的课题中，常把是否被动吸烟当作肺部卫生的一个可测性指标。某研究员用几种方式研究肺功能问题，共有 3 组。① 非吸烟者（NS）；② 被动吸烟者（PS）；③ 中度吸烟者（MS）。研究员用"用力中期呼出量"（FEF）作为肺功能指标，每组抽取 10 名测试者进行指标检测，下表列出了 3 组的 FEF 值，试利用统计软件比较这 3 组中 FEF 的差异并给出每两组之间均值差异的联合置信区间。

NS	PS	MS
3.78	3.30	2.73
3.56	4.02	3.32
4.28	3.65	3.17
4.09	3.01	2.09
3.01	2.61	1.94
3.96	2.83	2.38
3.65	2.97	2.59
4.02	3.16	2.64
3.88	3.54	2.88
3.47	3.42	2.44

2. 为考察小白鼠被喂食 3 种不同营养素后的增重效果,现根据肥胖遗传因素将 24 只小白鼠分成数量相等的两个区组,再将每个区组的 12 只小白鼠分成 3 个等数量的小组分别被喂食 3 种不同的营养素,三周后体重增量结果(g)列于下表。试利用统计软件讨论,两种肥胖遗传因素之间及 3 种不同营养素喂养小白鼠在所增体重效果上是否存在显著性差异? 肥胖因素与营养素之间是否存在交互效应?

初始体重	不同营养素喂养体重增量 /g		
	营养素 1	营养素 2	营养素 3
正　常	50.10, 47.80, 53.10, 63.50	58.20, 48.50, 53.80, 64.20	64.50, 62.40, 58.60, 72.50
肥　胖	71.20, 41.40, 61.90, 42.20	68.40, 45.70, 53.00, 39.80	79.30, 38.40, 51.20, 46.20

3. 为了提高花菜种子的产量和质量,科技人员考察了浇水次数(A)、喷药次数(B)、施肥方法(C)和移入温室时间(D)对花菜留种的影响,进行了一个 4 因素 2 水平的正交试验。正交试验的表头设计及试验结果如下表所示,试根据该表在考虑交互效应的条件下发现提高花菜种子产质量的最优留种方案。

试验号	不 同 列 号 水 平						种子产量
	A	B	$A \times B$	C	$A \times C$	D	/(g/10 m^2)
	1	2	3	4	5	6	
1	1	1	1	1	1	1	350
2	1	1	1	2	2	2	325
3	1	2	2	1	1	2	425
4	1	2	2	2	2	1	425
5	2	1	2	1	2	1	200
6	2	1	2	2	1	1	250
7	2	2	1	1	2	1	275
8	2	2	1	2	1	2	375

8　主成分分析

主成分分析(principal component analysis，PCA)是一种掌握主要矛盾的统计分析方法。生命活动往往以多指标、多性状呈现出异常复杂的状态。对于多元复杂事物的认识，人们常常采用掌握主要矛盾的方法。主成分分析的基本思想是，将原来众多具有一定相关性的指标，组合成一组新的、相互无关的综合指标，从中选取几个较少的综合指标尽可能多地反映原来众多指标的信息，达到数据降维的相关。这种做法抓住了问题的主要矛盾，有利于问题的分析和处理。

8.1　总体与样本的主成分

1. 原始数值矩阵

如果一个被研究的生物学问题具有多个性状、特征或指标，另一方面又具有多个单位、品种或实体。通过调查，实验得到这个事物的数据，该数据可以表示成一个矩阵(行列)，即主成分分析原始数值矩阵为

$$
n \text{ 个单位}
\overset{p \text{ 个指标}}{
\begin{bmatrix}
x_{11} & x_{12} & \cdots & x_{1p} \\
x_{21} & x_{22} & \cdots & x_{2p} \\
\vdots & \vdots & & \vdots \\
x_{n1} & x_{n2} & \cdots & x_{np}
\end{bmatrix}
}
$$

原始数据的列代表不同指标或性状，行代表不同的数据单位或个体。例如对于某一生态学问题的研究，各种不同气候条件、物理指标、化学指标和各种有关生物群体的数量等。凡体现事物不同性状、特征、属性和因子诸方面，一律都称为指标(index)或性状(character)，以行方向展现在原始数值矩阵中；不同的分析单位(包括分类单位)、品种、实体，区组方面一律都称为分析单位(analytical unit)，以列方向展现在原始数值矩阵中。

2. 总体主成分

设 X 是 p 维随机变量，并假设 $\mu = E(X)$，$\Sigma = \mathrm{Var}(X)$。考虑如下线性变换：

$$\begin{cases} Z_1 = a_1^\mathrm{T} X \\ Z_2 = a_2^\mathrm{T} X \\ \qquad \vdots \\ Z_p = a_p^\mathrm{T} X \end{cases}$$

易见

$$\mathrm{Var}(Z_i) = a_i^\mathrm{T} \Sigma a_i, \quad i = 1, 2, \cdots, p$$

$$\mathrm{Cov}(Z_i, Z_j) = a_i^\mathrm{T} \Sigma a_j, \quad i, j = 1, 2, \cdots, p; i \neq j$$

我们希望 Z_1 的方差达到最大，即 a_1 是约束优化问题

$$\max \quad a^\mathrm{T} \Sigma a$$
$$\mathrm{s.t.} \quad a^\mathrm{T} a = 1$$

的解。因此，a_1 是 Σ 最大特征值（不妨设为 λ_1）的特征向量。此时，称 $Z_1 = a_1^\mathrm{T} X$ 为第一主成分。类似地，希望 Z_2 的方差达到最大，并且要求 $\mathrm{Cov}(Z_1, Z_2) = a_1^\mathrm{T} \Sigma a_2 = 0$。由于 a_1 是 λ_1 的特征向量，所以，选择的 a_2 应与 a_1 正交。类似于前面的推导，a_2 是 Σ 第二大特征值（不妨设为 λ_2）的特征向量。称 $Z_2 = a_2^\mathrm{T} X$ 为第二主成分。

一般情况下对于协方差阵 Σ，存在正交阵 Q，将它化为对角阵，即

$$Q^\mathrm{T} \Sigma Q = \Lambda = \begin{bmatrix} \lambda_1 & & & \\ & \lambda_2 & & \\ & & \ddots & \\ & & & \lambda_p \end{bmatrix}$$

且 $\lambda_1 \geqslant \lambda_2 \geqslant \cdots \geqslant \lambda_p$，则矩阵 Q 的第 i 列就对应于 a_i，相应的 Z_i 为第 i 主成分。

主成分的性质如下。

1）主成分的均值和协方差阵

记

$$Z = \begin{bmatrix} Z_1 \\ Z_2 \\ \vdots \\ Z_p \end{bmatrix}, \ v = E(Z), \ \Lambda = \begin{bmatrix} \lambda_1 & & & \\ & \lambda_2 & & \\ & & \ddots & \\ & & & \lambda_p \end{bmatrix}$$

因为

$$Z = Q^{\mathrm{T}} X \tag{8-1}$$

所以有

$$v = E(Z) = E(Q^{\mathrm{T}} X) = Q^{\mathrm{T}} E(X) = Q^{\mathrm{T}} \mu$$

$$\mathrm{Var}(Z) = Q^{\mathrm{T}} \mathrm{Var}(X) Q = Q^{\mathrm{T}} \Sigma Q = \Lambda$$

2）主成分的总方差

因为

$$\mathrm{tr}(\Lambda) = \mathrm{tr}(Q^{\mathrm{T}} \Sigma Q) = \mathrm{tr}(\Sigma Q Q^{\mathrm{T}}) = \mathrm{tr}(\Sigma)$$

所以

$$\sum_{i=1}^{p} \lambda_i = \sum_{i=1}^{p} \sigma_{ii} \text{ 或 } \sum_{i=1}^{p} \mathrm{Var}(Z_i) = \sum_{i=1}^{p} \mathrm{Var}(Z_i) \tag{8-2}$$

其中 σ_{ii} 是协方差阵 Σ 的第 i 个对角元素。由此可以看出，主成分分析把 p 个原始变量 X_1, X_2, $\cdots$, X_p 的总方差分解成了 p 个不相关变量 Z_1, Z_2, $\cdots$, Z_p 的方差之和。式（8-2）表明原始数值矩阵的特征值总和反映了 p 个向量的总方差，并且 p 个向量的总方差与 p 个主成分的总方差是相同的。

3）原始变量 X_j 与主成分 Z_i 之间的相关系数

由式（8-1）知

$$X = QZ \tag{8-3}$$

即

$$X_j = q_{j1} Z_1 + q_{j2} Z_2 + \cdots + q_{jp} Z_p \tag{8-4}$$

所以

$$\mathrm{Cov}(X_j, Z_i) = \mathrm{Cov}(q_{ji} Z_i, Z_i) = q_{ji} \lambda_i, \quad j, i = 1, 2, \cdots, p \tag{8-5}$$

$$\rho(X_j, Z_i) = \frac{\mathrm{Cov}(X_j, Z_i)}{\sqrt{\mathrm{Var}(X_j)} \sqrt{\mathrm{Var}(Z_i)}} = \frac{\sqrt{\lambda_i}}{\sqrt{\sigma_{jj}}} q_{ji}, \quad j, i = 1, 2, \cdots, p \tag{8-6}$$

在实际中，通常只对 X_j 与 Z_i 的相关系数感兴趣。

4）原始变量对主成分的影响

式（8-1）也可以表示为

$$Z_i = q_{1i}X_1 + q_{2i}X_2 + \cdots + q_{pi}X_p \tag{8-7}$$

称 q_{ji} 为第 i 主成分在第 j 个原始变量 X_j 上的载荷(loading),它度量了 X_j 对 Z_i 的重要程度。

上面介绍的主成分构造方法是基于原始数值矩阵的,但是在实践中经常会出现每个指标的数据来源不同,单位选取不同的情况,这往往导致数值的大小和变化的幅度不同。指标之间的这种差异不仅毫无意义,还会干扰分析。在这种情况下,为了消除这种没有意义的差别,有必要对原始数值矩阵先进行标准化变换构造相应的相关矩阵以。然后从相关矩阵出发求解主成分,以求获得正确的分析结果。

将原始变量作标准化处理

$$X_{cj} = \frac{X_j - \mu_j}{\sqrt{\sigma_{jj}}}, \quad j = 1, 2, \cdots, p \tag{8-8}$$

显然,$\boldsymbol{X}_c = (X_{c1}, X_{c2}, \cdots, X_{cp})^{\mathrm{T}}$ 的方差矩阵就是 $\boldsymbol{X}$ 的相关矩阵 $\boldsymbol{R}$。

从相关矩阵 $\boldsymbol{R}$ 出发导出的主成分方法与从协方差阵 $\boldsymbol{\Sigma}$ 出发导出的主成分方法完全类似,并且所得到的相应性质更加简洁。

设 $\lambda_{c1} \geqslant \lambda_{c2} \geqslant \cdots \geqslant \lambda_{cp} \geqslant 0$ 为相关矩阵 $\boldsymbol{R}$ 的 p 个特征值,$\boldsymbol{a}_{c1}, \boldsymbol{a}_{c2}, \cdots, \boldsymbol{a}_{cp}$ 为相应的单位特征向量,且相互正交,则相应的 p 个主成分为

$$Z_{ci} = \boldsymbol{a}_{ci}^{\mathrm{T}}\boldsymbol{X}_c, \quad i = 1, 2, \cdots, p$$

令 $\boldsymbol{Z}_c = (Z_{c1}, Z_{c2}, \cdots, Z_{cp})^{\mathrm{T}}$, $\boldsymbol{Q}_c = (\boldsymbol{a}_{c1}, \boldsymbol{a}_{c2}, \cdots, \boldsymbol{a}_{cp})$,于是

$$\boldsymbol{Z}_c = \boldsymbol{Q}_c^{\mathrm{T}}\boldsymbol{X}_c$$

性质 8.1 关于相关矩阵 $\boldsymbol{R}$ 的主成分有如下性质:

(1) $E(\boldsymbol{Z}_c) = \boldsymbol{0}$, $\mathrm{Var}(\boldsymbol{Z}_c) = \boldsymbol{\Lambda}_c$,其中 $\boldsymbol{\Lambda}_c = \mathrm{diag}(\lambda_{c1}, \lambda_{c2}, \cdots, \lambda_{cp})$。

(2) $\sum\limits_{i=1}^{p} \lambda_{ci} = p$。

(3) 变量 X_{cj} 与主成分 Z_{ci} 之间的相关系数为 $\rho(X_{cj}, Z_{ci}) = \sqrt{\lambda_{ci}} q_{cji}$, j, $i = 1, 2, \cdots, p$。

主成分作为原来自变量的线性组合,是一种"人造变量",一般不具有任何实际含义,特别当回归自变量具有不同度量单位时更是如此。例如在研究农作物产量与气候条件,生产条件的关系问题中,假定 X_1 和 X_2 分别表示该作物生长期内日平均气温和降雨量,它们的度量单位分别是1℃和 mm,而 X_3 表示单位面积

上化学肥料的施用量,单位是 kg。这时主成分作为这些变量的线性组合,它们的单位就什么都不是了,更谈不上其实际意义。

3. 样本主成分

在实际问题中,一般总体的协方差阵或相关矩阵是未知的,需要通过样本来估计。

设 $\pmb{\chi}_k = (x_{k1}, x_{k2}, \cdots, x_{kp})^{\mathrm{T}} (k=1, 2, \cdots, n)$ 为来自总体 X 的样本,记样本数据矩阵为

$$\pmb{X} = \begin{bmatrix} x_{11} & x_{12} & \cdots & x_{1p} \\ x_{21} & x_{22} & \cdots & x_{2p} \\ \vdots & \vdots & & \vdots \\ x_{n1} & x_{n2} & \cdots & x_{np} \end{bmatrix} = \begin{bmatrix} \chi_1^{\mathrm{T}} \\ \chi_2^{\mathrm{T}} \\ \vdots \\ \chi_n^{\mathrm{T}} \end{bmatrix} = \begin{bmatrix} \pmb{X}_1, \pmb{X}_2, \cdots \pmb{X}_p \end{bmatrix}$$

其中

$$\pmb{\chi}_k^{\mathrm{T}} = (x_{k1}, x_{k2}, \cdots, x_{kp}), \quad \pmb{X}_j = \begin{bmatrix} x_{1j} \\ x_{2j} \\ \vdots \\ x_{nj} \end{bmatrix}$$

分别表示样本数据矩阵的各行和各列。所以,样本的方差矩阵 $\pmb{S}$ 为

$$\pmb{S} = \frac{1}{n-1} \sum_{k=1}^{n} (\pmb{\chi}_k - \bar{\pmb{X}})(\pmb{\chi}_k - \bar{\pmb{X}})^{\mathrm{T}} = (s_{ij})_{p \times p}$$

其中

$$\bar{\pmb{X}} = \frac{1}{n} \sum_{k=1}^{n} \pmb{\chi}_k = (\bar{x}_1, \bar{x}_2, \cdots, \bar{x}_p)^{\mathrm{T}}$$

$$s_{ij} = \frac{1}{n-1} \sum_{k=1}^{n} (x_{ki} - \bar{x}_i)(x_{kj} - \bar{x}_j), \quad i, j = 1, 2, \cdots, p$$

样本的相关矩阵 $\pmb{R}$ 为

$$\pmb{R} = \frac{1}{n-1} \sum_{k=1}^{n} \pmb{\chi}_{ck} \pmb{\chi}_{ck}^{\mathrm{T}} = (r_{ij})_{p \times p}$$

其中

$$\pmb{\chi}_{ck}^{\mathrm{T}} = \begin{bmatrix} \dfrac{x_{k1} - \bar{x}_1}{\sqrt{s_{11}}}, & \dfrac{x_{k2} - \bar{x}_2}{\sqrt{s_{12}}}, & \cdots, & \dfrac{x_{kp} - \bar{x}_p}{\sqrt{s_{pp}}} \end{bmatrix}$$

$$r_{ij} = \frac{s_{ij}}{\sqrt{s_{ii}s_{jj}}}, \quad i, j = 1, 2, \cdots, p$$

4. 从 S 出发求主成分

设 $\lambda_1 \geqslant \lambda_2 \geqslant \cdots \geqslant \lambda_p \geqslant 0$ 为样本协方差阵 S 的特征值，$a_1, a_2, \cdots, a_p$ 为相应的单位特征向量，且彼此正交，则第 i 个主成分 $z_i = a_i^T x$，$i = 1, 2, \cdots, p$，其中 $x = (x_1, x_2, \cdots, x_p)^T$。令

$$z = (z_1, z_2, \cdots, z_p)^T = (a_1, a_2, \cdots, a_p)^T x = Q^T x$$

其中 $Q = (a_1, a_2, \cdots, a_p) = (q_{ij})_{p \times p}$。

下面构造样本主成分，令

$$\mathcal{Z}_k = Q^T \chi_k$$

因此样本主成分为

$$Z = \begin{bmatrix} z_{11} & z_{12} & \cdots & z_{1p} \\ z_{21} & z_{22} & \cdots & z_{2p} \\ \vdots & \vdots & & \vdots \\ z_{n1} & z_{n2} & \cdots & z_{np} \end{bmatrix} = \begin{bmatrix} \mathcal{Z}_1^T \\ \mathcal{Z}_2^T \\ \vdots \\ \mathcal{Z}_n^T \end{bmatrix} = \begin{bmatrix} \chi_1^T Q \\ \chi_2^T Q \\ \vdots \\ \chi_n^T Q \end{bmatrix} = XQ$$

$$= [Xa_1, Xa_2, \cdots Xa_p] = [Z_1, Z_2, \cdots, Z_p]$$

其中 $\mathcal{Z}_k^T$ 表示样本主成分的各行，Z_j 表示样本主成分的各列。

性质 8.2　对于样本主成分有如下性质：

(1) $\mathrm{Var}(Z_j) = \lambda_j$, $\quad j = 1, 2, \cdots, p$。

(2) $\mathrm{Cov}(Z_i, Z_j) = 0$, $\quad i, j = 1, 2, \cdots, p, i \neq j$。

(3) 样本总方差

$$\sum_{j=1}^p s_{jj} = \sum_{j=1}^p \lambda_j$$

(4) X_j 与 Z_i 的样本相关系数

$$r(X_j, Z_i) = \frac{\sqrt{\lambda_i}}{\sqrt{s_{jj}}} q_{ji}, \quad j, i = 1, 2, \cdots, p$$

在实际应用中，常常将样本数据中心化，这不影响样本协方差阵 S。考虑中心化数据矩阵

$$X - 1\bar{X}^{\mathrm{T}} = \begin{bmatrix} (\chi_1 - X)^{\mathrm{T}} \\ (\chi_2 - X)^{\mathrm{T}} \\ \vdots \\ (\chi_n - X)^{\mathrm{T}} \end{bmatrix}$$

其中 $1 = (1, 1, \cdots, 1)^{\mathrm{T}} \in \mathbf{R}^n$，对应的主成分数据为

$$Z = \begin{bmatrix} z_{11} & z_{12} & \cdots & z_{1p} \\ z_{21} & z_{22} & \cdots & z_{2p} \\ \vdots & \vdots & & \vdots \\ z_{n1} & z_{n2} & \cdots & z_{np} \end{bmatrix} = \begin{bmatrix} \mathcal{Z}_1^{\mathrm{T}} \\ \mathcal{Z}_2^{\mathrm{T}} \\ \vdots \\ \mathcal{Z}_n^{\mathrm{T}} \end{bmatrix} = \begin{bmatrix} (\chi_1 - X)^{\mathrm{T}}Q \\ (\chi_2 - X)^{\mathrm{T}}Q \\ \vdots \\ (\chi_n - X)^{\mathrm{T}}Q \end{bmatrix}$$

5. 从 R 出发求主成分

设 $\lambda_{c1} \geqslant \lambda_{c2} \geqslant \cdots \geqslant \lambda_{cp} \geqslant 0$ 为样本相关矩阵 R 的特征值，$a_{c1}, a_{c2}, \cdots, a_{cp}$ 为相应的单位特征向量，且彼此正交。

令

$$\mathcal{Z}_{ci} = Q_c^{\mathrm{T}} \chi_{ci},$$

其中 $Q_c = (a_{c1}, a_{c2}, \cdots, a_{cp})$，因此样本主成分为

$$Z_c = \begin{bmatrix} z_{c11} & z_{c12} & \cdots & z_{c1p} \\ z_{c21} & z_{c22} & \cdots & z_{c2p} \\ \vdots & \vdots & & \vdots \\ z_{cn1} & z_{cn2} & \cdots & z_{cnp} \end{bmatrix} = \begin{bmatrix} \mathcal{Z}_{c1}^{\mathrm{T}} \\ \mathcal{Z}_{c2}^{\mathrm{T}} \\ \vdots \\ \mathcal{Z}_{cn}^{\mathrm{T}} \end{bmatrix} = \begin{bmatrix} \chi_{c1}^{\mathrm{T}}Q \\ \chi_{c2}^{\mathrm{T}}Q \\ \vdots \\ \chi_{cn}^{\mathrm{T}}Q \end{bmatrix} = X_c Q$$

$$= [X_c a_1, X_c a_2, \cdots X_c a_p] = [Z_{c1}, Z_{c2}, \cdots, Z_{cp}]$$

其中 Z_{ck}^{T} 表示样本主成分的各行，Z_{cj} 表示样本主成分的各列。

性质8.3　对于样本主成分有如下性质：

(1) $\mathrm{Var}(Z_{cj}) = \lambda_{cj}, \ j = 1, 2, \cdots, p$。

(2) $\mathrm{Cov}(Z_{ci}, Z_{cj}) = 0, \quad i, j = 1, 2, \cdots, p; \ i \neq j$。

(3) $\displaystyle\sum_{j=1}^{p} \lambda_{cj} = 1$。

(4) X_{cj} 与 Z_{ci} 的样本相关系数

$$r(X_{cj}, Z_{ci}) = \sqrt{\lambda_i} q_{ji}, \quad j, i = 1, 2, \cdots, p$$

8.2　主成分的计算与实际意义

主成分分析由卡尔·皮尔逊于 1901 年发明,在分析复杂数据时尤为有用。该方法主要通过对协方差矩阵进行特征分解,以得出数据的主成分与它们的权值,通过保持数据集中对方差贡献较大的主成分,达到减少数据集维数的效果。

1. 主成分的求解步骤

(1) 对各原始指标值 y_{ij} 进行标准化为 x_{ij}。

(2) 求出 X_1, X_2, $\cdots$, X_n 的相关矩阵 $\boldsymbol{R}$:

$$\boldsymbol{R} = \mathrm{Cov}(X) = \begin{bmatrix} r_{11} & r_{12} & \cdots & r_{1n} \\ r_{21} & r_{22} & \cdots & r_{2n} \\ \vdots & \vdots & & \vdots \\ r_{n1} & r_{n2} & \cdots & r_{np} \end{bmatrix}$$

其中 $r_{11} = r_{22} = \cdots = r_{nn} = 1$。

(3) 求出矩阵 $\boldsymbol{R}$ 的全部特征值与特征向量,并将特征值按大小,从小到大依次排列。不妨已经按角标次序排列成

$$\lambda_1 \geqslant \cdots \geqslant \lambda_p \geqslant 0$$

(4) 选择 m,使得 $\sum_{i=1}^{m} \lambda_i$ 与全部 p 个特征值之和 $\sum_{i=1}^{p} \lambda_i$ 的比值(称为主成分的贡献率)

$$\rho = \frac{\sum\limits_{i=1}^{m} \lambda_i}{\sum\limits_{i=1}^{p} \lambda_i}$$

达到预先给定值,譬如 75% 或 80% 等,确定主成分个数 m。

(5) 分析前 m 个主成分所代表的实际意义。

例 8.1　表 8-1 为某地农业生态经济系统 21 块区域相关指标数据,其中 x_1 为人口密度(人/平方千米);x_2 为人均耕地面积(公顷);x_3 为森林覆盖率(%);x_4 为人均粮食产量(千克/人);x_5 为经济作物占农作物播种面比例(%);x_6 为耕地占土地面积比例(%);x_7 为果园与林地面积之比(%);x_8 为灌溉田占耕地面

积比例（％）；x_9 为农民人均纯收入（元／人）。首先针对 $x_1 \sim x_8$ 这 8 个变量，运用主成分分析方法，用少量指标较为精确地描述该地区农业生态的发展状况。

表 8-1　农业生态经济系统数据

序号	x_1	x_2	x_3	x_4	x_5	x_6	x_7	x_8	x_9
1	363.912	0.352	16.101	295.34	26.724	18.492	2.231	26.262	192.11
2	141.503	1.684	24.301	452.26	32.314	14.464	1.455	27.066	1 752.35
3	100.695	1.067	65.601	270.12	18.266	0.162	7.474	12.489	1 181.54
4	143.739	1.336	33.205	354.26	17.486	11.805	1.892	17.534	1 436.12
5	131.412	1.623	16.607	586.59	40.683	14.401	0.303	22.932	1 405.09
6	68.337	2.032	76.204	216.39	8.128	4.065	0.011	4.861	1 540.29
7	95.416	0.801	71.106	291.52	8.135	4.063	0.012	4.862	926.35
8	62.901	1.652	73.307	225.25	18.352	2.645	0.034	3.201	1 501.24
9	86.624	0.841	68.904	196.37	16.861	5.176	0.055	6.167	897.36
10	91.394	0.812	66.502	226.51	18.279	5.643	0.076	4.477	911.24
11	76.912	0.858	50.302	217.09	19.793	4.881	0.001	6.165	103.52
12	51.274	1.041	64.609	181.38	4.005	4.066	0.015	5.402	968.33
13	68.831	0.836	62.804	194.04	9.110	4.484	0.002	5.790	957.14
14	77.301	0.623	60.102	188.09	19.409	5.721	5.055	8.413	824.37
15	76.948	1.022	68.001	211.55	11.102	3.133	0.010	3.425	1 255.42
16	99.265	0.654	60.702	220.91	4.383	4.615	0.011	5.593	1 251.03
17	118.505	0.661	63.304	242.16	10.706	6.053	0.154	8.701	1 246.47
18	141.473	0.737	54.206	193.46	11.419	6.442	0.012	12.945	814.21
19	137.761	0.598	55.901	228.44	9.521	7.881	0.069	12.654	1 124.05
20	117.612	1.245	54.503	175.23	18.106	5.789	0.048	8.461	805.67
21	122.781	0.731	49.102	236.29	26.724	7.162	0.092	10.078	1 313.11

　　研究者拟将多个变量归纳为某几项信息进行分析，即降低数据结果的维度。针对这种情况，我们可以进行主成分提取，但需要先满足两项假设。

　　假设 1：观测变量是连续变量或有序分类变量，如本研究中的测量变量都是有序分类变量。

　　假设 2：变量之间存在线性相关关系。

　　经分析，本研究数据符合假设 1，那么应该如何检验假设 2，并进行主成分提取呢？

　　在 SPSS 软件中，主成分分析的操作主要是在主页面上单击"分析（Analyze）→降维（Dimension Reduction）→因子分析（Factor）"完成的，读者可以上网通过搜索关键词"主成分分析 SPSS"获取操作的具体步骤，这里我们仅对结果进行简要介绍。

假设检验

假设2：线性相关关系

经上述操作，SPSS输出相关矩阵如表8-2所示。

表8-2　农业生态系统相关系数矩阵

	x_1	x_2	x_3	x_4	x_5	x_6	x_7	x_8
x_1	1.000	−0.327	−0.714	0.309	0.408	0.790	0.156	0.744
x_2	−0.327	1.000	−0.035	0.420	0.255	0.009	−0.078	0.094
x_3	−0.714	−0.035	1.000	−0.740	−0.755	−0.930	−0.109	−0.924
x_4	0.309	0.420	−0.740	1.000	0.734	0.672	0.098	0.747
x_5	0.408	0.255	−0.755	0.734	1.000	0.658	0.222	0.707
x_6	0.790	0.009	−0.930	0.672	0.658	1.000	−0.030	0.890
x_7	0.156	−0.078	−0.109	0.098	0.222	−0.030	1.000	0.290
x_8	0.744	0.094	−0.924	0.747	0.707	0.890	0.290	1.000

在变量比较多的时候，各变量之间的相关矩阵表会非常大。如在本研究中，相关矩阵是一个8×8的表格。该表主要用于判断各变量之间的线性相关关系，从而决定变量的取舍，即如果某一个变量与同一分组中其他变量之间的关联性不强，我们就认为该变量与其他变量测量的内容不同，尽量把不相关的变量组纳入不同的主成分中。

一般来说，如果相关系数大于等于0.3，我们就认为变量之间存在较好的线性相关性。从本研究的结果来看，可以分成$\{x_1, x_3, x_6, x_8\}$、$\{x_1, x_2, x_4\}$和$\{x_7\}$3组，每组变量之间的相关系数均大于0.3，说明各组变量之间具有线性相关关系，提示满足假设2。当然，第1组和第2组有变量重叠现象。第1组对应几种资源占比的综合测量指标，第2组对应粮食产出能力、第3组对应果园与林地面积之比。

2. 主成分数据结构的检验

检验主成分分析数据结构的方法还有以下3种：用Kaiser-Meyer-Olkin(KMO)检验对数据的总体分析、KMO检验对各变量的单独分析以及Bartlett's检验(Bartlett's test of sphericity)。

1) KMO检验对数据结构的总体分析

KMO检验主要用于主成分提取的数据情况。一般来说，KMO检验系数分布在0到1之间，如果系数值大于0.6，则认为样本符合数据结构合理的要求。

但既往学者普遍认为，只有当 KMO 检验系数值大于 0.8 时，主成分分析的结果才具有较好的实用性，具体系数对应关系如表 8-3 所示。

表 8-3　KMO 检验系数对应数据结构合理程度表

KMO 度量	意　义
KMO≥0.9	非常好
0.8≤KMO<0.9	良好
0.7≤KMO<0.8	较好
0.6≤KMO<0.7	一般
0.5≤KMO<0.6	较差
KMO<0.5	极差

SPSS 输出本研究结果如表 8-4 所示。

表 8-4　KMO 和 Bartlett's 检验

取样足够度的	KMO 度量	0.763
Bartlett 的球形度检验	近似卡方	146.732
	df	28
	Sig.	0.000

因此，本研究的 KMO 检验系数为 0.759，根据系数对应关系表 8-3，我们认为本研究数据结构良好（middling），具有相关关系，满足假设 2。

2）KMO 检验对各变量的单独分析

SPSS 输出各变量的 KMO 检验结果如下：

同上述对总体 KMO 检验系数的介绍，KMO 检验对单个变量的分析结果也在 0 到 1 之间分布，如果系数大于 0.5，则认为单个变量满足要求；如果系数大于 0.8，则认为单个变量结果很好。在本研究中，x_2 和 x_7 的 KMO 值小于 0.5，其余变量的 KMO 检验结果均大于 0.76，即变量 x_1，$x_3 \sim x_6$ 和 x_8 仍满足假设 2。

3）Bartlett's 检验

Bartlett's 检验的零假设是所研究数据之间的相关矩阵是一个完美矩阵，即所有对角线上的系数为 1，非对角线上的系数均为 0。在这种完美矩阵的情况下，各变量之间没有相关关系，即不能将多个变量简化为少数的成分，没有进行主成分提取的必要。因此，我们希望拒绝 Bartlett's 检验的零假设。根据 SPSS 输出结果表 8-4，在本案例中，Bartlett's 检验的 P 值小于 0.001，拒绝零假设，即认为研究数据可以进行主成分提取,满足假设 2。

3. 结果解释

对主成分结果的分析主要从公因子方差(communalities)、提取主成分和强制提取主成分三个方面进行。接下来进行逐一介绍。

1)公因子方差结果

SPSS 输出公因子方差结果如下:

在这个阶段,研究中有多少个变量数据结果就会输出多少个成分。如在本研究中共有 8 个变量,就会对应产生 8 个主成分。在表 8-5 中,"初始(initial)"栏提示的当所有主成分都纳入时,每个变量变异被解释的程度为 1,即 100% 被解释。这是很好理解的,因为在这一阶段,我们没有剔除任何信息,数据中的变异都可以被解释。而"提取(extraction)"栏提示的是当我们只保留选中的主成分时,变量变异被解释的程度。这也是很好理解的,因为我们只保留了部分主成分,所有变量变异被解释的程度会降低。这个表只是帮助大家对主成分提取结果有一个初步的认识,接下来我们要进入主要的分析阶段。

表 8-5 公因子方差

	初 始	提 取
X_{c1}	1.000	0.876
X_{c2}	1.000	0.860
X_{c3}	1.000	0.944
X_{c4}	1.000	0.855
X_{c5}	1.000	0.761
X_{c6}	1.000	0.958
X_{c7}	1.000	0.990
X_{c8}	1.000	0.939

2)提取主成分

正如上文所述,研究中有多少个变量,主成分提取就会产生多少个主成分。而我们的主要目的就是通过选取主成分对数据进行降维,但同时也要注意尽可能多地包含对数据变异的解释。一般来说,结果输出的第一主成分包含最多的数据变异,第二主成分次之,之后的主成分包含的变异程度依次递减。SPSS 输出结果如下:

表 8-6 标注部分是对研究中所有主成分的介绍。本研究中共有 8 个变量,那总特征值(eigenvalues of variance)就是 8,即每个变量自身的特征值为 1。

表 8 - 6　解释的总方差

成　分	初始特征值			提取平方和载入		
	合　计	方差的%	累积%	合　计	方差的%	累积%
1	4.660	58.248	58.248	4.660	58.248	58.248
2	1.481	18.515	76.763	1.481	18.515	76.763
3	1.041	13.013	89.776	1.041	13.013	89.776
4	0.368	4.605	94.381			
5	0.248	3.095	97.476			
6	0.117	1.464	98.940			
7	0.045	0.567	99.507			
8	0.039	0.493	100			

合计(total)栏提示的是各主成分对数据变异的解释程度。以第一主成分为例，其特征值为 4.660，占总体变异的（4.660/8）× 100 = 58.248%（方差 (variance)栏的%）。同理，第二主成分的特征值为 1.481，占总体变异的 18.515%，以此类推。

那么，我们应该如何提取主成分呢？目前主要有 4 种方法可以帮助大家判断提取主成分的数量：① 特征值大于 1；② 解释数据变异的比例；③ 陡坡图检验；④ 解释能力判断，以下将逐一向大家介绍。

(1) 特征值大于 1。一般来说，如果某一项主成分的特征值小于 1，那么我们就认为该主成分对数据变异的解释程度比单个变量小，应该剔除。从表 8 - 6 可知，第三主成分的特征值为 1.041，大于 1；而第四主成分的特征值为 0.368，小于 1，即应该保留前三位的主成分，剔除剩余部分。这种方法的主要问题在于，如果研究结果中某些主成分的特征值十分接近 1，那么该方法对提取主成分数量的提示作用将变得不明显。比如，某研究第三主成分的特征值为 1.041，而第四主成分的特征值为 0.95，虽然该方法仍建议保留前四位主成分，但是我们会对是否也应该保留第四主成分产生怀疑，需要其他方法辅助判断。

(2) 解释数据变异的比例。在根据主成分解释数据变异比例判断提取主成分的数量时，我们主要依据单个主成分解释数据变异的比例和前几位主成分解释数据变异的总比例两个指标。首先，既往研究认为提取的主成分至少应该解释 5%～10% 的数据变异。根据这一指标，我们认为应该提取前三位主成分（第三主成分解释 13.013% 的数据变异，第四主成分解释 4.605% 的数据变异）。

而同时，既往学者也认为提取的主成分应累计解释 60%～70% 的数据变异。相应的根据这一指标，根据 SPSS 输出表 8 - 6，我们认为应该提取前三位主成分(前三位主成分累计解释 89.776 的数据变异,前四位主成分累计解释 94.381 的数据变异)。这种判断方法的不足在于比较主观,我们既可以提取 60%,也可以提取 70%,而这 10% 的比例差异往往导致提取主成分数量的不同。

(3) 碎石图(scree plot)检验。碎石图(也称为陡坡图)来源于地质学的概念。在岩层斜坡下方往往有很多小的碎石,其地质学意义不大。碎石图以特征值为纵轴,成分为横轴。前面陡峭的部分特征值大,包含的信息多,后面平坦的部分特征值小,包含的信息也小。

SPSS 输出碎石图如图 8-1 所示。

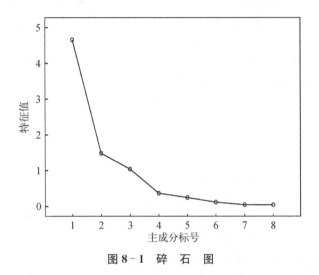

图 8-1　碎　石　图

由图 8-1 直观地看出,成分 1、2 和 3 包含了大部分信息,从 4 开始就进入平台了。碎石图是根据各主成分对数据变异的解释程度绘制的图。在图 8-1 中,每一个主成分为一个点,我们通过"陡坡趋于平缓"的位置判断提取主成分的数量。在本研究中,第四主成分之后的数据趋于平缓,因此我们认为可以提取前三位主成分。

(4) 解释能力判断。大家都知道,我们进行主成分提取的目的是对数据结构进行降维,但同时也要注意的是提取后的主成分应具有一定的意义,即对研究内容具有解释能力。各主成分对相应变量的解释能力(相关系数小于 0.3 的数据已剔除),如表 8-7 所示。

从表 8-7 可见,当我们提取前三个主成分时,数据结构仍比较复杂,存在两个主成分同时解释一个变量的情况。比如,第一主成分和第二主成分同时解释变量 x_1 和 x_4。在这种情况下,主成分提取的结果比较难解释。比如,我们无法

区分变量 x_1 的信息是由第一主成分反映，还是由第二主成分反映。因此，我们比较倾向于提取未对任何变量进行重复解释的主成分，即提取第三主成分。

表 8-7 成 分 矩 阵

		成 分		
		1	2	3
X_{c3}	森林覆盖率(%)的标准化	−0.965	0.061	0.096
X_{c8}	灌溉田占耕地面积比例(%)的标准化	0.964	−0.058	0.085
X_{c6}	耕地占土地面积比例(%)的标准化	0.934	−0.131	−0.260
X_{c5}	经济作物占农作物播面比例(%)的标准化	0.818	0.265	0.147
X_{c4}	人均粮食产量(千克/人)的标准化	0.808	0.448	0.012
X_{c1}	人口密度(人/平方千米)的标准化	0.743	−0.561	−0.094
X_{c2}	人均耕地面积(公顷)的标准化	0.115	0.920	0.021
X_{c7}	果园与林地面积之比(%)的标准化	0.198	−0.158	0.962

旋转的成分矩阵

		成 分		
		1	2	3
X_{c3}	森林覆盖率(%)的标准化	−0.965		
X_{c8}	灌溉田占耕地面积比例(%)的标准化	0.964		
X_{c6}	耕地占土地面积比例(%)的标准化	0.934		
X_{c5}	经济作物占农作物播面比例(%)的标准化	0.818		
X_{c4}	人均粮食产量(千克/人)的标准化	0.808	0.448	
X_{c1}	人口密度(人/平方千米)的标准化	0.743	−0.561	
X_{c2}	人均耕地面积(公顷)的标准化		0.920	
X_{c7}	果园与林地面积之比(%)的标准化			0.962

　　大家应该已经注意到，不同方法提示的主成分提取数量并不完全相同，这就要求我们根据研究经验和目的做出自己的取舍。简而言之，提取主成分的判断是一个比较主观的过程，并没有最优的判断方法，各方法的优缺点都是相对而言的。研究者应根据实际情况进行综合判断进行取舍。

　　3) 强制提取主成分

　　因为 SPSS 自动输出的主成分提取结果主要是根据特征值大于 1 这项指标判断的，并不一定符合我们的实际需要，所以在实际工作中往往要进行强制性提

取主成分的工作,这个过程一般称为 R 分析作图,其 SPSS 操作如下:

令

$$e_i = Z_i / \| Z_i \| = Z_i / \sqrt{\lambda_i}, \quad i = 1, 2, \cdots, n$$

这里必须要求 $\lambda_i \neq 0$ 才有意义,如果自某标号以后 $\lambda_i = 0$,可以将相应 Z_i 为 0 的项都从 X_j 的表达式中除去。这样式(8-4)可以表示为

$$X_j = q_{j1} \sqrt{\lambda_1} e_1 + q_{j2} \sqrt{\lambda_2} e_2 + \cdots + q_{jp} \sqrt{\lambda_p} e_p, \quad j = 1, 2, \cdots, n$$

$$(8-9)$$

根据式(8-6),上式中的 $q_{ji} \sqrt{\lambda_i}$ 即为 X_j 在第 i 个单位主成分 e_i 的投影。

现在我们只要选择前 m 个主成分使其累积贡献率足够大,构造 X_j 的近似表达式:

$$\widetilde{X}_j = q_{j1} Z_1 + q_{j2} Z_2 + \cdots + q_{jm} Z_m \qquad (8-10)$$

$$= q_{j1} \sqrt{\lambda_1} e_1 + q_{j2} \sqrt{\lambda_2} e_2 + \cdots + q_{jm} \sqrt{\lambda_m} e_m, \quad j = 1, 2, \cdots, n \ (8-11)$$

在前 m 个主成分所构成的 m 维空间中,$\widetilde{X}_j$ 的坐标就是($q_{j1} \sqrt{\lambda_1}$, $q_{j2} \sqrt{\lambda_2}$, $\cdots$, $q_{jm} \sqrt{\lambda_m}$)。 因此研究性状的作图问题被简化成研究在 m 维空间中点 $P_j(q_{j1} \sqrt{\lambda_1}$, $q_{j2} \sqrt{\lambda_2}$, $\cdots$, $q_{jm} \sqrt{\lambda_m})$,$j = 1, 2, \cdots, n$ 的作图问题。 称点 P_j 的第 i 个坐标 $q_{ji} \sqrt{\lambda_i}$ 为第 i 个主成分对第 j 个性状指标的因子负荷(factor loading)。一般取 $m = 1, 2$ 或 3,这是三维以下空间中点集合的作图问题。SPSS 等统计软件提供了画出 R 分析坐标图的功能,图 8-2 为由 SPSS 软件绘出的农业生态经济系统数据 R 分析坐标图。

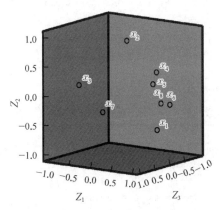

图 8-2 农业生态经济系统数据 R 分析坐标图

由图 8-2 可知,性状变量 x_3 和 x_7 比较靠近,x_4,x_5,x_6,x_8 关系密切,x_1 和 x_2 各成一组。

SPSS 软件缺少主成分分析的一些中间结果,下面的 R 代码能够补充这方面的不足。

R 代码小贴士

```
> library(foreign)
> agriculecon←read.spss("agriculecon.sav",to.data.frame = TRUE)
> agriculecon
> agriculecon.pr←princomp(～x1 + x2 + x3 + x4 + x5 + x6 + x7 + x8,data = agriculecon,cor = T)
> summary(agriculecon.pr,loadings = TRUE)
```

表 8-8 是对表 8.1 的数据应用此代码获得的各成分系数,即前 3 个主成分为

$$z_1 = 0.344X_{c1} - 0.447X_{c3} + 0.374X_{c4} + 0.379X_{c5} + 0.433X_{c6} + 0.466X_{c8}$$

$$z_2 = 0.461X_{c1} - 0.756X_{c2} - 0.368X_{c4} - 0.217X_{c5} + 0.108X_{c6} + 0.130X_{c7}$$

$$z_3 = -0.145X_{c5} + 0.255X_{c6} - 0.943X_{c7}$$

表 8-8 成 分 矩 阵

	成			分				
	1	2	3	4	5	6	7	8
X_{c1}	0.344	0.461		0.389	0.324	0.584	0.121	0.221
X_{c2}		−0.756		0.554	0.323			0.114
X_{c3}	−0.447					0.524	−0.228	−0.671
X_{c4}	0.374	−0.368		−0.166	−0.647	0.514		0.103
X_{c5}	0.379	−0.217	−0.145	−0.644	0.582	0.122		−0.136
X_{c6}	0.433	0.108	0.255	0.131		−0.223	−0.787	−0.223
X_{c7}		0.130	−0.943	0.133			−0.227	0.101
X_{c8}	0.446			0.242	−0.154	−0.229	0.508	−0.631

预测、画碎石图、画载荷散点图做 R 分析的 R 软件代码如下。

```
> predict(agriculecon.pr)
> screeplot(agriculecon.pr,type = "lines")
> load = loadings(agriculecon.pr) % 画载荷散点图,R 分析
```

```
> install.packages("scatterplot3d")
> library(scatterplot3d)
> s3d←scatterplot3d(load[,1∶3],pch=16,color='red',cex.symbols=2)
> text(s3d$xyz.convert(load[,1∶3]),labels=c("x1","x2","x3","x4","
    x5","x6","x7","x8"),cex=0.7, col="black",adj=c(1,-1),font=2)
```

在多元线性回归分析中,利用主成分进行回归也可以消除共线性,相关的内容可以参考文献[11]。希望对主成分分析理论有更深入了解的读者可以参考文献[17]的介绍。

为了强调怎样尽可能地解释好主成分所表示的实际意义,我们再介绍由第二军医大学张罗漫教授在百度网页"医学统计学"PPT 中所提供的一个例子。

例 8.2 表 8 - 9 是 20 例肝病患者的 4 项肝功能指标观测值的缩减表。

表 8 - 9　20 例肝病患者的 4 项肝功能指标观测值

病例号	转氨酶 SGPT/ (U/L)	肝大指数	硫酸锌浊度 $ZnSO_4/U$	甲胎蛋白 AFP/(ng/mL)
1	40	2.0	5	20
2	10	1.5	5	30
3	120	3.0	13	50
⋮	⋮	⋮	⋮	⋮
19	20	1.0	12	60
20	120	2.0	20	0

现由统计软件分析获得前 3 个主成分,主成分表达式分别为

$$Z_1 = 0.699\,964X_1 + 0.689\,79X_2 + 0.087\,939X_3 + 0.162\,777X_4$$

$$Z_2 = 0.095\,010X_1 - 0.283\,647X_2 + 0.904\,159X_3 + 0.304\,983X_4$$

$$Z_3 = -0.240\,049X_1 + 0.058\,463X_2 - 0.270\,314X_3 + 0.930\,532X_4$$

可以根据构成主成分标准化自变量前的系数大小对主成分给出一些医学上的解释:Z_1 为急性炎症成分(X_1 为转氨酶、X_2 为肝大指数);Z_2 为慢性炎症成分(X_3 为硫酸锌浊度);Z_3 为癌变成分(X_4 为甲胎蛋白)。

将主成分还原为"原始指标主成分":

$$Z_1 = 0.007\,875X_1 + 0.653\,991X_2 + 0.011\,852X_3 + 0.007\,44X_4 - 3.049\,134$$

$$Z_2 = 0.001\,069X_1 - 0.268\,923X_2 + 0.121\,858X_3 + 0.013\,94X_4 - 1.844\,992$$

$$Z_3 = -0.002\,701X_1 + 0.055\,428X_2 - 0.036\,432X_3 + 0.042\,531X_4 - 0.719\,569$$

现看一个主成分得分的例子。假设现有某肝病患者4项肝功能指标的观察值如下表。

某肝病患者的4项肝功能指标观测值

病例号	转氨酶 SGPT/(U/L)	肝大指数	硫酸锌浊度 ZnSO$_4$/U	甲胎蛋白 AFP/(ng/mL)
xxx	260	5.0	14	10

将该肝病患者的四项肝功能指标代入"原始指标主成分"表达式,计算得: $Z_1 = 2.508\,65$, $Z_2 = -1.066\,26$, $Z_3 = -1.229\,43$。可以初步判断该肝病患者为急性炎症。

8.3 习 题 8

1. 试证明等式: $\sum_{j=1}^{p} \| \boldsymbol{X}_j - \tilde{\boldsymbol{X}}_j \|^2 = \sum_{i=r+1}^{p} \lambda_i$。

2. 现获得24只乌龟体型长、宽和高三项指标数据如下。

乌龟体型指标观测值（单位: mm）

编号	长	宽	高	ln长	ln宽	ln高
1	93	74	37	4.53	4.30	3.61
2	94	78	35	4.54	4.36	3.56
3	96	80	35	4.56	4.38	3.56
4	101	84	39	4.62	4.43	3.66
5	102	85	38	4.62	4.44	3.64
6	103	81	37	4.63	4.39	3.61
7	104	83	39	4.64	4.42	3.66
8	106	83	39	4.66	4.42	3.66
9	107	82	38	4.67	4.41	3.64
10	112	89	40	4.72	4.49	3.69

编号	长	宽	高	ln 长	ln 宽	ln 高
11	113	88	40	4.73	4.48	3.69
12	114	86	40	4.74	4.45	3.69
13	116	90	43	4.75	4.50	3.76
14	117	90	41	4.76	4.50	3.71
15	117	91	41	4.76	4.51	3.71
16	119	93	41	4.78	4.53	3.71
17	120	89	40	4.79	4.49	3.69
18	120	93	44	4.79	4.53	3.78
19	121	95	42	4.80	4.55	3.74
20	125	93	45	4.83	4.53	3.81
21	127	96	45	4.84	4.56	3.81
22	128	95	45	4.85	4.55	3.81
23	131	95	46	4.88	4.55	3.83
24	135	106	47	4.91	4.66	3.85

试根据表中体型的对数长、对数宽和对数高数据,对乌龟体型特征进行主成分分析。

9 判别分析

在生物、医学研究中经常会遇到分类问题,比如根据每个个案的一系列观测指标,将那些在这些观测量方面表现相近的个案归为一类,而将那些观测量方面表现很不相同的个案归为不同类。当前存在许多不同的分类方法,本书主要介绍 3 种,第 1 种是本章的费希尔(Fisher)判别分析法,第 2 种是第 10 章的聚类分析法,第 3 种是第 11 章生物演化的分支分类法。

9.1 费希尔的判别分析法

植物中许多邻近种类的鉴别成为困惑分析专家的难题。现以山鸢尾花(Iris setosa)和变色鸢尾花(Iris versicolor)为例,这两种植物极为相似。为了进行判别分析,我们从网上"Iris plants"数据集中收集了这两种鸢尾花的萼片长度(sepal length)和花瓣长度(petal length)的数据各 20 组(见表 9 - 1)。取萼片长 l 为横坐标,花瓣长度 d 为纵坐标,做出散点图 9 - 1。

表 9 - 1　山鸢尾花和变色鸢尾花萼片与花瓣长度数据

山 鸢 尾 花			变 色 鸢 尾 花		
编号	萼片长	花瓣长	编号	萼片长	花瓣长
1	5.1	1.4	1	7.0	4.7
2	4.9	1.4	2	6.4	4.5
3	4.7	1.3	3	6.9	4.9
4	4.6	1.5	4	5.5	4.0
5	5.0	1.4	5	6.5	4.6
6	5.4	1.7	6	5.7	4.5
7	4.6	1.4	7	6.3	4.7
8	5.0	1.5	8	4.9	3.3
9	4.4	1.4	9	6.6	4.6
10	4.9	1.5	10	5.2	3.9

续　表

山 鸢 尾 花			变 色 鸢 尾 花		
编号	萼片长	花瓣长	编号	萼片长	花瓣长
11	5.4	1.5	11	5.0	3.5
12	4.8	1.6	12	5.9	4.2
13	4.8	1.4	13	6.0	4.0
14	4.3	1.1	14	6.1	4.7
15	5.8	1.2	15	5.6	3.6
16	5.7	1.5	16	6.7	4.4
17	5.4	1.3	17	5.6	4.5
18	5.1	1.4	18	5.8	4.1
19	5.7	1.7	19	6.2	4.5
20	5.1	1.5	20	5.6	3.9

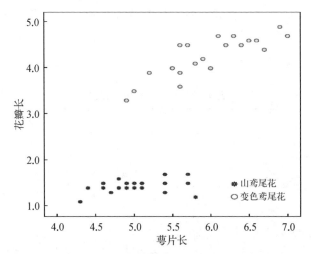

图 9-1　山鸢尾花和变色鸢尾花按萼片长、花瓣长所做的散点图

　　从总体上看,点的分布具有一定的规律性,山鸢尾花和变色鸢尾花在平面中各占据一定的区域。虽然区域的界限不清,我们会很自然地设想在平面中作出两个区域的明确分界线,把整个平面划分为两个部分。假如另有一个待鉴定的标本,度量了相应的萼片长度 l 和花瓣长度 d,在坐标图中描点 $P(l, d)$,若 P 落在山鸢尾花区域,就可以作出该标本是山鸢尾花的判断;否则就是变色鸢尾花。于是获得一个利用作图进行判别鉴定的方法。

　　假设该分界线是一条直线,其方程为

$$G(l, d) = Al + Bd + C = 0$$

其中 A，B 和 C 都是常数。在分界线上点 $P(l, d)$ 满足方程，有 $G(l, d) = 0$。整个平面被该直线划分为两个部分，直线的一边使方程 $G(l, d) > 0$，另一边 $G(l, d) < 0$，于是可从直线方程获得定量化的判别方法。实际上还可以取函数

$$F(l, d) = C - G(l, d) = -Al - Bd$$

相应于 $G(l, d) > 0$ 或 $G(l, d) < 0$ 分别就是函数 $F(l, d) < C$ 或 $F(l, d) > C$。把 $F(l, d)$ 称为判别函数，C 称为判别值。将待鉴别的值 (l, d) 代入 $F(l, d)$，根据函数值 $F(l, d)$ 是大于或小于判别值 C 就可以做出鉴别。

如果判别的依据是 n 个指标，被鉴别的单位在 n 个指标下以 n 维向量 $\boldsymbol{X}$ 表示：

$$\boldsymbol{X}(x_1, x_2, \cdots, x_n),$$

被鉴别的两个类分别称为类群 I 和类群 II，两个类群分别提供了 p 和 q 组数据，这些数据按类群分别排列如表 9－2 所示。其中类群 I 第 i 组数据的向量是

$$\boldsymbol{X}_i^{(1)}(x_{i1}^{(1)}, x_{i2}^{(1)}, \cdots, x_{in}^{(1)}), \quad i = 1, 2, \cdots, p$$

表 9－2 p 组和 q 组的数据

		指标			
		1	2	$\cdots$	n
类群 I	1	$x_{11}^{(1)}$	$x_{12}^{(1)}$	$\cdots$	$x_{1n}^{(1)}$
	2	$x_{21}^{(1)}$	$x_{22}^{(1)}$	$\cdots$	$x_{2n}^{(1)}$
	$\vdots$	$\vdots$	$\vdots$		$\vdots$
	p	$x_{p1}^{(1)}$	$x_{p2}^{(1)}$	$\cdots$	$x_{pn}^{(1)}$
类群 II	1	$x_{11}^{(2)}$	$x_{12}^{(2)}$	$\cdots$	$x_{1n}^{(2)}$
	2	$x_{21}^{(2)}$	$x_{22}^{(2)}$	$\cdots$	$x_{2n}^{(2)}$
	$\vdots$	$\vdots$	$\vdots$		$\vdots$
	q	$x_{q1}^{(2)}$	$x_{q2}^{(2)}$	$\cdots$	$x_{qn}^{(2)}$

其中类群 II 第 i 组数据的向量是

$$\boldsymbol{X}_i^{(2)}(x_{i1}^{(2)}, x_{i2}^{(2)}, \cdots, x_{in}^{(2)}), \quad i = 1, 2, \cdots, q$$

这里 n 个指标构成 n 维空间，每一组数据的 n 维向量对应于此 n 维空间中的一

个点。上述类群Ⅰ和类群Ⅱ的数据构成 n 维空间中 p 和 q 个点,划分类群Ⅰ和类群Ⅱ为两个区域的分界是 n 维空间中的一个平面。这里的判别函数是

$$F(x_1, x_2, \cdots, x_n) = C_1 x_1 + C_2 x_2 + \cdots + C_n x_n$$

其中 $C_i (i=1, 2, \cdots, n)$ 是常数。如果判别值是 C,对于任何待鉴定的数据组 $X(x_1, x_2, \cdots, x_n)$,将这组数据代入判别函数,依据判别函数值与判别值 C 的比较,可以判断待鉴定的数据 X 属于哪一类群。

先将原始数据中的每一组数据代入判别函数,类群Ⅰ和类群Ⅱ分别以 $y_i^{(1)}$ 和 $y_i^{(2)}$ 表示其值:

类Ⅰ $\quad y_i^{(1)} = C_1 x_{i1}^{(1)} + C_2 x_{i2}^{(1)} + \cdots + C_n x_{in}^{(1)}, \quad i=1, 2, \cdots, p$

类Ⅱ $\quad y_i^{(2)} = C_1 x_{i1}^{(2)} + C_2 x_{i2}^{(2)} + \cdots + C_n x_{in}^{(2)}, \quad i=1, 2, \cdots, q$

再计算每个指标在类群中的平均值,类群Ⅰ和类群Ⅱ分别以 $\bar{x}_i^{(1)}$ 和 $\bar{x}_i^{(2)}$ 表示:

类Ⅰ $$\bar{x}_i^{(1)} = \frac{1}{p} \sum_{k=1}^{p} x_{ki}^{(1)}, \quad i=1, 2, \cdots, n$$

类Ⅱ $$\bar{x}_i^{(2)} = \frac{1}{q} \sum_{k=1}^{q} x_{ki}^{(2)}, \quad i=1, 2, \cdots, n$$

同时计算 $y_i^{(1)} (i=1, 2, \cdots, p)$ 和 $y_i^{(2)} (i=1, 2, \cdots, q)$ 的平均值:

$$\bar{y}^{(1)} = \frac{1}{p} \sum_{i=1}^{p} y_i^{(1)}, \quad \bar{y}^{(2)} = \frac{1}{q} \sum_{i=1}^{q} y_i^{(2)}$$

这些平均值代入判别方程满足以下关系:

$$\bar{y}^{(1)} = C_1 \bar{x}_1^{(1)} + C_2 \bar{x}_2^{(1)} + \cdots + C_n \bar{x}_n^{(1)}$$

$$\bar{y}^{(2)} = C_1 \bar{x}_1^{(2)} + C_2 \bar{x}_2^{(2)} + \cdots + C_n \bar{x}_n^{(2)}$$

值 $A = (\bar{y}^{(1)} - \bar{y}^{(2)})^2$ 能反映上述两组数据间的差距。较好的判别函数应使 A 愈大愈好。在同类群中,也应使 $\bar{y}_i^{(1)}$ 和 $y_i^{(2)} (i=1, 2, \cdots, n)$ 与其平均值的离差较小,即使 $B = \sum_{i=1}^{p} (y_i^{(1)} - \bar{y}^{(1)})^2 + \sum_{i=1}^{q} (y_i^{(2)} - \bar{y}^{(2)})^2$ 愈小愈好。由这两方面的要求,构造函数 I,使其尽可能大。

$$I = \frac{A}{B} = \frac{(\bar{y}^{(1)} - \bar{y}^{(2)})^2}{\sum_{i=1}^{p} (y_i^{(1)} - \bar{y}^{(1)})^2 + \sum_{i=1}^{q} (y_i^{(2)} - \bar{y}^{(2)})^2}$$

判别分析问题可以表述为：将 I 视作 C_1，C_2，$\cdots$，C_n 的函数，如何选择一组 C_1，C_2，$\cdots$，C_n 的恰当值使 I 达到极大，从而得到理想的判别函数。

先对 I 实行对数变换

$$\ln I = \ln A - \ln B$$

由对 $\ln I$ 取极值的必要条件

$$\frac{1}{I}\frac{\partial I}{\partial C_i} = \frac{1}{A}\frac{\partial A}{\partial C_i} - \frac{1}{B}\frac{\partial B}{\partial C_i}, \quad i = 1, 2, \cdots, n$$

得条件

$$\frac{1}{I}\frac{\partial A}{\partial C_i} = \frac{\partial B}{\partial C_i}, \quad i = 1, 2, \cdots, n$$

其中

$$A = (\bar{y}^{(1)} - \bar{y}^{(2)})^2 = \Big[\sum_{k=1}^{n}C_k(\bar{x}_i^{(1)} - \bar{x}_k^{(2)})^2\Big]^2$$

$$B = \sum_{i=1}^{p}(y_i^{(1)} - \bar{y}^{(1)})^2 + \sum_{i=1}^{q}(y_i^{(2)} - \bar{y}^{(2)})^2$$

$$= \sum_{i=1}^{p}\Big[\sum_{k=1}^{n}C_k(x_{ik}^{(1)} - \bar{x}_k^{(1)})\Big]^2 + \sum_{i=1}^{q}\Big[\sum_{k=1}^{n}C_k(x_{ik}^{(2)} - \bar{x}_k^{(2)})\Big]^2$$

等式的左边

$$\frac{1}{I}\frac{\partial A}{\partial C_i} = \frac{2}{I}(\bar{y}^{(1)} - \bar{y}^{(2)})(\bar{x}_i^{(1)} - \bar{x}_i^{(2)})$$

右边有

$$\frac{\partial B}{\partial C_i} = 2\sum_{k=1}^{p}(y_k^{(1)} - \bar{y}^{(1)})(x_{ki}^{(1)} - \bar{x}_i^{(1)}) + 2\sum_{k=1}^{q}(y_k^{(2)} - \bar{y}^{(2)})(x_{ki}^{(2)} - \bar{x}_i^{(2)}) = 2\sum_{j=1}^{n}S_{ij}C_j$$

其中

$$S_{ij} = \sum_{k=1}^{p}(x_{ki}^{(1)} - \bar{x}_i^{(1)})(x_{kj}^{(1)} - \bar{x}_j^{(1)}) + \sum_{k=1}^{q}(x_{ki}^{(2)} - \bar{x}_i^{(2)})(x_{kj}^{(2)} - \bar{x}_j^{(2)})$$

将上面的计算结果代入等式的左右两边，让 i 取遍所有 n 个指标，得 C_1，C_2，$\cdots$，C_n 的线性方程组为

$$S_{11}C_1 + S_{12}C_2 + \cdots + S_{1n}C_n = \frac{1}{I}(\bar{y}^{(1)} - \bar{y}^{(2)})(\bar{x}_1^{(1)} - \bar{x}_1^{(2)})$$

$$S_{21}C_1 + S_{22}C_2 + \cdots + S_{2n}C_n = \frac{1}{I}(\bar{y}^{(1)} - \bar{y}^{(2)})(\bar{x}_2^{(1)} - \bar{x}_2^{(2)})$$

$$\vdots$$

$$S_{n1}C_1 + S_{n2}C_2 + \cdots + S_{nn}C_n = \frac{1}{I}(\bar{y}^{(1)} - \bar{y}^{(2)})(\bar{x}_n^{(1)} - \bar{x}_n^{(2)})$$

相应的矩阵形式为

$$\begin{bmatrix} S_{11} & S_{12} & \cdots & S_{1n} \\ S_{21} & S_{22} & \cdots & S_{2n} \\ \vdots & \vdots & & \vdots \\ S_{n1} & S_{n2} & \cdots & S_{nn} \end{bmatrix} \begin{bmatrix} C_1 \\ C_2 \\ \vdots \\ C_n \end{bmatrix} = \begin{bmatrix} \bar{x}_1^{(1)} - \bar{x}_1^{(2)} \\ \bar{x}_2^{(1)} - \bar{x}_2^{(2)} \\ \vdots \\ \bar{x}_n^{(1)} - \bar{x}_n^{(2)} \end{bmatrix} \qquad (9-1)$$

现将运算步骤总结如下:

(1) 先对原始数据分别计算以下各类平均值、两类平均值之差及两类协方差之和等。

$$\bar{x}_i^{(1)} = \frac{1}{p} \sum_{k=1}^{p} x_{ki}^{(1)}$$

$$\bar{x}_i^{(2)} = \frac{1}{q} \sum_{k=1}^{q} x_{ki}^{(2)}$$

$$d_i = \bar{x}_i^{(1)} - \bar{x}_i^{(2)}$$

$$S_{ij} = \sum_{k=1}^{p} (x_{ki}^{(1)} - \bar{x}_i^{(1)})(x_{kj}^{(1)} - \bar{x}_j^{(1)}) + \sum_{k=1}^{q} (x_{ki}^{(2)}$$
$$- \bar{x}_i^{(2)})(x_{kj}^{(2)} - \bar{x}_j^{(2)}), \quad i, j = 1, 2, \cdots, n$$

注意对称性 $S_{ij} = S_{ji}$。

(2) 将线性代数方程组(9-1)写为

$$\begin{bmatrix} S_{11} & S_{12} & \cdots & S_{1n} \\ S_{21} & S_{22} & \cdots & S_{2n} \\ \vdots & \vdots & & \vdots \\ S_{n1} & S_{n2} & \cdots & S_{nn} \end{bmatrix} \begin{bmatrix} C_1 \\ C_2 \\ \vdots \\ C_n \end{bmatrix} = \begin{bmatrix} d_1 \\ d_2 \\ \vdots \\ d_n \end{bmatrix} \qquad (9-2)$$

如果方程组(9-2)有解,则得判别函数

$$F(x_1, x_2, \cdots, x_n) = C_1 x_1 + C_2 x_2 + \cdots + C_n x_n \tag{9-3}$$

(3) 将平均值代入判别函数式(9-3),计算判别值

$$\bar{y}^{(1)} = C_1 \bar{x}_1^{(1)} + C_2 \bar{x}_2^{(1)} + \cdots + C_n \bar{x}_n^{(1)} \tag{9-4}$$

$$\bar{y}^{(2)} = C_1 \bar{x}_1^{(2)} + C_2 \bar{x}_2^{(2)} + \cdots + C_n \bar{x}_n^{(2)} \tag{9-5}$$

判别值

$$C = \frac{p \bar{y}^{(1)} + q \bar{y}^{(2)}}{p + q} \tag{9-6}$$

(4) 最后将判别组数据$(x_1, x_2, \cdots, x_n)$代入判别函数式(9-3),进行鉴别

$$y = C_1 x_1 + C_2 x_2 + \cdots + C_n x_n \tag{9-7}$$

若$\bar{y}^{(1)} > \bar{y}^{(2)}$,当$y > C$,$X$属于类群 Ⅰ

当$y < C$,X属于类群 Ⅱ $\tag{9-8}$

若$\bar{y}^{(1)} < \bar{y}^{(2)}$,当$y > C$,$X$属于类群 Ⅱ

当$y < C$,X属于类群 Ⅰ $\tag{9-9}$

例 9.1　对山鸢尾花和变色鸢尾花依据萼片长和花瓣长进行鉴别问题。

类群Ⅰ,山鸢尾花,指标$n=2$,原始数据$p=20$组;

类群Ⅱ,变色鸢尾花,指标$n=2$,原始数据$p=20$组。

解　第1步:可计算得$\bar{x}_1^{(1)} = 5.035$,$\bar{x}_2^{(1)} = 1.435$,$\bar{x}_1^{(2)} = 5.975$,$\bar{x}_2^{(2)} = 4.255$。此例中的式(9-2)为

$$\begin{cases} 10.431C_1 + 4.693C_2 = -0.94 \\ 4.693C_1 + 4.237C_2 = -2.82 \end{cases}$$

第2步:解上面的线性代数方程组,得$C_1 = 0.417\,3$,$C_2 = -1.127\,7$,相应的判别方程为

$$F(x_1, x_2) = 0.417\,3x_1 - 1.127\,7x_2 \tag{9-10}$$

第3步:将平均值代入判别方程,再求判别值:

$$\bar{y}^{(1)} = 0.417\,3 \bar{x}_1^{(1)} - 1.127\,7 \bar{x}_2^{(1)} = 0.482\,856$$

$$\bar{y}^{(2)} = 0.417\,3 \bar{x}_1^{(2)} - 1.127\,7 \bar{x}_2^{(2)} = -2.304\,996$$

判别值

$$C = \frac{20 \times \bar{y}^{(1)} + 20\bar{y}^{(2)}}{20 + 20} = -0.911\ 07$$

第 4 步：设有标本数据 $(5, 2)$，代入式$(9-10)$得

$$y = 0.417\ 3 \times 5 - 1.127\ 7 \times 2 = -0.168\ 9 > C$$

利用式$(9-7)$和式$(9-8)$鉴定标本数据 $A = (5, 2)$ 属于山鸢尾花。相应的判别函数为

$$y = 0.417\ 3x_1 - 1.127\ 7x_2 + 0.911\ 07$$

如图 $9-2$ 所示的判别方程为

$$x_2 = 0.37x_1 + 0.808$$

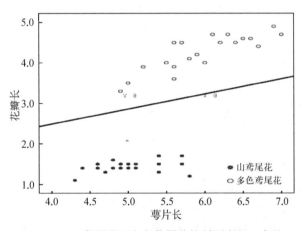

图 9 - 2　山鸢尾花和变色鸢尾花的判别方程示意图

　　现存的统计分析都配有判别分析功能，比如 SPSS 软件中单击"分析"→"分类"→"判别分析"系列功能即可对所需要分类的数据进行判别分析。

9.2　多类群时的贝叶斯判别法

　　对于多个类群的归属鉴别，如果仍采用费希尔判别法，就需要把多个类群归并成两大类群，利用费希尔判别法，判得属于某一类群。取出该类群，再划分为两大类群，再利用费希尔判别法，如此逐级做下去，最后获得属于某一不能再划

分的类群，判别鉴定属于该类群即是。

当类群特别多时，费希尔的逐级判别法太累赘。现介绍距离法，它是贝叶斯判别法的一种特殊情形。对其他几种判别分析方法感兴趣的读者，可以参考文献[17]。

考虑具有 n 个性状的实体，组成 m 个类群，每个类群具有 $t_l(l=1, 2, \cdots, m)$ 个实体，全部数据如下：

$$\begin{bmatrix} x_{11}^{(1)} & x_{12}^{(1)} & \cdots & x_{1n}^{(1)} \\ x_{21}^{(1)} & x_{22}^{(1)} & \cdots & x_{2n}^{(1)} \\ \vdots & \vdots & & \vdots \\ x_{t_11}^{(1)} & x_{t_12}^{(1)} & \cdots & x_{t_1n}^{(1)} \end{bmatrix} \begin{bmatrix} x_{11}^{(2)} & x_{12}^{(2)} & \cdots & x_{1n}^{(2)} \\ x_{21}^{(2)} & x_{22}^{(2)} & \cdots & x_{2n}^{(2)} \\ \vdots & \vdots & & \vdots \\ x_{t_21}^{(2)} & x_{t_22}^{(2)} & \cdots & x_{t_2n}^{(2)} \end{bmatrix} \cdots \begin{bmatrix} x_{11}^{(m)} & x_{12}^{(m)} & \cdots & x_{1n}^{(m)} \\ x_{21}^{(m)} & x_{22}^{(m)} & \cdots & x_{2n}^{(m)} \\ \vdots & \vdots & & \vdots \\ x_{t_m1}^{(m)} & x_{t_m2}^{(m)} & \cdots & x_{t_mn}^{(m)} \end{bmatrix}$$

另有 $\boldsymbol{X}(x_1, x_2, \cdots, x_n)$ 实体，问属于哪个类群？

以 $\boldsymbol{G}_l(l=1, 2, \cdots, m)$ 表示类群，现构造向量 $\boldsymbol{X}$ 到 $\boldsymbol{G}_l$ 的距离 $\rho(X, G_l)$。构造类群 $\boldsymbol{G}_l$ 的协表矩阵

$$\boldsymbol{S}(l) = \begin{bmatrix} S_{11}^{(l)} & S_{12}^{(l)} & \cdots & S_{1n}^{(l)} \\ S_{21}^{(l)} & S_{22}^{(l)} & \cdots & S_{2n}^{(l)} \\ \vdots & \vdots & & \vdots \\ S_{n1}^{(l)} & S_{n2}^{(l)} & \cdots & S_{nn}^{(l)} \end{bmatrix}$$

其中

$$S_{ij}^{(l)} = \sum_{k=1}^{t_l}(x_{ki}^{(1)} - \bar{x}_i^{(1)})(x_{kj}^{(1)} - \bar{x}_j^{(1)}) = \sum_{k=1}^{t_l}x_{ki}^{(1)}x_{kj}^{(1)} - \frac{1}{t_l}\sum_{k=1}^{t_l}x_{ki}\sum_{k=1}^{t_l}x_{kj}$$

如果记 $\bar{x} = \dfrac{1}{n}\sum_{i=1}^{n}x_i$，$\boldsymbol{X} = (x_1, x_2, \cdots, x_n)^{\mathrm{T}}$，$\bar{\boldsymbol{X}} = (\bar{x}, \bar{x}, \cdots, \bar{x})^{\mathrm{T}}$，向量 $\boldsymbol{X}$ 到类群 $\boldsymbol{G}_l$ 的距离定义为

$$\rho(X, G_l) = (\boldsymbol{X} - \bar{\boldsymbol{X}})^{\mathrm{T}}\boldsymbol{S}(l)^{-1}(\boldsymbol{X} - \bar{\boldsymbol{X}})$$

取距离系数最小者

$$\rho(X, G_i) = \min\{\rho(\boldsymbol{X}, \boldsymbol{G}_l) \mid l = 1, 2, \cdots, m\}$$

即可鉴别出 $\boldsymbol{X}$ 属的类群。

9.3 习 题 9

1. 西洋参和药用植物人参外形极为相似,用肉眼难以辨别,植物学家一般比较它们的小叶片长度和小叶前部宽度进行鉴别。现收集了西洋参32组(类群Ⅰ)和人参43组(类群Ⅱ),并测量了这些样品的小叶片长度和小叶前部宽度的数据,并取小叶片长 x_1 为横坐标,小叶前部宽度 x_2 为纵坐标。现算的两类群横纵坐标的平均值为

$$\bar{x}_1^{(1)} = \frac{1}{32} \times 2\,668 = 83.375, \quad \bar{x}_2^{(1)} = \frac{1}{32} \times 1\,392 = 43.5$$

$$\bar{x}_1^{(2)} = \frac{1}{43} \times 4\,136 = 96.186, \quad \bar{x}_2^{(2)} = \frac{1}{43} \times 1\,491 = 34.674\,42$$

对应式(9-2)的线性代数方程组为

$$\begin{cases} 19\,510.011\,7C_1 + 5\,550.604\,7C_2 = -12.811\,0 \\ 5\,550.604\,7C_1 + 4\,677.441\,9C_2 = 8.825\,6 \end{cases}$$

(1) 试求鉴别西洋参和药用植物人参两个类群的判别方程和判别值。

(2) 现有3个标本数据(110,44),(88,34)和(86,41),试分别鉴定这3个标本是属于人参还是西洋参?

2. 目前可以通过卫星遥感技术测量谷物与棉花两种农作物的种植面积,现选取两种遥感测量指标 x_1 和 x_2 来辨别农作物是谷物还是棉花,测量的数据如下表。

谷物和棉花遥感数据 x_1 和 x_2(测量数据)

	谷 物			棉 花	
编号	遥感指标 x_1	遥感指标 x_2	编号	遥感指标 x_1	遥感指标 x_2
1	16.00	27.00	1	31.00	32.00
2	15.00	23.00	2	29.00	24.00
3	16.00	27.00	3	34.00	32.00
4	18.00	20.00	4	26.00	25.00
5	15.00	15.00	5	53.00	48.00
6	15.00	32.00	6	34.00	35.00
7	12.00	15.00			

（1）分别以遥感指标 x_1 和 x_2 为横、纵坐标，试利用统计软件（如 SPSS）画出谷物与棉花两种农作物的散点图，获得判别方程并在散点图上画出判别方程分割直线。

（2）现获得两个样品的遥感指标 $A=(17，26)$ 和 $B=(37，42)$，试利用判别方程或散点图图示判别样品 A 和 B 是属于谷物还是棉花？

10 聚类分析

第 9 章介绍的判别分析有一个基本的前提,即必须有两个明确类归属的样本作为"导师"。比如在鸢尾花例子中,我们必须由相关植物学家事先提供山鸢尾花和变色鸢尾花的两个样本,再根据这两个不同类属的样本("导师")构造判别直线。然而在实际中,我们获得的数据经常不能事先给出可信的分类,那么怎样完全从数据本身的数值特性出发,在无"导师"的条件下构造一种类的甄别方法,这就是本章聚类分析(cluster analysis)所讨论的问题。

10.1 分类的基本概念和原始数据的获得

聚类分析是一种完全根据数据特征所进行的数值分类方法,这首先需要建立一个由某些事物属性构成的指标体系,或者说是一个变量组合。入选的每个指标必须能刻画事物属性的某个侧面,所有指标组合起来形成一个完备的指标体系,它们互相配合可以共同刻画事物的特征。所谓完备的指标体系,是说入选的指标是充分的,其他任何新增变量对辨别事物差异无显著性贡献。如果所选指标不完备,则会导致分类偏差。简单地说,聚类分析的结果取决于变量的选择和变量值获取的两个方面。变量选择越准确、测量越可靠,得到的分类结果越是能描述事物各类间的本质区别。

分类有两个要素:一是被分类的对象,分类对象由许多被分类的实体所组成,3 个以上的实体构成一个基本分类对象。被分类的实体就是被分类的基本单位,在数量分类学中称为运算分类单位(operational taxonomic unit,OTU)。全部被分类的分类单位构成的集合称为被分类群。二是分类的依据,分类依据取决于被分类群中分类单位的性状,所谓性状(character)是一个分类单位区分于其他分类单位的性质、特征或属性。一个分类单位对某个性状所呈现的状态,称为该性状的性状状态(character state),简称状态(state)。分类就是将被分类群中所有的分类单位,依据它们的性状状态,遵从一定的原则做出划分或聚合,得到一组新的分类单位集合。通过分类获得的这个分类单位集合称为分类群（taxon）。

依据生物表现性状相似性全面比较而建立的系统分类称为表征分类（phenetic classification）。通俗地讲，"类"就是具有相似性的元素构成的集合，但我们需要从定性和定量两个角度对"类"进行分析。从定性角度看，如果 A 是被考虑的一个分类群，又有分类单位 $x \in A$，且分类单位 $y \in A$，此时我们认为 x 与 y 之间建立起同属于一个分类群的联系，称为分类单位 x 与 y 共分类群，记作 $x\varphi y$。关系 φ 应自然满足分类单位共分类群的性质即所谓的等价关系（equivalence relation）。

性质 10.1 自反性（reflexivity），即 $x\varphi x$。

性质 10.2 对称性（symmetry），若 $x\varphi y$，则 $y\varphi x$。

性质 10.3 传递性（transitivity），若 $x\varphi y$ 且 $y\varphi z$，则 $x\varphi z$。

具有等价关系的集合，可以依据等价关系将集合分类，得等价集合类，这是集合论中的一个重要结论。数量分类学中的定量分类方法正是依靠这一结论解决分类问题的。等价关系下的等价集合类成为表征分类方法的理论依据。

当被分类群一经确定，合适的性状也被挑选出来后，我们需要从定量的角度对类的"相似性"用数量进行刻画。当生物学、医学工作者从调查、观察、测量和实验后获得有关分类单位和性状的原始记录后，这些原始记录的形式并不是都能直接进行数学运算，比较复杂的数据记录往往表现出无序多态性状。记录中出现 3 个以上状态，不能排列成具有分类意义的一条序列的性状称为无序多态性状（disordered multistate character）。例如：种子植物的花序有总状、头状、伞状、伞房、穗状。对这类无序多态性状的编码一般有以下两种方法：

（1）分解法：分解法就是将原性状分成多个新性状，再进行编码。

例如：植物被毛的种类，有短毛、长毛、硬毛、软毛、单一毛、二歧分支毛、多歧星状毛和腺毛等。

毛的长短性，二元性状：短，0；长，1。

毛的质地，二元性状：软，0；硬，1。

毛的分歧程度，有序多态性状：单一毛，0；二歧分支毛，1；星状毛，2。

毛端是否具腺状点，二元性状：非腺毛，0；腺毛，1。

（2）综合评分法：在编码之前确定评分的标准，规定合适的综合计算方法，并要求评分者深明性状的分类学意义。

例如：猪品种的分类中，猪耳的形态学性状具有重要意义。

耳大小:耳小,0;一般,1;耳大,2;特大,3;特大遮眼,4。

耳下垂:耳直立,0;耳平伸,1;耳下垂,2。

从这两个方面评出分数,再将这两分数相加得综合评分编码。

例如:焦溪猪具有耳特大遮眼且下垂的性状,评分编码值为 6=4+2。

经过编码以后的原始数据,如果有 t 个分类单位,n 个性状,数据可列成表格记录如下:

		性	状		
		1	2	…	n
	1	y_{11}	y_{12}	…	y_{1n}
	2	y_{21}	y_{22}	…	y_{2n}
分类单位	⋮	⋮	⋮		⋮
	t	y_{t1}	y_{t2}	…	y_{tn}

10.2 数据变换和数据标准化

聚类分析是以完备的数据文件为基础的,这一数据文件除观测变量比较完备之外,一般还要求各个观测变量的量纲一致,即各变量取值的数量级一致,否则各变量在描述客观事物某方面特征差异性的作用有被夸大或缩小的可能。所以,聚类分析前要检查各变量的量纲是否一致,不一致则需进行转换,如将各变量均做标准化转换就可保证量纲一致。常用的数据变换有以下 6 种。

(1) 平移变换:$x_i' = x_i - c$ $(i=1, 2, \cdots, t)$。

(2) 数乘变换:$x_i' = x_i \cdot c$ $(i=1, 2, \cdots, t)$。

(3) m 次幂乘变换:$x_i' = x_i^m$ $(i=1, 2, \cdots, t)$。

(4) 初等函数变换:$x_i' = \sin x_i^m$,$x_i' = a^{x_i}$ 和 $x_i' = \log_b x_i$ 等。

(5) 极差标准化变换:

$$x_{ij} = \frac{y_{ij} - \min\limits_{k} y_{kj}}{\max\limits_{k} y_{kj} - \min\limits_{k} y_{kj}} (i=1, 2, \cdots, t; j=1, 2, \cdots, n)$$

(6) 统计标准化变换:

$$x_{ij} = \frac{y_{ij} - \overline{y}_j}{s_j} (i=1, 2, \cdots, t; j=1, 2, \cdots, n)$$

例 10.1 选取植物桔梗科（Campanulaceae）中党参、桔梗、轮叶沙参、荠苨、羊乳和石沙参 6 种植物,考虑它们的 8 个形态学性状,性状的编码方法如下:

(1) 茎是否缠绕,二元性状。茎缠绕,1;直立,0。

(2) 株高,数值性状。取株高或茎的长度(m)。

(3) 叶的着生方式,有序多态性状。叶互生,0;对生,1;轮生,2。

(4) 叶缘,有序多态性状。叶全缘或波状疏齿,0;锯齿,1;重锯齿,2。

(5) 花序,有序多态性状。单生花序或整个生枝顶,0;总状花序或疏圆锥花序,1;圆锥花序或总状花序,2。

(6) 子房室数,数值性状。取子房室数。

(7) 果开裂方式,有序多态性状。果侧壁开裂,0;果顶部 5 瓣裂,1;果顶部萼片间室背开裂,2。

(8) 种子是否具翼,二元性状。果不具翼,0;具翼,1。

对 6 种植物的 8 个性状,按照上述原则进行编码,结果如表 10 - 1 和表 10 - 2 所示。

表 10 - 1   桔梗科试验数据

性状 分类单位	茎缠绕否 1	株高 2	叶序 3	叶缘 4	花序 5	子房室数 6	果裂方式 7	种具翼否 8
1 党参	1	5.5	1	0	0	4	2	0
2 桔梗	0	0.6	1	1	0	5	1	0
3 轮叶沙参	0	0.5	2	1	2	3	0	0
4 荠苨	0	0.7	1	2	1	3	0	0
5 羊乳	1	2.5	1	0	0	4	2	1
6 石沙参	0	0.65	0	1	2	3	0	0

表 10 - 2   桔梗科试验数据的标准化

性状 分类单位	茎缠绕否 1	株高 2	叶序 3	叶缘 4	花序 5	子房室数 6	果裂方式 7	种具翼否 8
1 党参	1.291 0	1.887 6	0.408 2	−1.107 0	−0.847 6	0.408 2	1.186 6	−0.408 2
2 桔梗	−0.645 5	−0.573 4	−0.816 5	0.221 4	−0.847 6	1.633 0	0.169 5	−0.408 2
3 轮叶沙参	−0.645 5	−0.623 6	1.633 0	0.221 4	1.186 6	−0.816 5	−0.847 6	−0.408 2
4 荠苨	−0.645 5	−0.523 2	−0.816 5	1.549 8	0.169 5	−0.816 5	−0.847 6	−0.408 2
5 羊乳	1.291 0	0.380 9	0.408 2	−1.107 0	−0.847 6	0.408 2	1.186 6	2.041 2
6 石沙参	−0.645 5	−0.548 3	−0.816 5	0.221 4	1.186 6	−0.816 5	−0.847 6	−0.408 2
平均值	0.333 3	1.741 7	0.666 7	0.833 3	0.833 3	3.666 7	0.833 3	0.166 7
标准差	0.516 4	1.991 1	0.816 5	0.752 8	0.983 2	0.816 5	0.983 2	0.408 2

10.3 相似性概念的数量化

聚类分析完全是根据数据情况来进行的。就一个由 n 个个案、k 个变量组成的数据文件来说,当对个案进行聚类分析时,相当于对 k 维坐标系中的 n 个点进行分组,所依据的是它们的距离;当对变量进行聚类分析时,相当于对 n 维坐标系中的 k 个点进行分组,所依据的也是点距。所以距离或相似性程度是聚类分析的基础。点距如何计算呢? 拿连续测量的变量来说,可以用欧氏距离平方计算:即各变量差值的平方和。

亲缘关系是生物学中的重要概念,生物学中的分类需要引进比亲缘关系更广泛的概念,即相似性概念。由表现性状差异所决定的,分类单位之间的相似性关系称为相似性(similarity)。两个分类单位,性状表现比较一致,相似性就大;反之相似性就小。因此,相似性概念是表征生物分类学中的基本分类度量。

相似性程度用数值来表示,该数值称为相似性系数(similarity coefficient)。相似性系数有以下几个主要类型,即距离系数、相关系数等。

按数值大小与其反映的相似性程度是否一致,可将相似性系数分为相异系数和相亲系数两大类。

相异系数(dissimilarity coefficient)系数值愈小,表示的相似性程度愈高;反之,值愈大,愈不相似。距离系数是最常见的相异系数。

相亲系数(similarity coefficient)系数值愈大,表示的相似性程度愈高;反之,值愈小,愈不相似。

1. 距离系数

现考虑一简单情形,3 个性状之下讨论两个分类单位之间的关系,性状状态数据如下表所示。

	性 状		
	1	2	3
分类单位 A	x_1	x_2	x_3
分类单位 B	y_1	y_2	y_3

距离 d_{AB} 可取为

$$d_{AB} = \sqrt{(x_1 - y_1)^2 + (x_2 - y_2)^2 + (x_3 - y_3)^2}$$

对于 n 个性状，可取 n 维欧氏距离系数（Euclidean distance coefficient）

$$d_{AB} = \sqrt{\sum_{i=1}^{n} (x_i - y_i)^2}$$

距离系数具有以下 3 个性质：

(1) $d_{AB} \geqslant 0$，当且仅当 $A = B$ 时，等式成立。

(2) $d_{AB} = d_{BA}$。

(3) $d_{AB} \leqslant d_{AC} + d_{CB}$，这里 C 是 A 和 B 之外的另一个任意的分类单位。

第 3 条性质是几何学中的三角不等式，有时这一性质被改换成其他形式，如：

$$(3') \quad d_{AB} \leqslant \max\{d_{AC}, d_{BC}\}。 \tag{10-1}$$

这条性质比原来的三角不等式要求更强，因为

$$\max\{d_{AC}, d_{BC}\} \leqslant d_{AC} + d_{BC}$$

距离系数的前两条性质保证了共分类群等价条件的自反性和对称性成立，但是三角不等式不能保证传递性的成立。而性质 $(3')$ 能做到这一点，这是因为如果把距离系数作为共分类群关系的判别系数，即对于任意 $d_0 > 0$ 如果有

$$d_{AB} \leqslant d_0 \Leftrightarrow \text{OTU}_A \quad \varphi \quad \text{OTU}_B$$

由此从性质 $(3')$ 可导出等价性的传递条件成立。但绝大多数的距离系数不能满足如此苛刻的要求，这是距离系数作为相似性系数的重大缺陷。

如果我们需要比较分类单位和而建立距离系数，从已标准化原始数值矩阵取出分类单位向量

$$\text{OTU}_i \, \boldsymbol{X}_i = [x_{i1}, x_{i2}, \cdots, x_{in}]$$
$$\text{OTU}_j \, \boldsymbol{X}_j = [x_{j1}, x_{j2}, \cdots, x_{jn}]$$

则通常有如下常见的距离系数：

(1) 平均欧氏距离系数（mean Euclidean distance coefficient）：

$$d_{ij} = \left[\frac{1}{n} \sum_{k=1}^{n} (x_{ik} - x_{jk})^2\right]^{\frac{1}{2}}$$

(2) 平均绝对距离系数（mean absolute distance coefficient）：

$$d_{ij} = \frac{1}{n} \sum_{k=1}^{n} |x_{ik} - x_{jk}| \tag{10-2}$$

（3）Minkowski 距离系数：

$$d_{ij} = \left[\frac{1}{n}\sum_{k=1}^{n}(x_{ik}-x_{jk})^{r}\right]^{\frac{1}{r}}$$

其中常数 $r>0$。当 r 充分小时 Minkowski 距离系数对较小的差异十分敏感，在化学分类中常使用到。

（4）Chebyshev 距离系数：

$$d_{ij} = \max_{1\leqslant k\leqslant n}\{\mid x_{ik}-x_{jk}\mid\} \qquad (10-3)$$

（5）Mahalanobis 距离系数——欧氏距离系数的推广形式：

$$d_{ij} = \left[\sum_{k,\,l=1}^{n}m_{kl}(x_{ik}-x_{jk})(x_{il}-x_{jl})\right]$$

其中 $m_{kl}(k,\,l=1,2,\cdots,n)$ 是参数。若记

$$\boldsymbol{X}_i - \boldsymbol{X}_j = \begin{pmatrix} x_{i1}-x_{j1} \\ x_{i2}-x_{j2} \\ \vdots \\ x_{in}-x_{jn} \end{pmatrix}$$

则 Mahalanobis 距离系数也有向量表示：

$$d_{ij} = (\boldsymbol{X}_i - \boldsymbol{X}_j)^{\mathrm{T}} - \boldsymbol{M}(\boldsymbol{X}_i - \boldsymbol{X}_j)$$

其中常数矩阵 $\boldsymbol{M}=[m_{kl}]_{n\times n}$。当 $\boldsymbol{M}=E$ 时，Mahalanobis 距离系数即是欧氏距离系数。

（6）Canberra 距离系数：

$$d_{ij} = \sum_{k=1}^{n}\frac{\mid x_{ik}-x_{jk}\mid}{x_{ik}+x_{jk}}$$

在此要求 $x_{ij}\geqslant 0$。否则，应将公式稍加改变为

$$d_{ij} = \sum_{k=1}^{n}\frac{\mid x_{ik}-x_{jk}\mid}{\mid x_{ik}\mid+\mid x_{jk}\mid}$$

（7）分离距离系数：

$$d_{ij} = \left[\frac{1}{n}\sum_{k=1}^{n}\left(\frac{x_{ik}-x_{jk}}{x_{ik}+x_{jk}}\right)^{2}\right]^{\frac{1}{2}}$$

（8）C.R.L.距离系数：

当分类单位取样不止一个，相似性可按下式计算：

$$d_{ij} = \left[\frac{1}{n} \sum_{k=1}^{n} \frac{(\bar{x}_{ik} - \bar{x}_{jk})^2}{\dfrac{s_{ik}^2}{m_i} + \dfrac{x_{jk}^2}{m_j}} \right]^{\frac{1}{2}} - \frac{2}{n}$$

其中 m_i 和 m_j 分别表示分类单位 i 和分类单位 j 的取样个数。

在以上 8 个系数当中，平均绝对距离系数式（10-2）和 Chebyshev 距离系数式（10-3）满足式（10-1）的性质（3'）。

2. 相关系数与角余弦系数

本节介绍两个相亲系数，即相关系数与角余弦系数。

如果数据来自已标准化的原始数据，两个分类单位 i 与 j 之间的相关系数（correlation coefficient）定义为

$$r_{ij} = \frac{\sum\limits_{k=1}^{n} (x_{ik} - \bar{x}_i)(x_{jk} - \bar{x}_j)}{\left[\sum\limits_{k=1}^{n} (x_{ik} - \bar{x}_i)^2 \sum\limits_{k=1}^{n} (x_{jk} - \bar{x}_j)^2 \right]^{\frac{1}{2}}}$$

其中 $\bar{x}_i = \dfrac{1}{n} \sum\limits_{k=1}^{n} x_{ik}$，$\bar{x}_j = \dfrac{1}{n} \sum\limits_{k=1}^{n} x_{jk}$。

角余弦系数（coefficient of cosine of included angle）定义为

$$a_{ij} = \frac{\sum\limits_{k=1}^{n} x_{ik} x_{jk}}{\left[\sum\limits_{k=1}^{n} x_{ik}^2 \sum\limits_{k=1}^{n} x_{jk}^2 \right]^{\frac{1}{2}}}$$

角余弦系数具有明显的几何意义，把两个分类单位向量 $\boldsymbol{X}_i$ 和 $\boldsymbol{X}_j$ 之间的夹角记作 θ，则

$$\cos \theta = \frac{\boldsymbol{X}_i \cdot \boldsymbol{X}_j^{\mathrm{T}}}{\| \boldsymbol{X}_i \| \, \| \boldsymbol{X}_j \|}$$

这两个相亲系数系数值越大，相似性程度越大。它们具有以下两条基本性质：

（1）$-1 \leqslant r_{ij} \leqslant 1$，当且仅当 $x_{ik} = c x_{jk}$（$c \neq 0$）时，$r_{ij} = 1$（$c > 0$）或 $r_{ij} = -1$（$c < 0$）。

（2）$r_{ij} = r_{ji}$。

这两条性质保证了共分类群等价性的自反性和对称性要求,但是传递性未能被满足要求。

3. 简单联合系数

简单联合系数是在整个二元性状或多态性状数据上,一对之间一致性度量的配对函数,本节考虑二元性状的联合系数。假设两个分类单位 OTU_i 和 OTU_j,待比较其相似性,从原始数值矩阵中提取相应的第 i 个和第 j 个分类单位向量:

$$OTU_i \ \boldsymbol{Y}_i = [y_{i1}, \ y_{i2}, \ \cdots, \ y_{in}]$$

$$OTU_j \ \boldsymbol{Y}_j = [y_{j1}, \ y_{j2}, \ \cdots, \ y_{jn}]$$

其中的分量 y_{ik} 和 $y_{jk}(k=1, 2, \cdots, n)$ 取值 0 或 1。当对比 OTU_i 和 OTU_j 的相似性时,两组数据的匹配有 4 种情况。即 OTU_i 和 OTU_j 分别为 1—1,1—0,0—1,0—0。

计数这 4 种情形,汇总于如下的 2×2 列联表:其中 a,b,c 和 d 称为 OTU_i 与 OTU_j 的匹配数值。a 是两个 OTU 都取 1 的性状个数计数值;d 是两个 OTU 都取 0 的性状个数计数值;b 和 c 分别是其中一个 OTU 取 1,另一个 OTU 取 0 的性状个数计数值。列联表中的 4 种情形把性状可能取到的各种匹配情形都已包括在内,因此 4 种情形的计数值之和应该等于性状的总个数 n,即 $n = a + b + c + d$。

		OTU_j	
		1	0
OTU_i	1	a	b
	0	c	d

目前有多种比较 OTU_i 和 OTU_j 之间匹配一致程度反映它们之间相似性的系数公式,这类公式统称为联合系数。最直观最简单的一种简单联合系数,该联合系数考虑计算匹配一致的性状个数占总性状个数的百分比值,其计算公式为

$$S_{SM} = \frac{a + d}{n} \tag{10-4}$$

例 10.2 现有两个被比较的分类单位,32 个性状状态记录如下:

OTU_i	101	110	111	011	010	001	001	001	110	110	11
OTU_j	111	110	111	111	100	001	010	101	011	110	10

	OTU$_j$	
	1	0
OTU$_i$ 1	15	4
OTU$_i$ 0	6	7

这时 $n = 15 + 4 + 6 + 7 = 32$，由式（10 - 4），

$$S_{\text{SM}} = \frac{a + d}{n} = \frac{22}{32} = 0.687\,5。$$

目前存在二十多种联合系数，有兴趣的读者可以参考文献[18]。

10.4 系统聚类法

系统聚类法是聚类分析诸方法中用得最多的一种，基本思想是开始将每个样品各自作为一类，并规定样品之间的距离和类与类之间的距离，然后将距离最近的两类合并成一个新类，计算新类与其他类的距离；重复进行两个最近类的合并，每次减少一类，直至所有的样品合并为一类。

1. 最长距离法

如图 10 - 1 所示，定义类与类之间的距离为两类最远样品间的距离，即

$$D_{KL} = \max_{i \in G_K, j \in G_L} d_{ij} \tag{10 - 5}$$

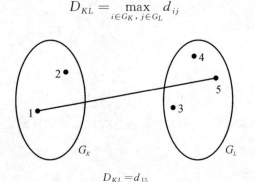

$$D_{KL} = d_{15}$$

图 10 - 1　最长距离示意图

最长距离法的聚类步骤：

(1) 规定样品之间的距离，计算个样品的距离矩阵 $\boldsymbol{D}_{(0)}$，它是一个对称

矩阵。

（2）选择 $\boldsymbol{D}_{(0)}$ 中的最小元素,设为 D_{KL},则将 G_K 和 G_L 合并成一个新类,记为 G_M,即 $G_M = G_K \bigcup G_M$。

（3）根据式（10-5）,新类 G_M 与任一类 G_J 之间距离满足以下递推公式:

$$D_{MJ} = \max_{i \in G_M, j \in G_J} d_{ij} = \max\{\max_{i \in G_K, j \in G_J} d_{ij},\ \max_{i \in G_L, j \in G_J} d_{ij}\} = \max\{D_{KJ}, D_{LJ}\}$$

$$(10-6)$$

在 $\boldsymbol{D}_{(0)}$ 中,G_K 和 G_L 所在的行和列合并成一个新行新列,对应 G_M,该行列上的新距离值由式（10-6）求得,其余行列上的距离值不变,这样就得到新的距离矩阵,记作 $\boldsymbol{D}_{(1)}$。

（4）对 $\boldsymbol{D}_{(1)}$ 重复上述对 $\boldsymbol{D}_{(0)}$ 的两步得 $\boldsymbol{D}_{(2)}$,如此下去直至所有元素合并成一类为止。

如果某一步中 $\boldsymbol{D}_{(m)}$ 最小的元素不止一个,则称此现象为结（tie）,对应这些最小元素的类可以任选一对合并或同时合并。

例 10.3　现在让我们取 Anderson 等对桦木科（Betulaceae）植物的研究数据进行演算,以此作为一个例子来具体说明最长距离法聚类分析的具体步骤（见表 10-3）。

表 10-3　桦木科 6 个属的距离系数

分 类 单 位	1	2	3	4	5	6
1 苗榆属（Ostrya）	0.0	1.6	2.1	3.1	5.1	5.8
2 鹅耳枥属（Carpinus）	1.6	0.0	3.3	3.6	5.2	6.1
3 虎榛子属（Ostryopsis）	2.1	3.3	0.0	2.4	5.2	6.0
4 榛属（Corylus）	3.1	3.6	2.4	0.0	4.8	5.0
5 桦木属（Betula）	5.1	5.2	5.2	4.8	0.0	3.5
6 桤木属（Alnus）	5.8	6.1	6.0	5.0	3.5	0.0

首先将每一个分类单位看作一个类群,记作 $G_i = \{i\}$（$i = 1, 2, \cdots, 6$）。在此,括号中的数码是分类单位的编码,以此码代表该分类单位。

该数据分类运算步骤如下:

第一次循环:从分类单位的距离系数矩阵 $\boldsymbol{D}_{(0)}$ 中寻找最小值,即 $d_{12} = 1.6$。将类群 G_1 与类群 G_2 合并。得一新类群记作 G_7:

$$G_7 = \{1, 2\}$$

$$
\begin{array}{c|cccccc}
1 & 0 \\
2 & 1.6 & 0 & & & & \boldsymbol{D}_{(0)} \\
3 & 2.1 & 3.3 & 0 \\
4 & 3.1 & 3.6 & 2.4 & 0 \\
5 & 5.1 & 5.2 & 5.2 & 4.8 & 0 \\
6 & 5.8 & 6.1 & 6.0 & 5.0 & 3.5 & 0 \\
\hline
 & 1 & 2 & 3 & 4 & 5 & 6
\end{array}
$$

根据递推公式(10-6)重新计算新类群与其他类群的距离。

$$d_{73} = \max\{d_{13}, d_{23}\} = \max\{2.1, 3.3\} = 3.3$$

$$d_{74} = \max\{d_{14}, d_{24}\} = \max\{3.1, 3.6\} = 3.6$$

$$d_{75} = \max\{d_{15}, d_{25}\} = \max\{5.1, 5.2\} = 5.2$$

$$d_{76} = \max\{d_{16}, d_{26}\} = \max\{5.8, 6.1\} = 6.1$$

其他类群之间的系数不变,得新的距离系数矩阵 $\boldsymbol{D}_{(1)}$。

第二次循环:从分类单位的距离系数矩阵 $\boldsymbol{D}_{(1)}$ 中寻找最小值,即 $d_{34} = 2.4$。将类群 G_3 与类群 G_4 合并。得一新类群记作 G_8:

$$G_8 = \{3, 4\}$$

$$
\begin{array}{c|ccccc}
7 & 0 \\
3 & 3.3 & 0 & & & \boldsymbol{D}_{(1)} \\
4 & 3.6 & 2.4 & 0 \\
5 & 5.2 & 5.2 & 4.8 & 0 \\
6 & 6.1 & 6.0 & 5.0 & 3.5 & 0 \\
\hline
 & 7 & 3 & 4 & 5 & 6
\end{array}
$$

计算新类群 G_8 与其他类群的距离。

$$d_{87} = \max\{d_{37}, d_{47}\} = \max\{3.3, 3.6\} = 3.6$$

$$d_{85} = \max\{d_{35}, d_{45}\} = \max\{5.2, 4.8\} = 5.2$$

$$d_{86} = \max\{d_{36}, d_{46}\} = \max\{6.0, 5.0\} = 6.0$$

其他类群之间的系数不变,得新的距离系数矩阵 $\boldsymbol{D}_{(2)}$。

第三次循环:从分类单位的距离系数矩阵 $\boldsymbol{D}_{(2)}$ 中寻找最小值,即 $d_{65}=3.5$。将类群 G_5 与类群 G_6 合并。得一新类群记作 G_9:

$$G_9 = \{5, 6\}$$

7	0			
8	3.6	0		$\boldsymbol{D}_{(2)}$
5	5.2	5.2	0	
6	6.1	6.0	3.5	0
	7	8	5	6

计算新类群 G_9 与其他类群的距离。

$$d_{97} = \max\{d_{57}, d_{67}\} = \max\{5.2, 6.1\} = 6.1$$

$$d_{98} = \max\{d_{58}, d_{68}\} = \max\{5.2, 6.0\} = 6.0$$

其他类群之间的系数不变,得新的距离系数矩阵 $\boldsymbol{D}_{(3)}$。

第四次循环:从分类单位的距离系数矩阵 $\boldsymbol{D}_{(3)}$ 中寻找最小值,即 $d_{78}=3.6$。将类群 G_7 与类群 G_8 合并。得一新类群记作 G_{10}:

$$G_{10} = \{7, 8\} = \{1, 2, 3, 4\}$$

7	0		
8	3.6	0	$\boldsymbol{D}_{(3)}$
9	6.1	6.0	0
	7	8	9

计算新类群 G_{10} 与 G_9 的距离系数。

$$d_{10,9} = \max\{d_{79}, d_{89}\} = \max\{6.1, 6.0\} = 6.1$$

其他类群之间的系数不变,得新的距离系数矩阵 $\boldsymbol{D}_{(4)}$。

第五次循环:系数矩阵已降至二阶,只有两个类群 G_9 和 G_{10},合并该两个类群得 G_{11}。

$$G_{11} = \{9, 10\} = \{1, 2, 3, 4, 5, 6\}$$

9	0	$\boldsymbol{D}_{(4)}$
10	6.1	0
	9	10

分类运算结束。该聚类过程所生产的树谱图（dendrogram）如图 10 - 2 所示。

2. 最短距离法

如图 10 - 3 所示，类与类之间的最短距离定义为两类最近样品间的距离，即

$$D_{KL} = \min_{i \in G_K, j \in G_L} d_{ij} \tag{10-7}$$

最长距离法与最短距离法的并类步骤完全相同，只是在最短距离法中类间距离的递推公式不同于式（10 - 6），而是

$$D_{MJ} = \min\{D_{KJ}, D_{LJ}\}$$

最长距离法和最短距离法容易被异常值严重地扭曲，一个有效的方法是将这些异常值单独拿出来后再进行聚类。

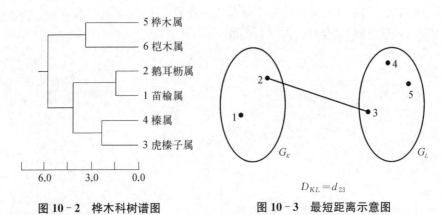

图 10 - 2　桦木科树谱图

图 10 - 3　最短距离示意图

3. 中间距离法

类与类之间的距离既不取两类最近样品间的距离，也不取两类最远样品间的距离，而是取介于两者中间的距离。

设某一步将 G_K 与 G_L 合并为 G_M，对于任意一类 G_J，考虑由 D_{KJ}，D_{LJ} 和 D_{KL} 为边长组成的三角形，如图 10 - 4 所示，取 D_{KL} 的边的中线作为 D_{MJ}。由初等平面几何的余弦定理可推得：

$$D_{MJ}^2 = \frac{1}{2}D_{KJ}^2 + \frac{1}{2}D_{LJ}^2 - \frac{1}{4}D_{KL}^2$$

4. 可变法

在将 G_p 和 G_q 合并为新类 G_r 后,类 G_k 与新并类 G_r 的距离公式为

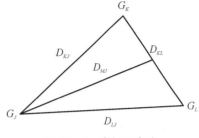

图 10 - 4　中间距离法

$$D_{kr}^2 = \frac{1-\beta}{2}(D_{kp}^2 + D_{kq}^2) + \beta D_{pq}^2$$

式中,β 可变,且 $\beta < 1$,可变法的分类效果与 β 的选择关系很大,在实际中 β 常取负数。

5. 重心法

重心法源于物理上的重心这个概念,从物理角度看,物体重心是物体各部分所受重力之合力的作用点,借助这个"各部分合力作用点",推广到聚类分析,一个类的重心,就是该类样本点的均值。因此,在计算类与类之间的距离时,用类的重心来代表类,类重心之间的距离代表类之间的距离,就比较合理。

设有类 G_p、G_q,它们的重心分别为 $\bar{X}_p$ 和 $\bar{X}_q$,设两类中各有样本点 n_p、n_q,则合并 G_p、G_q 为 G_r 后,G_r 的样本点共有 $n_r = n_p + n_q$ 个,其重心 $\bar{X}_r$ 计算公式为

$$\bar{X}_r = \frac{n_p\bar{X}_p + n_q\bar{X}_q}{n_r}$$

设有类 G_k,其重心为 $\bar{X}_k$,类 G_k 与类 G_p、G_q 的合并类 G_r 之间的距离,由 $\bar{X}_k$ 与 $\bar{X}_r$ 之间的距离确定。此时,类之间的距离计算公式为

$$D_{kr}^2 = d_{\bar{X}_k, \bar{X}_r}^2 = (\bar{X}_k - \bar{X}_r)^{\mathrm{T}}(\bar{X}_k - \bar{X}_r) = \frac{n_p}{n_r}D_{kp}^2 + \frac{n_q}{n_r}D_{kq}^2 - \frac{n_p n_q}{n_r^2}D_{pq}^2$$

$$(10 - 8)$$

6. 类平均法

重心法虽然有很好的代表性,但它并没有充分利用各个样本点的信息,于是有人提出了类平均法,一是弥补重心法中各样本点信息利用不足,二是将两类所有样本点之间的距离都充分加以利用。其计算公式为

$$D_{pq}^2 = \frac{1}{n_p n_q}\sum_{\substack{i \in G_p \\ j \in G_q}} d_{ij}^2$$

即两类之间距离的平方和等于这两类元素两两之间距离平方的平均值。

设聚类过程中，某一步将 G_p 和 G_q 合并为 G_r，则任意一类 G_k 与 G_r 的距离为

$$D_{kr}^2 = \frac{n_p}{n_r}D_{kp}^2 + \frac{n_q}{n_r}D_{kq}^2$$

有人认为，类平均法是系统聚类法中比较好的方法之一。

7. 可变类平均法

前面的类平均法虽然考虑了两个类中各个样本点之间距离的贡献，但没有体现已经合并成一个新类 G_r 的两个旧类 G_p 和 G_q 之间的距离 D_{pq} 的影响，有人建议将类平均法进一步推广，引入松弛因子 β，得到新的距离公式为

$$D_{kr}^2 = (1-\beta)\left(\frac{n_p}{n_r}D_{kp}^2 + \frac{n_q}{n_r}D_{kq}^2\right) + \beta D_{pq}^2$$

式中，β 可变，且 $\beta < 1$，这种系统聚类法称为可变类平均法。可变法的分类效果同样与 β 的选择有很大关系。

8. Ward 法

Ward 法又称为离差平方和法，这种方法的基本思想是方差分析。在方差分析时，我们将离差进行分割，一部分是组间差异，另一部分是组内差异。组间差异反映了不同总体（或类别）数据之间的差异性，总体（或类别）之间的误差方差平方和越大，差别越明显；组内差异反映了同一总体（或类别）内数据的离散性，其离散性越小，数据越整齐、越类似。把这个"组间越大越明显，组内越小越相同"的思想用于聚类分析，则有：如果分类正确，同类样本点的离差平方和法应当较小，而类与类之间的离差平方和法应当较大。

类中各样品到类重心（均值）的平方欧氏距离称为（类内）离差平方和。设类 G_K 和 G_L 合并成新类 G_M，则 G_K、G_L 和 G_M 的离差平方和为

$$W_K = \sum_{i \in G_K}(x_i - \bar{x}_K)(x_i - \bar{x}_K)^{\mathrm{T}}$$

$$W_L = \sum_{i \in G_L}(x_i - \bar{x}_L)(x_i - \bar{x}_L)^{\mathrm{T}}$$

$$W_M = \sum_{i \in G_M}(x_i - \bar{x}_M)(x_i - \bar{x}_M)^{\mathrm{T}}$$

它反映了各自类内样品的分散程度。如果 G_K 和 G_L 这两类相距较近，则合并后所增加的离差平方和 $W_M - W_K - W_L$ 应较小；否则应较小。于是我们定义 G_K 和 G_L 之间的距离为

$$D_{KL}^2 = W_M - W_K - W_L$$

这种系统聚类法称为离差平方和法或 Ward 方法（ward's minimum variance method）。

具体进行聚类分析时，则是首先将 n 个样本点各自成一类，然后每次缩小一类，每缩小一类，离差平方和就要增大，选择使方差增加最小的两类合并，直到所有的样品归为一类为止。

应用系统聚类法进行聚类分析时，聚类的原则和步骤都是固定的，只是在计算类间距离时，前边给出的 8 种计算方法，源于计算思想不同而稍微有所差别，但可以统一成以下公式

$$D_{kr}^2 = \alpha_p D_{kp}^2 + \alpha_q D_{kq}^2 + \beta D_{pq}^2 + \gamma \mid D_{kp}^2 - D_{kq}^2 \mid$$

式中，系数 α_p，α_q，β，γ 对不同的计算方法有不同的取值。

单调性：令 D_i 是系统聚类法中第 i 次并类时的距离，如果一种系统聚类法能满足 $D_1 \leqslant D_2 \leqslant D_3 \leqslant \cdots$，则称它具有单调性。这种单调性符合系统聚类法的思想，先合并较相似的类，后合并较疏远的类。

最短距离法、最长距离法、可变法、类平均法、可变类平均法和离差平方和法都具有单调性，但中间距离法和重心法不具有单调性。

怎样来确定类的个数呢？一般地，如果最后的聚类结果能够分成若干个很容易分开的类，则类的个数就比较容易确定；反之，如果无论怎样分都很难分成明显分开的若干类，则类个数的确定就比较困难了。确定类个数的常用方法如下：

（1）给定一个阈值 T。

（2）观测样品的散点图。

（3）使用统计量。包括 R^2 统计量、半偏 R^2 统计量、伪 F 统计量和伪 t^2 统计量。

10.5 k 均值聚类

k 均值（k-means）聚类是最著名的无监督划分聚类算法，由于该算法实现起来比较简单，聚类效果也不错，因此应用很广泛。其具体步骤如下：

（1）选取数据空间中的 k 个对象作为初始中心，每个对象代表一个聚类中心。

（2）对于样本中的数据对象，根据它们与这些聚类中心的欧氏距离，按距离

最近的准则将它们分到距离它们最近的聚类中心（最相似）所对应的类。

（3）更新聚类中心：将每个类别中所有对象所对应的均值作为该类别的聚类中心，计算目标函数的值。

（4）判断聚类中心和目标函数的值是否发生改变，若不变，则输出结果，若改变，则返回（2）。

现将上面的步骤用数据表达式表示。假设簇划分为$(C_1, C_2, \cdots, C_k)$，则我们的目标是最小化平方误差 E：

$$E = \sum_{i=1}^{k} \sum_{x \in C_i} \| x - \mu \|_2^2$$

其中 μ_i 是簇 C_i 的均值向量，有时也称为质心，表达式为

$$\mu_i = \frac{1}{|C_i|} \sum_{x \in C_i} x$$

如果我们想直接求上式的最小值并不容易，因此只能采用启发式的迭代方法。k 均值聚类采用的启发式方式很简单，用图 10-5 就可以形象地描述。

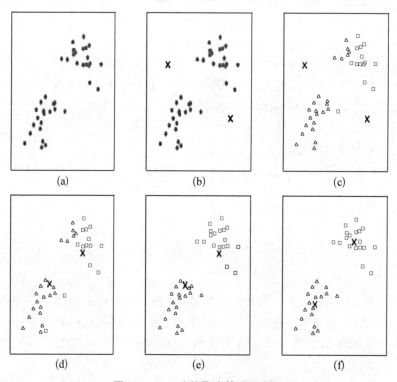

图 10-5 k 均值聚类算法示意图

图 10 - 5(a)表达了初始的数据集,假设 $k=2$。在图 10 - 5(b)中,我们随机选择了两个 k 类所对应的类别质心,即图中的"△"质心和"□"质心,然后分别求样本中所有点到这两个质心的距离,并标记每个样本的类别为和该样本距离最小的质心的类别,如图 10 - 5(c)所示,经过计算每个样本与"△"质心和"□"质心的距离,得到了所有样本点的第一轮迭代后的类别。此时我们对当前标记为"△"和"□"的点分别求其新的质心,如图 10 - 5(d)所示,新的"△"质心和"□"质心的位置已经发生了变动。图 10 - 5(e)和图 10 - 5(f)重复了我们在图10 - 5(c)和图 10 - 5(d)的过程,即将所有点的类别标记为距离最近的质心的类别并求新的质心,最终得到的两个类别如图 10 - 5(f)。

现将以上的启发式过程总结为传统的 k-means 算法流程。

输入是样本集 $D = \{x_1, x_2, \cdots, x_m\}$,聚类的簇树 k,最大迭代次数记为 N,输出是簇划分 $C = \{C_1, C_2, \cdots, C_k\}$。

(1) 从数据集 D 中随机选择 k 个样本作为初始的 k 个质心向量:$\{\mu_1, \mu_2, \cdots, \mu_k\}$。

(2) 对于 $n = 1, 2, \cdots, N$:

① 将簇划分 C 初始化为 $C_t = \varnothing, t = 1, 2, \cdots, k$;

② 对于 $i = 1, 2, \cdots, m$,计算样本 x_i 和各个质心向量 $\mu_j(j = 1, 2, \cdots, k)$ 的距离:$d_{ij} = \| x_i - \mu_j \|_2^2$,将 x_i 标记最小的为 d_{ij} 所对应的类别 λ_i。此时更新 $C_{\lambda i} = C_{\lambda i} \bigcup \{x_i\}$;

③ 对于 $j = 1, 2, \cdots, k$,对 C_j 中所有的样本点重新计算新的质心 $\mu_j = \dfrac{1}{|C_j|} \sum_{x \in C_j} x$;

④ 如果所有的 k 个质心向量都没有发生变化,则转到步骤(3)。

(3) 输出簇划分 $C = \{C_1, C_2, \cdots, C_k\}$。

另外我们还需要强调 k-means 算法的以下两个要点:

(1) 对于 k-means 算法,首先要注意的是 k 值的选择,一般来说,我们会根据对数据的先验经验选择一个合适的 k 值,如果没有先验知识,则可以通过交叉验证选择一个合适的 k 值。

(2) 在确定了 k 的个数后,我们需要选择 k 个初始化的质心,就像图 10 - 5(b)中的随机质心。由于我们采用的是启发式方法,k 个初始化的质心的位置选择对最后的聚类结果和运行时间都有很大的影响,因此需要选择合适的 k 个质心,这些质心最好不要离太近。

10.6 习 题 10

1. 现有两个被比较的分类单位,32 个性状状态记录如下：试计算这两个分类单位的简单联合分类系数式(10-4)。

OTU_i	111	100	111	011	010	001	001	001	110	110	11
OTU_j	110	010	110	111	100	001	110	101	001	110	10

2. 根据表 10-1 的桔梗科试验数据：

(1) 试计算桔梗科 6 个分类单位之间绝对距离系数的系数表。

(2) 根据获得的绝对距离系数表,应用最长距离法完成桔梗科 6 个分类单位的聚类分析。

3. 在利用最短距离法进行聚类分析中：

(1) 试根据式(10-7)验证递推关系式(10-8)。

(2) 根据桦木科 6 个属的距离系数表 10-3,利用最短距离法完成这 6 个属的聚类分析。

4. 利用 SPSS 统计软件中"聚类分析"模块中的"中间距离法""重心法""Ward 法"和"k 均值聚类法"等几种聚类分析功能,对桦木科 6 个属的距离系数表 10-3 进行 6 个属的聚类分析,并比较聚类结果的异同。

11 生物演化的分支分类

对生物演化理论、方法及其应用的研究构成一门新的分支领域,称为分支分类学(cladistics)。本章主要内容取自文献[18],介绍目前分支分类学中理论上最完整的演化集合理论,该体系吸取了部分抽象代数中有关格的理论(lattice theory)和图论中有关赋权有向图的理论,使得它的数学理论十分严谨,又充分考虑到生物演化的特点。

11.1 演化集合及其基本定理

定义 11.1 在分支分类中代表生物演化的实体或单位称为分支分类单位(cladistic taxonomic unit,CTU,简称分支单位)。分支单位可以代表个体、居群、种、属和科等,也可以是分支分类学中的分类单位(OTU)或假设分类单位(HTU)。它是研究物演化的最基本单位。

分支单位也称为分支点(cladistic point),所有分支点集合记作 $X = \{x_1, x_2, \cdots, x_i, \cdots\}$。两个分支单位 x 和 y 如果完全相同,表示为 $x = y$;如果不相同,表示为 $x \neq y$;如果具有演化关系,比如分支单位 x 是 y 的祖先,表示为 $x \leqslant y$(或者 $y \geqslant x$)。x 是 y 的祖先,也称 y 是 x 的后裔。$x \leqslant y$ 也可表示为 $x \rightarrow y$。

定义 11.2 分支单位集合 X,在 X 的部分分支单位间建立的演化关系如果满足以下 4 条性质,则称该分支单位集合 X 为演化集合。

(1) 任何分支单位 x 是其自身的祖先,即 $x \leqslant x$(自反性)。

(2) 三个分支单位 x, y 与 z,若 $x \leqslant y$,且 $y \leqslant z$,则 $x \leqslant z$(传递性)。

(3) 如果分支单位满足 $x_0 \leqslant x_1 \leqslant x_2 = x_0$,则 $x_0 = x_1$(反对称性)。

(4) 任意两个分支单位 x 与 y,若存在分支单位 $z \in X$ 使 $x' \leqslant z$, $y \leqslant z$,则 x 与 y 可比较,即要么 $x \leqslant y$ 或者 $y \leqslant x$(可比较性)。

定义 11.3 演化集合 X 的任一子集 Y,如果在集 Y 上仍然保留 X 中的演化关系，显然在 Y 集上所有演化关系的 4 条性质亦保持正确，故 Y 亦是一个演化集合，称 Y 为 X 的演化子集（evolutionary subset），记作 $X \supseteq Y$ 或 $Y \subseteq X$。

例 11.1 $n+1$ 个非负整数 $N(n) = \{0, 1, 2, \cdots, n\}$，在通常不等式意义下，把普通不等式符号"$\leqslant$"看作演化关系，集合 $N(n)$ 构成演化集合。

例 11.2 图 11-1 所示有向树图，顶点集合 $\{a, b, c, d, e, f, g, h\}$ 在图示的方向上，如果从一个顶点 x 可以到达另一个顶点 y，规定演化关系 $x \leqslant y$，则该顶点集合构成演化集合。

例 11.3 考虑第 10 章例 10.1 中桔梗科 6 个种的演化关系。OTU_1：党参，OTU_2：桔梗，OTU_3：轮叶沙参，OTU_4：荠苨，OTU_5：羊乳，OTU_6：石沙参。通过分支分类运算得出它们之间的演化关系。图 11-2 的所有顶点集合构成 $\{h_0, h_1, h_2, OTU_1, \cdots, OTU_6\}$ 演化集合。

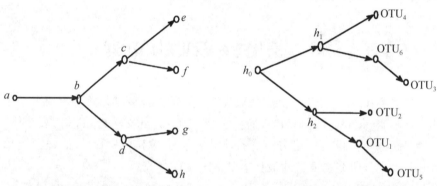

图 11-1 有向树图构成的演化集合　　图 11-2 桔梗科 6 个种的演化关系图

例 11.4 有向树图 T，把图 T 的所有顶点视作分支点，如果两个顶点 x 和 y，从 x 可以到达 y，则规定演化关系 $x \leqslant y$，于是图 T 的所有分支点构成演化集合。可以验证，如此确定的演化关系满足演化关系 4 条基本性质，故图 T 是演化集合。

例 11.5 以如下集合 $\{e\}$, $\{f\}$, $\{g\}$, $\{h\}$, $\{e, f\}$, $\{g, h\}$, $\{e, f, g, h\}$ 为元素构成的集合类，并规定演化关系：如果 $A \subseteq B$ 作为 $B \leqslant A$，则该集合类构成演化集合。

例 11.6 一个集合的一切子集类 G，除去空集，且满足条件：若 $A \bigcap B \neq \varnothing$，则要么 $A \supseteq B$ 要么 $B \supseteq A$。把子集合看作分支单位，并定义演化关系：若 $A \subseteq B$，作为 $B \leqslant A$，则该子集类构成演化集。

证明 仅证定义 11.2 中的性质（4）。假如集合类 G 中两集合 A 与 B，

又存在集合 $C \in G$，有关系 $A \leqslant C$，$B \leqslant C$ 即 $C \subseteq A$，$C \subseteq B$。无空集，C 非空，故 $A \cap B \neq \varnothing$。由已知条件得，要么 $A \leqslant B$ 要么 $B \leqslant A$.

分支分类的基本原理：

作为数学模型的抽象的演化集合并不是真实的，能够反映生物演化真实历史的演化集合称为真实演化集合（true evolutionary set）。如何从众多的具有可能性的演化集合中，把真实演化集合区别出来呢？如何把真实演化集合以容易理解的形式显示给生物学家呢？这是分支分类所需要解决的问题。

我们首先介绍为构建生物演化模型所需要的几个基本概念，并不加证明地给出相应的几个直观上明显正确的性质和定理。

定义 11.4   在演化集合 X 中，有这样一种分支单位 x，除 x 外不存在另一个分支单位 $y \in X$，y 是 x 的祖先，即 $y < x$，则称如此分支单位 x 为演化集合的祖源（ancestral source）。又若除 x 外不存在另一个分支单位 $y \in X$，x 是 y 的祖先，即 $x < y$，则称 x 为演化集合的终裔（end of descendent）。既是祖源又是终裔的分支单位称为孤立分支单位（isolated cladistic unit）简称孤立单位。

性质 11.1   有限演化集合必定存在祖源与终裔。

定义 11.5   演化集合 X 中，两个分支单位 x 与 y，若存在 $z \in X$，有 $z \leqslant x$ 且 $z \leqslant y$，则称 x 与 y 在 X 中共祖（coancestral），z 是 x 与 y 的共同祖先（common ancestor）。又若在演化集合 X 中，z 是 x 与 y 的共同祖先，不再有另一个共同祖先 z'，$z' \neq z$，且 $z < z'$，则称 z 是 x 与 y 的最近共同祖先（nearest common ancestor），记作 $z = x \wedge y$。

易知，若 $x \leqslant y$，则 $x = x \wedge y$。

性质 11.2   演化集合中两个共祖分支单位必存在唯一最近共同祖先。

性质 11.3   在演化集合 X 中，x_1 与 x_2 共祖，x_2 又与 x_3 共祖，则 x_1 与 x_3 共祖。

共祖关系是等价关系，即这个关系具有一般等价关系的三条性质：

(1) 任意分支单位与自身共祖（自反性）。

(2) 若 x 与 y 共祖，则 y 与 x 共祖（对称性）。

(3) 若 x 与 y 共祖，且 y 与 z 共祖，则 x 与 z 共祖（传递性）。

现将共祖及最近共祖的概念推广到集合上。

定义 11.6   对于演化集 X 有演化子集 $Y \subseteq X$，若存在分支单位 $x \in X$，使得任何 $y \in Y$ 都以 x 为祖先，即 $x \leqslant y$，则称 Y 在 X 上共祖，x 是 Y 的共同祖先。特殊情形，当 $Y = X$ 时，称演化集 X 为自身共祖，简称为演化集 X 共祖。如果

x 是 Y 的共同祖先,在 X 中不存在另一个共同祖先 x', $x' \neq x$,且 $x < x'$,则称 x 是 Y 在 X 上的最近共同祖先。

性质 11.4 演化集合 X 的子集合 Y,若 Y 在 X 上共祖,必存在唯一的最近共同祖先 $\wedge Y$。

性质 11.5 演化集合 X 的子集 Y, Y 在 X 上共祖的充分必要条件为 Y 中的分支单位在 X 上两两共祖。

性质 11.6 自身共祖的演化集合 X 存在唯一的祖源,就是最近共同祖先 $\wedge X$。

定理 11.1 （基本定理）凡演化集合 X 可分解为 m 个 $(1 \leqslant m)$ 演化子集 X_i,并且有以下性质:

(1) $X = \bigcup_{i=1}^{m} X_i$,其中 $X_i \cap X_j = \varnothing \ (i \neq j)$。

(2) 演化子集 $X_i(i=1, 2, \cdots, m)$ 无论在演化子集 X 上或对自身都共祖,且有唯一的祖源 $S_i(i=1, 2, \cdots, m)$。

(3) 不同演化子集的分支单位在 X 上非共祖。

数 m 称为演化集合的分支数(cladistic number)。$X_i(i=1, 2, \cdots, m)$ 称为 X 的分支演化集合(cladistic evolutionary set)。

对于 X 的演化子集 X_i 和 X_j,如果不存在 $x \in X_i$ 与 $y \in X_j$ 使 x 与 y 在 X 上共祖,则称 X_i 与 X_j 在 X 上非共祖。

基本定理 11.2 的直观意义如图 11 - 3 所示,该定理是说,任何演化集所形成的图形 X 可以想象成一片森林,该森林由 m 棵树(演化子集)X_i 组成,$i=1$, 2, $\cdots$, m。这 m 棵树互不相交,第 i 棵树的树根 S_i 即为第 i 个演化子集的祖源。容易看出,这 m 棵树没有共同的树根,即在森林中非共祖。

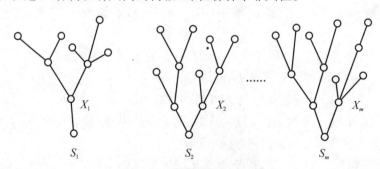

图 11 - 3 演化集分解示意图

如果 $X = (x_1, x_2, \cdots, x_n)$,先把演化子集 X_i 构造出来:

$$X_i = \{x \mid x \in X, \text{且 } x \text{ 与 } x_i \text{ 在 } X \text{ 上共祖}\}$$

性质 11.7　最近共祖符号"$\wedge$"具有以下 3 条基本性质：

(1) $x = x \wedge x$。

(2) 若 x 与 y 共祖，则 $x \wedge y = y \wedge x$。

(3) 若 x，y 和 z 互相共祖，则

$$x \wedge (y \wedge z) = y \wedge (z \wedge x) = z \wedge (x \wedge y) = \wedge\{x, y, z\}$$

对于 n 个分支单位间的运算 $\wedge$，与运算的排列次序无关。形式为

$$x_1 \wedge (x_2 \wedge \cdots \wedge (x_{n-2} \wedge (x_{n-1} \wedge x_n))\cdots)$$

的运算可写成 $\wedge_{i=1}^{n} x_i$ 并且运算结果就是 $\{x_1, x_2, \cdots, x_n\}$ 的最近共同祖先 $\wedge\{x_1, x_2, \cdots, x_n\}$：

$$\wedge_{i=1}^{n} x_i = \wedge\{x_1, x_2, \cdots, x_n\}$$

分支分类问题，就是把生物演化的真实过程重新显示出来，从而认识当今生物类群的谱系关系。这需要把所提的问题具体化，以数学语言对问题进行描述并说明解决问题的途径。

如果有 t $(3 \leqslant t)$ 个分类单位 x_i $(i = 1, 2, \cdots, t)$ 构成一个分类单位集合，记作 O，全部分支分类工作从集合 O 开始。分支分类的目的就是找到一个包含集合 O 在内的演化集合，通过它认识与分类单位有关的生物演化真实过程。

除集合 O 中的分类单位以外，某些分支单位所代表的生物种类可能已经灭绝；但是为了展示整个演化过程，应该把这些生物种类当作假设分类单位予以恢复，置于演化集合中。

如果 x 与 y 是分类单位集合 O 中的任意两个元素，作为分支单位其最近共同祖先 $x \wedge y$ 可以看作前述的假设分类单位，它不一定在分类单位集合 O 中，可是为了说明 x 与 y 的演化历史，应该把 $x \wedge y$ 作为假设分类单位包括在演化集合中。根据最近共同祖先的存在性与唯一性性质 11.1 至 11.6，为了得到 $x \wedge y$，必须要求 $x \wedge y$ 在某演化集合下共祖。这等价于要求存在某一演化集合，在该集合下 O 中每一对 OTU 是共祖的。由性质 11.5，即要求存在一个演化集合，使分类单位集合 O 在其上共祖。

对于任意分类单位集合 O 是否存在充分大的演化集合 U，集合 O 在 U 上共祖。集 U 称为集 O 的基本演化集（fundamental evolutionary set）。如图 11-4 所示，桔梗科 6 个属组成的集合 O 包含于全集 U 中。

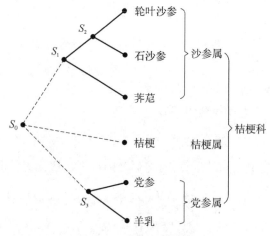

图 11 - 4 演化集合的扩大

我们以公理的形式来说明基本演化集的客观存在。为研究生物演化而构建的数学模型，我们首先需要一些基本原则，它是从生物演化实际现象中把那些最本质的因素作为公理而提炼出来的，作为研究分支分类和重构生物演化历史的根本依据。分支分类具有 4 个基本公理，我们将分别加以介绍。

公理 11.1 对于任意一个生物类群，在生物实际演化关系下，存在把该类群包含在内的一个基本演化集，使该类群在此基本演化集上共祖且类群的实际演化关系在基本演化集上得到表达。

定义 11.7 对于分类单位集合 O，依据公理 11.1 存在基本演化集 U，因为 O 在 U 上共祖，对任意 x_1 和 $x_2 \in O$，存在 $x \in U$ 有 $x = x_1 \wedge x_2$，称 x_1 与 x_2 的最近共同祖先 x 为分支分类问题的假设分类单位（hypothetical taxonomic unit，HTU），简称假设单位。假设分类单位构成的集合

$$H = \{x \mid x = x_1 \wedge x_2, \text{对于任意} \ x_1, x_2 \in O\}$$

称为假设分类单位集合（hypothetical taxonomic unit set）。集合 H 与 O 的并集

$$X = O \cup H$$

称为分类单位集合 O 的导出集（induced set）。如果将基本演化集 U 中的所有演化关系都引入导出集中，获得一个新的演化集合，称为分类单位集合 O 的导出演化集合（induced evolutionary set），亦简称导出集。

性质 11.8 导出演化集无论对基本演化集或对自身都共祖。

推论 11.1 导出演化集存在唯一的祖源。

定义 11.8 对于演化集 X 中的任意一分支单位 x，如下演化子集

$$R(x) = \{y \mid x \leqslant y, y \neq x, y \in X\}$$

称为 x 的演化可达集（evolutionary reachable set），演化可达集 $R(x)$ 的分支数称为分支单位 x 的分歧数（branch number），记作 $BN(x)$。

当 x 是 X 的终裔时，演化可达集是空集，规定 $BN(x) = 0$。演化集中的分支单位 x 是终裔的充分必要条件是 $BN(x) = 0$。

定义 11.9 按照分歧数的多少定义以下集合

$$B(i) = \{x \mid BN(x) = i, x \in X\} \quad (i = 0, 1, 2, \cdots)$$

$B(i)$ 称为分歧数为 i 的集合。显然，分歧数为 0 的集合 $B(0)$ 就是演化集合 X 的一切终裔集合。

对于 $B(1)$ 点集，每点的分支数为 1，它所代表的生物类群如果与我们的研究内容没多大关系，一般情形我们都把这样的分支点的后续分支点从演化图中删除，删除之后也不影响整个演化图的基本结构。

11.2 分支性状与编码

如果 Y 表示被研究的分类单位集合，此集合属于演化集合，如果对于 Y 中的分支单位 y，依据性状映像 M 都有一个状态 $x = M(y)$，集合 $X = \{x \mid x = M(y), y \in Y\}$ 是状态集合。于是代表性状的映像 M 把集合 Y 映像到性状状态集合 X 上。其关系表示如下：

$$Y \overset{M}{\longrightarrow} X$$

例 11.7 从代表生物演化的演化集合 Y 到性状状态集合 X 上的一个性状映像 M，如果 X 对自身是共祖演化集，则称映像 M 为 Y 的分支性状（cladistic character）。

例 11.8 反映脊椎动物进化过程的两个性状，生殖方式性状 M_1 和肢趾类型性状 M_2，这两个性状的状态集合分别为 X_1 和 X_2，从演化集合 Y（部分脊椎动物）到状态集合 X_1 与 X_2 的映像 M_1 与 M_2 分别表示在图 11-5 的左边和右边，这是两个分支性状。

由图 11-5 看到，演化集合 Y 中的鸟，被性状 M_2 映像到状态集合 X_2 中的翅

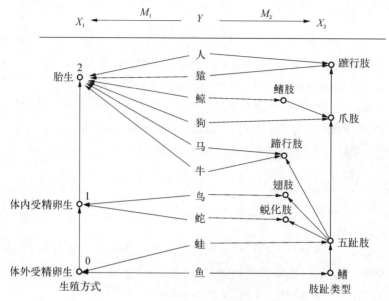

图 11-5 脊椎动物进化过程的两个性状

肢状态；鱼被映像到鳍状态，即

$$M_2(鸟)＝翅肢$$

$$M_2(鱼)＝鳍$$

在演化集合 Y 里，鱼类居鸟类之先。因而在性状状态集 X_2，鳍应在翅肢之先。在性状状态集合中，两个性状状态互相比较，演化关系在先的称为祖先性状状态（ancestral character state），简称祖征；在后的称为衍生性状状态（derived character state），简称衍征。例如：鳍与翅肢比较，鳍是祖先性状状态，翅肢是衍生性状状态。性状状态集合中，状态之间祖先与衍生的次序关系称为演化极性（evolutionary polarity）。

状态集合应保持与生物演化集合有相同的演化次序，例如：

$$鱼类 ≤ 鸟类 ⇒ 鳍 ≤ 翅肢$$

由此引入下列定义和公理。

定义 11.10 从演化集合 Y 到演化集合 X 的映像 M，对于任意两个分支单位 y_1, $y_2 \in Y$ 有 $x_1＝M(y_1)$, $x_2＝M(y_2)$，其中 x_1, $x_2 \in X$，如果能够从 $y_1 ≤ y_2$ 导出 $x_1 ≤ x_2$ 则称映像 M 为演化保序（evolutionary isotone）。

公理 11.2　　生物真实演化集合到分支性状状态集合上的分支性状映像是演化保序的。

映像的演化性是可以传递的。如果 M 是一个从 X 到 Y 的映像，N 是一个从 Y 到 Z 的映像：

$$X \xrightarrow{M} Y \xrightarrow{N} Z$$

连续两次映像确定了一个从 X 到 Z 的映像 NM：

$$X \xrightarrow{NM} Z$$

该映像称为映像 M 对映像 N 的乘积，也可写成

$$NM(X) = N(M(X)) = N(Y) = Z$$

保序的传递性是指如果映像 M 与 N 是保序的，则映像的乘积 NM 也同样是保序的。

在例 11.8 中，考虑再建立一个映像 M_3，把生殖方式从祖征到衍征 3 个状态分别映像到 0，1 和 2 整数集 $\{0, 1, 2\}$。

定义 11.11　　两演化集合 X 与 Y，若存在从 X 到 Y 上的一一对应映像 M，对于任意 $x_1, x_2 \in X$，如果 $x_1 \leqslant x_2$ 成立的充分必要条件是

$$M(x_1) \leqslant M(x_2)$$

则称演化集 X 与演化集 Y 演化同构（isomorphism of evolution）。表示为

$$X \cong Y$$

定义 11.12　　演化集 X，对于 $x \in X$，集合

$$A(x) = \{y \mid y \leqslant x, y \in X\}$$

称为分支单位 x 的祖集合（ancestral set of x）。

性质 11.9　　演化集 X，对于 $x \in X$，祖集合 $A(x)$ 存在唯一的祖源，亦即 X 的祖源，存在唯一的终裔，即 x。

性质 11.10　　祖集合 $A(x)$ 中的所有分支单位可排成演化次序：

$$x_0 = x_1 < x_2 < \cdots < x_n = x$$

其中 x_0 是 $A(x)$ 的祖源。

推论 11.2　　共祖演化集与其祖集合有共同祖源。

任给一棵有向树 $T(X, L)$，其中 X 代表树的顶点集合，L 表示弧集合。对于 X 中的部分顶点，例如 x 与 y，如果从 x 可到达 y，包括 $x = y$ 在内，则规定关系

$$x \leqslant y$$

在 X 上确立的上述关系，有以下性质或推论。

性质 11.11 有向树 $T(X, L)$，在部分顶点间可到达所确立的上述关系下，顶点集合 X 是演化集合。

推论 11.3 与有向树对应的演化集合共祖，祖源是树的根。

与演化集合相对应的是有向图的构造。对于演化集合 X，两不同分支单位 x 与 $y \in X$，如果 $x < y$，且于 X 中不存在第三个分支单位 z（$z \neq x$，$z \neq y$），使得

$$x < z < y$$

成立，则把两有序的分支单位确立为有向图的弧 $l = (x, y)$。所有如此构造的弧组成集合 L，把 X 中的分支单位当作顶点，于是集合 X 与集合 L 构成一个由演化集合 X 产生的有向图 $T(X, L)$，称为与演化集合相对应的有向图（corresponding directed graph）。

性质 11.12 共祖演化集合 X，与其对应的有向图是一棵有向树 $T(X, L)$。

性质 11.13 共祖演化集合 X，$T(X, L)$ 为相对应的有向树。对于任意 x 与 $y \in X$，$x \leqslant y$ 成立的充分必要条件是在 $T(X, L)$ 中从 x 可到达 y。

分支性状的状态集合是一个共祖的演化集合，如果状态集合能排成下面的演化次序：

$$x_0 \leqslant x_1 \leqslant \cdots \leqslant x_n,$$

就可移状态符号 "x_i" 的下标 i，建立从 x_i 到整数 i（$i = 0, 1, 2, \cdots, n$）的映像。该映像构成从性状状态集合到整数演化集合 $R_n = \{0, 1, 2, \cdots, n\}$ 的一一对应关系，易知该性状状态集合与整数演化集合 R_n 演化同构。

性质 11.14 不共祖或者具有两个以上终裔的演化集不可能与整数演化集合 $R_n = \{0, 1, 2, \cdots, n\}$ 演化同构。

定义 11.13 如果 x 是演化集 X 的终裔，则祖集合 $A(x)$ 称为演化集 X 关于终裔 x 的单位演化集（unit of evolutionary set），记作 $I(X, x)$。单位演化集与某一整数演化集合同构。

如果某一演化集 X 有 l 个终裔 $x_i(i=0,1,2,\cdots,l)$，相应地有 l 个单位演化集 $I(X,x_i)(i=0,1,2,\cdots,l)$。把这 l 个单位演化集视为演化集 X 的分解。另有

定理 11.2　演化集是其所有单位演化集的合并，即

$$\bigcup_{i=1}^{l} I(X,x_i)$$

其中 $x_i(i=0,1,2,\cdots,l)$ 是 X 的全部 l 个终裔；$I(X,x_i)$ 是关于 x_i 的单位演化集。

利用此定理可以进行分支性状的分解与编码。现阐述其具体做法。

某被研究的生物分支单位集合记作 Y，依据公理 11.1 在某一充分大的基本演化集下，Y 是共祖的。如果分支性状 M，把 Y 映像到状态集合 X 上，X 是演化集，按照公理 11.2 的条件，映像 $Y \xrightarrow{M} X$ 是保序的。如果 X 具有 l 个终裔，得到 l 个单位演化集 $I(X,x_i)(i=0,1,2,\cdots,l)$，第 i 个单位演化集合表示如下：

$$x_0 < x_{i1} < x_{i2} < \cdots x_{in_i},\quad (i=0,1,2,\cdots,l)$$

分支性状状态集合 X 是共祖演化集，对任意 $x \in X$，$x \wedge x_i \leqslant x_i$，有 $x \wedge x_i \in A(x_i)=I(X,x_i)$，因而存在某个状态 $x_{ik}=x \wedge x_i$。这样得到一个从 X 到 $I(X,x_i)$ 的映像 T_i：$T_i(x)=x \wedge x_i = x_{ik}$，$x \in X$。可以证明映像是保序的。假如有分支单位 x' 和 $x'' \in X$，且

$$x' \leqslant x''$$

则有

$$x' \wedge x_i \leqslant x'' \wedge x_i$$

得保序的结论

$$T_i(x') \leqslant T_i(x'')$$

最后得到映像 $M_i = T_i M$，该映像把生物分支单位集合 Y 映像到 $I(X,x_i)$ 上，它也是保序的。我们将由单位演化集 $I(X,x_i)$ 确定的性状 M_i 称为单位分支性状（unit cladistic character），又单位分支性状的状态集合 $I(X,x_i)$ 与整数演化集合 R_n 同构，从而利用单位分支性状解决了分支分类中分支性状的合理编码问题。它们的关系如下：

$$Y \xrightarrow{M} X \xrightarrow{T_i} I(X,x_i) \cong R_{n_i}$$

得

$$Y \xrightarrow{M_i = T_i M} I(X, x_i) \approx R_{n_i}$$

例 11.9 脊椎动物肢趾类型性状编码如表 11-1 所示。

表 11-1 脊椎动物肢趾类型性状编码

分类单位 Y	肢趾类型 状态 X	性状 M_1 $I(X, x_1)$	性状 M_2 $I(X, x_2)$	性状 M_3 $I(X, x_3)$	性状 M_4 $I(X, x_4)$	性状 M_5 $I(X, x_5)$
人	庶行趾	1	1	1	2	3
猿	庶行趾	1	1	1	2	3
鲸	鳍 肢	1	1	1	3	2
狗	爪 肢	1	1	1	2	2
马	蹄行肢	1	1	2	1	1
牛	蹄行肢	1	1	1	1	1
鸟	翅 肢	1	2	1	1	1
蛇	蜕化肢	2	1	1	1	1
蛙	五趾肢	1	1	1	1	1
鱼	鳍	0	0	0	0	0

现将分支性状的编码处理方法总结如下：

分支分类的分类单位集合如果是 $Z = \{z_1, z_2, \cdots, z_t\}$，某一分支性状 M 把 Z 映像到该性状的状态集合 X 上。

$$Z \xrightarrow{M} X$$

对于性状状态集合 X，如果有 l 个终裔分支单位 $x_i (i=0, 1, 2, \cdots, l)$，对应于每个终裔有一个单位演化集合 $I(X, x_i)$，该单位演化集合构成一条演化路径：

$$I(X, x_i): x_0 = x_{i0} < x_{i1} < x_{i2} < \cdots < x_{in_i} = x_i$$

对 X 中任一分类单位 x，如果 $x_{ik} = x \wedge x_i$，把 x_{ik} 确定为 x 在单位演化集合 $I(X, x_i)$ 所确定的单位分支性状下的状态，由此得到保序映像 T_i，使

$$T_i(X) = I(X, x_i)$$

即对于 $x \in X$，有 $T_i(x) = x \wedge x_i \in I(X, x_i)$，也就得到分类单位集合 Z 到单位分支性状的映像 $M_i = T_i M$，把映像 Z 映像到 $I(X, x_i)$：

$$M_i(Y) = T_i(M(Y)) = T_i(X) = I(X, x_i)$$

不失一般性，从一开始就可以认为所有的性状 M_j 已处理成单位性状：

$$Z \xrightarrow{M_j} I \quad (j=1, 2, \cdots, n)$$

其中第 j 个性状具有 m_j+1 个状态：

$$I_j: x_{j0} < x_{j1} < x_{j2} < \cdots < x_{jm_i}, \quad (j=1, 2, \cdots, n)$$

对任意分类单位 $z_i \in Z$，如果第 j 个性状的映像是 x_{jk}：

$$M_j(z_i) = x_{jk}$$

即第 i 分类单位第 j 个性状的编码值 y_{ij} 确定为整数 k（$0 \leqslant k \leqslant m_j$）：

$$y_{ij} = k$$

让 i 取遍所有的分类单位编号（$i=1, 2, \cdots, t$）；j 取遍所有的性状编号（$j=1, 2, \cdots, n$），得到矩阵

$$Y = \begin{bmatrix} y_{11} & y_{12} & \cdots & y_{1n} \\ y_{21} & y_{22} & \cdots & y_{2n} \\ \vdots & \vdots & & \vdots \\ y_{t1} & y_{t2} & \cdots & y_{tn} \end{bmatrix}$$

该矩阵就是分支分类的原始数值矩阵。行代表分类单位，列代表性状。每个性状的取值介于 0 到 m_j 之间的整数，0 值表示该性状最原始的状态，m_j 表示该性状最高演化状态。

11.3 演化的定量表示与俭约性公理

演化关系的数值表示称为演化系数（evolutionary coefficients）。若以相异性距离系数 $d(x, y)$ 表示两分类单位 x 与 y 间的演化关系，下面两个要求是必要的：

(1) $d(x, y) \geqslant 0$，当且仅当 $x=y$ 时，等式成立。

(2) $d(x, y) = d(y, x)$。

在纯数学的度量空间中有三角不等式的要求：

(3) $d(x, y) \leqslant d(x, z) + d(z, y)$，这里 z 是 x 和 y 之外的另一个任意

的分类单位。在表征分类中，为保证传递性，要求 $d(x, y) \leqslant \max\{d(x, z),$ $d(z, y)\}$。在分支分类中，演化系数还需要以下一些自然的要求。

公理 11.3 生物真实演化集合的演化图中，同一演化路径上表示演化关系的演化系数满足可加性。

例 11.10 演化路径上 3 个分支单位 x, y 与 z，如果 $x \leqslant y \leqslant z$，令 d 表示演化系数，可加性是指下面等式成立：

$$d(x, z) = d(x, y) + d(y, z)$$

如果有 $n+1$ 个分支单位，它们构成一个演化路径：

$$x = x_0 \leqslant x_1 \leqslant \cdots \leqslant x_n = y$$

则

$$d(x, y) = \sum_{i=1}^{n} d(x_{i-1}, x_i)$$

性质 11.15 绝对距离系数满足可加性条件。

证明 如果 3 个分支单位满足

$$x_i \leqslant x_h \leqslant x_j$$

按性状编码的规定，第 k 个相应的编码应有不等式 $x_{ik} \leqslant x_{hk} \leqslant x_{jk}$（$k = 1,$ $2, \cdots, n$），因而有

$$|x_{ik} - x_{jk}| = x_{jk} - x_{hk} + x_{hk} - x_{ik} = |x_{jk} - x_{hk}| + |x_{hk} - x_{ik}|$$

最后得

$$\sum_{k=1}^{n} |x_{ik} - x_{jk}| = \sum_{k=1}^{n} |x_{jk} - x_{hk}| + \sum_{k=1}^{n} |x_{hk} - x_{ik}|$$

因此我们取绝对距离系数作为分支分类的演化系数。

定义 11.14 分支分类中的绝对距离系数又称为曼哈顿系数（Manhattan coefficient），因为属于距离系数也称为演化距离（evolutionary distance）。两个分支单位 CTU_i 和 CTU_j，它们的分支单位向量分别是

$$\boldsymbol{x}_i = [x_{i1}, x_{i2}, \cdots, x_{in}]$$

$$\boldsymbol{x}_j = [x_{j1}, x_{j2}, \cdots, x_{jn}]$$

分支单位 i 与 j 之间曼哈顿系数计算公式为

$$d(i, j) = \sum_{k=1}^{n} \mid x_{ik} - x_{jk} \mid$$

定义 11.15 将演化集合视作有向图,对于分支线(弧)$l = (x, y)$,可以把距离 $d(x, y)$ 定为分支线的长度(length of evolutionary line),记作

$$d(l) = d(x, y)$$

将分支线的长度视作分支线的赋权值,该演化图成为赋权图,称为赋权演化图(weighted evolutionary graph)。赋权演化图所有分支线的长度的总和称为该演化图的演化长度(evolutionary length)。

在一条演化路径 $L: x = x_0 \leqslant x_1 \leqslant \cdots \leqslant x_m = y$ 中,所有分支线的长度的总和称为该演化路径的长度,由于在同一条演化路径中演化距离是可以相加的,因而演化路径的长度等于起点与终点间的距离,即

$$d(L) = \sum_{k=1}^{m} \mid x_{i-1} - x_i \mid = d(x, y)$$

公理 11.4 (生物进化俭约性公理,Edward 和 Cavall-Sforza) 代表生物演化真实过程的演化图符合俭约性原则,即演化图取其长度中可能达到的最小者。

定义 11.16 3 个数值除去最大,最小值以外剩下的值称为中位值(mean value)。

3 个分支点 A,B 与 C 关于 n 个性状的向量坐标表示为

$$\boldsymbol{A} = [a_1, a_2, \cdots, a_n], \boldsymbol{B} = [b_1, b_2, \cdots, b_n], \boldsymbol{C} = [c_1, c_2, \cdots, c_n]$$

定义 11.17 以 3 个分支点相应性状分量 a_i,b_i 和 c_i 的中位值 m_i 为性状分量的分支点 $M = [m_1, m_2, \cdots, m_n]$,称为分支点 A,B 与 C 的中位分支点(median cladistic point),简称中位点。

定理 11.3 (Farris 中位值定理) 为分支分类问题构造的演化图,有 3 个分支点 A,B 和 C 且 3 个分支点 A,B 与 C 靠一个分支点 W 与其连接(在 3 个分支点中,从其中之一点经 W 演化到其余两分支点),则以下两结论成立:

(1) W 取 A,B 与 C 的中位点时,从 W 连向 A,B 与 C 的演化路径总长度达到最小;

(2) A,B 与 C 的中位点 M 到各点的演化距离有以下关系:

$$d(A, M) = \frac{1}{2}[d(B, A) + d(C, A) - d(B, C)]$$

$$d(B, M) = \frac{1}{2}[d(C, B) + d(A, B) - d(C, A)]$$

$$d(C, M) = \frac{1}{2}[d(A, C) + d(B, C) - d(A, B)]$$

推论 11.4 符合俭约性原则为分支分类问题而构造的演化图中，与 3 个分支点 A, B 与 C 相邻接的分支点必取 A, B 与 C 的中位点。

在 3 个分支点 A, B 与 C 中，若已知 C 是祖先，A 与 B 是后裔，这时中位点 M 的性状分量将是 A 与 B 相应性状分量的最小值：

$$m_i = \min\{a_i, b_i\} \ (i = 1, 2, \cdots, n)$$

满足这个关系的分支点 M 称为 A 与 B 的最小值点（minimal value point）。这是因为，由 $c_i \leqslant a_i$, $c_i \leqslant b_i$ 得

$$c_i = \min\{a_i, b_i, c_i\} \leqslant \min\{a_i, b_i\} \leqslant \max\{a_i, b_i, c_i\} = \max\{a_i, b_i\}$$

此式说明 A 与 B 的最小值点就是 A, B 与 C 的中位值点。

推论 11.5 在中位值定理及其推论 11.4 中，当 C 是 A 与 B 的祖先时，将 A, B 与 C 的中位值点改为 A 与 B 的最小值点，结论正确。

推论 11.6 为分支分类问题而构造且符合俭约性原则的演化图，任何分支点的性状分量是所有可演化到达分支点相应性状分量的最小值，亦是所有可演化到达的终裔点相应性状分量的最小值。

如果两个待结合分支单位的向量表示为

$$\boldsymbol{X}_p[x_{p1}, x_{p2}, \cdots, x_{pn}]$$

$$\boldsymbol{X}_q[x_{q1}, x_{q2}, \cdots, x_{qn}]$$

两者的最近共同祖先为假设分类单位 X_r，其每个性状分量应该满足：

$$x_{ri} = \min\{x_{pi}, x_{qi}\} \ (i = 1, 2, \cdots, n)$$

从而获得 X_r 的向量表示为

$$\boldsymbol{X}_r[x_{r1}, x_{r2}, \cdots, x_{rn}]$$

为今后研究生物演化过程的重构，这里所涉及的数学符号我们需要先明确一下。设被分类研究的 t 个分类单位构成分类单位集合为

$$O: \{X_1, X_2, \cdots, X_t\}$$

分类的依据是 n 个性状：C_1，C_2，$\cdots$，C_n。

原始数值矩阵为

$$
\text{性状}
$$

$$
\text{OTU} \begin{bmatrix} x_{11} & x_{12} & \cdots & x_{1n} \\ x_{21} & x_{22} & \cdots & x_{2n} \\ \vdots & \vdots & & \vdots \\ x_{t1} & x_{t2} & \cdots & x_{tn} \end{bmatrix} \tag{11-1}
$$

其中第 i 个 OTU 向量 $\boldsymbol{X}_i = [x_{i1}, x_{i2}, \cdots, x_{in}]$。

如果采取聚合的分支分类运算，两个分支单位 CTU_p 与 CTU_q 结合成 CTU_r，依据中位值定理推论 11.5，分支单位 CTU_r 向量的分量为

$$
x_{rk} = \min\{x_{pk}, x_{qk}\} \quad (k = 1, 2, \cdots, n) \tag{11-2}
$$

第 j 性状状态最大值由 m_j 表示：

$$
m_j = \max_{1 \leqslant k \leqslant t}\{x_{kj}\}
$$

$$
L_{\min} = \sum_{j=1}^{n} m_j
$$

$$
L_{\max} = \sum_{i=1}^{t} \sum_{j=1}^{n} x_{ij}
$$

分支分类问题的解就是构造出导出演化集 $X = O \bigcup H$。 X 以加权有向图的形式表示，记演化图长度为 L，一切解的下确界记作：

$$
L_{\inf} = \inf\{L\}
$$

定义 11.18　分支分类问题解的演化图长度 L 取到 $L_{\inf}$ 时，该解称为分支分类问题的最优解。若演化图长度取到 $L_{\min}$ 时，称为分支分类问题的理想解。

定义 11.19　共祖分支单位在相同性状上出现相同性状状态的进化，称为平行进化。

性质 11.16　没有平行进化的演化图，其演化图的长度 L 等于所有被考虑单位分支性状其状态进化次数 $m_i(i = 1, 2, \cdots, n)$ 的总和，即

$$
L_{\min} = \sum_{i=1}^{n} m_i
$$

定义 11.20　凡构造的演化图，其演化长度取到 $L_{\min}$ 时，称为最俭约演化

图，值 $L_{\min}$ 称为最俭约演化长度，简称为最俭长度。

定理 11.4　　分支分类问题获得最俭约演化图的充分必要条件是演化图无平行进化。

一般地说，我们所构造的演化图其长度 L 应满足

$$L_{\min} = \sum_{i=1}^{n} m_i \leqslant L \leqslant L_{\max} = \sum_{i=1}^{t} \sum_{j=1}^{n} x_{ij}$$

实际构造的演化图未必能达到最俭约目标，我们用俭约系数来衡量演化图俭约性程度，其定义为

$$C_L = \frac{L - L_{\min}}{L_{\max} - L_{\min}} \tag{11-3}$$

易知 $0 \leqslant C_L \leqslant 1$，当 $C_L = 1$ 时，演化图长度呈现出最大限度的浪费。如图 11-6 所示，所谓构造的演化图呈现最大限度的浪费，即每个分支单位 x_i，$i = 1$，$2, \cdots, t$，都直接演化至它们的共同祖源，此时演化的总步数即为原始数值矩阵式 (11-1) 的所有元素之和 $\sum_{i=1}^{t} \sum_{j=1}^{n} x_{ij}$。当 $C_L = 0$ 时，演化图达到最大限度的俭约。

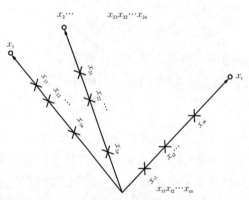

图 11-6　演化长度最"浪费"的演化图 $(C_L = 1)$

11.4　性状演化的和谐性与和谐性分析方法

为了比较性状之间的和谐性，先对每一性状建立性状演化集。

若有 n 个分支性状 $M_i(i=1, 2, \cdots, n)$，把分类单位集合 O 映像到性状状态集合 S_i：

$$O \xrightarrow{\ M_i\ } S_i \quad (i=1, 2, \cdots, n)$$

取出任意一性状记作 M，状态集合为 S，分支性状的状态集合 S 是一共祖的演化集合。先建立起一个 O 的导出演化集，要求该演化集仅仅反映单一性状 M 的演化关系。

为构造导出演化集，首先在与演化集 S 相应的有向树图 S 中任取一个分支点 s，然后分以下两种情形处理：

若分类单位集合中仅有唯一的分类单位 $y \in O$，使 $s=M(y)$，则规定 $y=s$。若存在两个以上的分类单位 $y_i \in O$，$s=M(y_i)$ $(i=1, 2, \cdots, m)$，则在原有有向树图 S 中补充以新的分支点 y_i 和弧 $l_i=(s, y_i)$ $(i=1, 2, \cdots, m)$。

对 S 中每一分支点 s 都做上述处理，最后得 S 扩展图，记作 S^*。该图保持着一棵有向树图，所有的分支点构成演化集合，从 S^* 的构造过程知 $O \subseteq S^*$，并且 O 在 S^* 上共祖。又把 M 亦看作 O 到 S^* 的映像，显然 M 是保序的，说明 S^* 当作演化集合符合公理 11.2 保序性要求。如果把 S^* 看作基本演化集合，作出 O 的导出演化集 X。此时导出演化集 X 与基本演化集 S^* 相同。把如此获得的导出演化集称为分类单位集合 O 对性状 M 的性状演化集合（characteristic evolutionary set）。分类单位集合 O 的 n 个不同性状，分别获得 n 个不同的性状演化集合。性状演化集合体现了分类单位之间该性状的演化关系，我们可以从相应性状演化集合的比较中得到性状之间和谐性关系。

定义 11.21 集合的非空子集构成集合类，以集合为元素，集合之间的包含关系 $B \subseteq A$ 确定为演化关系 $A \leqslant B$，在如此演化关系之下，如果该集合类构成演化集，则称为演化类（evolutionary class）。

定义 11.22 两集合 A 与 B 若 $A \cap B=\varnothing$，或者当 $A \cap B \neq \varnothing$ 时，A 与 B 存在包含关系 $A \subseteq B$ 或 $A \supseteq B$，则称两集合 A 与 B 和谐（compatible）。

定义 11.23 集合 X 的两个子集类 G 与 H，对任意集合 $A \in G, B \in H$，A 与 B 是和谐的，则称集合类 G 与 H 是和谐的。特殊情形，若集合类与自身是和谐的，称该集合类自身是和谐的。

集合与集合类的和谐性具有对称性（若 A 与 B 和谐，则 B 与 A 亦和谐），但不满足传递性。

定义 11.24 集合 $A=\{a, b, c\}$ 与集合 $C=\{c\}$ 和谐，集合 $B=\{c, d, e, f\}$

与 C 也和谐,但是 A 与 B 不和谐。

3 个集合类, $G=[\{a\},\{b\},\{c\},\{b,c\},\{a,b,c\}]$, $H=[\{a\},\{b\},\{c\},\{a,b,c\}]$ 和 $F=[\{a\},\{b\},\{c\},\{a,b\},\{a,b,c\}]$,易验证 G 与 H 和谐,H 与 F 和谐,但 G 与 F 不和谐。

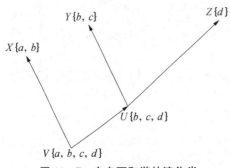

图 11-7 自身不和谐的演化类

定理 11.5 不存在空集的和谐的集合类是演化类。

值得一提的是,演化类未必都一定是自身和谐的,下面举一个反例。

例 11.11 集合类
$$G=[X\{a,b\},Y\{b,c\},Z\{d\},$$
$$U\{b,c,d\},V\{a,b,c,d\}]$$

按集合包含关系确立的演化关系(即若 $A\subseteq B$ 则 $B\leqslant A$)构成演化类(见图 11-7),但 X 与 Y 不和谐。

定理 11.6 包含所有单个元素的集合,又不含空集的集合类,构成演化类的充分必要条件是自身和谐。

定义 11.25 在导出演化集 X 中,对任意 $x\in X$,先定义与 x 对应的集合:

$$C(x)=\{y\mid x\leqslant y,y\in O(\text{分类单位集合})\}$$

此集合称为分支单位 x 的演化对应集(evolutionary corresponding set),简称对应集。然后引入演化对应类的概念:

$$G(X)=\{C(x)\mid x\in X\}$$

称为演化集 X 的演化对应类(evolutionary corresponding class),简称对应类。

演化对应类 $G(X)$ 正是我们需要建立的与演化集合 X 同构的集合。为说明这一点需设立下面一系列性质和定理。

性质 11.17 演化对应集为非空集合。

性质 11.18 在导出演化集 X 中,若分支点 $x_1\neq x_2$,则相应的演化对应集 $C(x_1)\neq C(x_2)$。

如图 11-8 的这棵树所示,对树中的分支点 x_i,$i=1,2$,其演化对应集 $C(x_i)$ 即是图中用虚线围起来的 x_i 演化可达集。由图可以看出,当 $x_1\neq x_2$ 时,$C(x_1)\neq C(x_2)$。

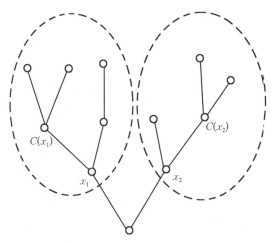

图 11-8 不相等的两个演化对应集示意图

性质 11.19 在导出演化集 X 中，分支点 $x_1 \leqslant x_2$ 的充分必要条件是演化对应集有

$$C(x_1) \supseteq C(x_2)$$

如图 11-9 中这棵树所示，如果两个分支点 $x_1 \leqslant x_2$ 的充分必要条件是演化对应集 $C(x_1) \supseteq C(x_2)$，其直观意思是图中小虚线圈包含于大虚线圈内。

性质 11.20 在导出演化集 X 中，分支点 x_1 与 x_2 不可比较的充分必要条件是相应的演化对应集 $C(x_1) \bigcap C(x_2) = \varnothing$。

如图 11-8 中这棵树所示，两个分支点 x_1 与 x_2 不可比较的充分必要条件是演化对应集 $C(x_1) \bigcap C(x_2) = \varnothing$。直观意思是图中左右两个虚线圈互不包含。

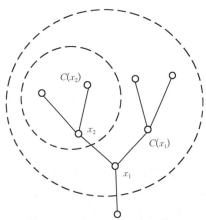

图 11-9 具有包含关系的两个演化对应集示意图

性质 11.21 演化对应类是和谐的，亦属演化类。

性质 11.22 导出演化集中任意分支点 x 是其演化对应集 $C(x)$ 的最近共同祖先，即

$$x = \bigwedge C(x)$$

定理 11.7 （集合同构基本定理）导出演化集合与其演化对应类演化同构。

275

对于任意 $x \in X$，定义 11.25 中对应集的表达式可以写成

$$C(x) = \{y \mid x \leqslant y, \; y \in B(0) \bigcup B(1)\}$$

这样我们找到了与一个共祖演化集合 X 演化同构的另一个演化集合 $G(X)$，其中一个演化关系被揭示，另一个演化关系也被知晓。

定义 11.26　确立在分类单位集合 O 上的两个分支性状 M_1 与 M_2 其性状演化集合分别是 X_1 与 X_2，如果其对应类 $G(X_1)$ 与 $G(X_2)$ 和谐，则称性状 M_1 与 M_2 演化和谐（evolution compatible），简称和谐（compatible）。

现设分类单位集合是 $O = \{y_1, y_2, \cdots, y_t\}$，附有 n 个单位性状，M_j 表示第 j 个性状的映像，I_j 是该性状的状态集合，单位性状的状态集合与 $R_{m_j} = \{0, 1, 2, \cdots, m_j\}$ 演化同构。不妨设 $I_j = \{0, 1, 2, \cdots, m_j\}$。映像 M_j 把导出演化集 X 保序映像到 I_j 上。

定义 11.27　定义

$$D(i, j) = \{y \mid M_j(y) \geqslant i, \; y \in O\}, \quad 0 \leqslant i \leqslant m_j; \; j = 1, 2, \cdots, n$$

在性状 j 的性状演化集合上让 a_{ij} 表示 $D(i, j)$ 的最近共同祖先

$$a_{ij} = \wedge D(i, j)$$

作 a_{ij} 的演化对应集 $C(a_{ij}) = \{y \mid a_{ij} \leqslant y, \; y \in O\}$。

定理 11.8　分类单位第 j 性状（$1 \leqslant j \leqslant n$）编码值大于等于 i（$0 \leqslant i \leqslant m_j$）的集合 $D(i, j)$ 就是对应集 $C(a_{ij})$（$a_{ij} = \wedge D(i, j)$）。即

$$D(i, j) = C(a_{ij})$$

对固定的 j，根据定理 11.8 获得的分类单位集合 $B_j = \{a_{0j}, a_{1j}, \cdots, a_{m_j j}\}$，$B_j$ 的对应类 $G(B_j)$ 实际上就是第 j 性状演化集合 X_j 的对应类 $G(X_j)$。因而为了检验性状之间的和谐性，只需检验 $G(B_j)$（$j = 1, 2, \cdots, n$）的和谐性。又 $O = C(a_{0j}) = D(0, j)$ 与任何子集合和谐，故可以从中除 $i = 0$ 项，令

$$A_j = \{a_{1j}, a_{2j}, \cdots, a_{m_j j}\}, \quad j = 1, 2, \cdots, n$$

得 A_j 的对应类

$$G(A_j) = [C(a_{1j}), C(a_{2j}), \cdots, C(a_{m_j j})], \quad j = 1, 2, \cdots, n$$

即

$$G(A_j) = [D(1, j), D(2, j), \cdots, D(m_j, j)], \quad j = 1, 2, \cdots, n$$

$$(11 - 4)$$

我们只需检验性状之间的和谐性。

例 11.12 （8 个动物分支分类试验数据）现考虑 8 种动物的试验数据为例,该 8 种动物标号分别为 1. 马,2. 鲸,3. 鸟,4. 蛇,5. 蛙,6. 鲤,7. 虾,8. 水螅。考虑它们的 11 个属性,编号分别为(1) 生殖方式,(2) 脊椎骨动物,(3) 体分节,(4) 循环方式,(5) 呼吸方式 1,(6) 消化器官,(7) 神经器官,(8) 肢趾性状 M_4,(9) 肢趾性状 M_3,(10) 肢趾性状 M_2,(11) 肢趾性状 M_1。现整理成下面以行为分类单位,列为性状的 8 个动物分支分类原始数据矩阵:

$$Y = \begin{bmatrix} 2 & 1 & 0 & 4 & 2 & 4 & 4 & 1 & 1 & 2 & 1 \\ 2 & 1 & 0 & 4 & 2 & 4 & 4 & 3 & 1 & 1 & 1 \\ 1 & 1 & 0 & 4 & 2 & 3 & 3 & 1 & 2 & 1 & 1 \\ 1 & 1 & 0 & 3 & 2 & 3 & 3 & 1 & 1 & 1 & 2 \\ 0 & 1 & 0 & 3 & 2 & 2 & 2 & 1 & 1 & 1 & 1 \\ 0 & 1 & 0 & 2 & 1 & 2 & 2 & 0 & 0 & 0 & 0 \\ 1 & 0 & 1 & 1 & 1 & 1 & 1 & 0 & 0 & 0 & 0 \\ 0 & 0 & 0 & 0 & 0 & 0 & 0 & 0 & 0 & 0 & 0 \end{bmatrix} \text{OTU} \qquad (11-5)$$

以性状 4 的数据[44433210]为例。按照式(11-5),演化对应类 $G(A_4)$ 中的对应集合有以下 4 个:

$$i=1, D(1, 4)=\{1, 2, 3, 4, 5, 6, 7\}$$

$$i=2, D(2, 4)=\{1, 2, 3, 4, 5, 6\}$$

$$i=3, D(3, 4)=\{1, 2, 3, 4, 5\}$$

$$i=4, D(4, 4)=\{1, 2, 3\}$$

性状 4 的演化对应类 $G(A_4)$ 为

$$G(A_4) = \big[\{1, 2, 3, 4, 5, 6, 7\}, \{1, 2, 3, 4, 5, 6\}, \{1, 2, 3, 4, 5\}, \{1, 2, 3\}\big]$$

表 11-2 8 种动物试验数据性状的对应集和对应类

性状	对应类	对 应 集
(1)	$G(A_1)$	$\{1, 2, 3, 4, 7\}, \{1, 2\}$
(2)	$G(A_2)$	$\{1, 2, 3, 4, 5, 6\}$
(3)	$G(A_3)$	$\{7\}$
(4)	$G(A_4)$	$\{1, 2, 3, 4, 5, 6, 7\}, \{1, 2, 3, 4, 5, 6\}, \{1, 2, 3, 4, 5\}, \{1, 2, 3\}$

性状	对应类	对　应　集
(5)	$G(A_5)$	$\{1, 2, 3, 4, 5, 6, 7\}, \{1, 2, 3, 4, 5\}$
(6)	$G(A_6)$	$\{1, 2, 3, 4, 5, 6, 7\}, \{1, 2, 3, 4, 5, 6\}, \{1, 2, 3, 4\}, \{1, 2\}$
(7)	$G(A_7)$	$\{1, 2, 3, 4, 5, 6, 7\}, \{1, 2, 3, 4, 5, 6\}, \{1, 2, 3, 4\}, \{1, 2\}$
(8)	$G(A_8)$	$\{1, 2, 3, 4, 5\}, \{2\}$
(9)	$G(A_9)$	$\{1, 2, 3, 4, 5\}, \{3\}$
(10)	$G(A_{10})$	$\{1, 2, 3, 4, 5\}, \{1\}$
(11)	$G(A_{11})$	$\{1, 2, 3, 4, 5\}, \{4\}$

现讨论科学和谐性分析方法（性状比较），设待比较对应类如下：

$$G(A_i) = [D(1, i), D(2, i), \cdots, D(m_i, i)]$$

$$G(A_j) = [D(1, j), D(2, j), \cdots, D(m_j, j)]$$

定义 11.28　　为了表示两性状的和谐性程度，定义性状 i 与性状 j 的科学不和谐数：

$$K(i, j) = \begin{cases} 1, & \text{当性状 } i \text{ 与性状 } j \text{ 不和谐} \\ 0, & \text{其他} \end{cases}$$

再定义性状 i 不和谐数

$$K(i) = \sum_{j=1}^{n} K(i, j)$$

以及性状 i 不和谐系数

$$C(i) = \frac{1}{n-1} K(i)$$

对整个数据和谐性的评估值有性状不和谐总数

$$K = \sum_{i=1}^{n} K(i)$$

以及性状不和谐总系数

$$C = \frac{K}{n(n-1)}$$

性状不和谐数与性状不和谐总数是性状之间不和谐联系的计数,0 值表示完全和谐,值愈大表示和谐性愈差。性状不和谐系数与性状不和谐总系数是不和谐联系占全部性状联系的比率,系数值介于 0 与 1 之间,0 值表示完全和谐,值愈大和谐性愈差。

例 11.13　8 种动物试验数据 Kexue 和谐性分析(见表 11-3)。

表 11-3　8 种动物试验数据科学和谐性分析(性状比较)

$K(i, j)$ j / i	性状 j											性状 i 不和谐数 $K(i)$	性状 i 不和谐 系数 $C(i)$
	1	2	3	4	5	6	7	8	9	10	11		
性状 i　1	0	0	0	1	1	1	1	1	1	1	1	8	0.8
2	0	0	0	0	0	0	0	0	0	0	0	0	0
3	0	0	0	0	0	0	0	0	0	0	0	0	0
4	1	0	0	0	0	0	0	0	0	0	0	1	0.1
5	1	0	0	0	0	0	0	0	0	0	0	1	0.1
6	1	0	0	0	0	0	0	0	0	0	0	1	0.1
7	1	0	0	0	0	0	0	0	0	0	0	1	0.1
8	1	0	0	0	0	0	0	0	0	0	0	1	0.1
9	1	0	0	0	0	0	0	0	0	0	0	1	0.1
10	1	0	0	0	0	0	0	0	0	0	0	1	0.1
11	1	0	0	0	0	0	0	0	0	0	0	1	0.1
不和谐　总数　$K=$	16												
不和谐　总系数　$C=$	0.177 8											16	—

现讨论科学和谐性分析方法(对应集比较)。在比较性状 i 与性状 j 的和谐性时,根据科学和谐性定义,是在演化对应集类 $G(A_i)$ 和 $G(A_j)$ 之间进行所有对应集 $D(k, i)$ 与 $D(l, j)$ $(k=1, 2, \cdots, m_i)$;$l=1, 2, \cdots, m_j$ 匹配和谐性的检验。

定义 11.29　如果以值 $N(i, j, k, l)$ 表示和谐性是与否的结果,可以定义

$$N(i, j, k, l)=\begin{cases} 0, & D(k, i) \text{ 与 } D(l, j) \text{ 和谐} \\ 1, & \text{其他} \end{cases} \qquad (11-6)$$

这时,可以采用新的计数值表示性状 i 与性状 j 的和谐性程度,该值称为性状 i 与性状 j 之间科学对应集不和谐计数(Kexue number of incompatible Corresponding set),表示如下:

$$KN(i,j) = \sum_{k=1}^{m_i} \sum_{l=1}^{m_j} N(i,j,k,l) \tag{11-7}$$

代表性状 i 与其他性状不和谐程度的值是性状 i 的对应集不和谐计数（incompatible number of corresponding set）：

$$KN(i) = \sum_{j=1}^{n} KN(i,j) \tag{11-8}$$

相应地有性状 i 对应集不和谐系数（incompatible coefficients of corresponding set）：

$$CN(i) = \frac{KN(i)}{\sum_{j=1}^{n} m_i m_j - m_i^2} \tag{11-9}$$

对于整个数据和谐性的评估，亦有对应集不和谐总数（incompatible total number of corresponding set）：

$$KN = \sum_{i=1}^{n} KN(i) \tag{11-10}$$

以及对应集不和谐总系数（incompatible total coefficient of corresponding set）：

$$CN = \frac{KN}{\sum_{i=1}^{n} \sum_{j=1}^{n} m_i m_j - \sum_{i=1}^{n} m_i^2} \tag{11-11}$$

例 11.14 （8 种动物试验数据科学和谐性分析）以 8 种动物试验数据为例，这里 $m_1=2, m_2=1, m_3=1, m_4=4, m_5=2, m_6=4, m_7=4, m_8=3, m_9=2, m_{10}=2, m_{11}=2$，计算结果如表 11-4 所示。

表 11-4　8 种动物试验数据科学和谐性分析（性状比较）

KN(i,j) i	性状 j 1	2	3	4	5	6	7	8	9	10	11	性状 i 不和谐数 KN(i)	性状 i 不和谐系数 CN(i)
1	0	0	0	2	1	1	1	1	1	1	1	9	0.18
2	0	0	0	0	0	0	0	0	0	0	0	0	0
性状 i 3	0	0	0	0	0	0	0	0	0	0	0	0	0
4	2	0	0	0	0	0	0	0	0	0	0	2	0.021 7
5	1	0	0	0	0	0	0	0	0	0	0	1	0.02

续　表

KN(i,j) i＼j	性状 j											性状 i 不和谐数 KN(i)	性状 i 不和谐系数 CN(i)
	1	2	3	4	5	6	7	8	9	10	11		
性状 i　6	1	0	0	0	0	0	0	0	0	0	0	1	0.010 8
7	1	0	0	0	0	0	0	0	0	0	0	1	0.010 8
8	1	0	0	0	0	0	0	0	0	0	0	1	0.013 9
9	1	0	0	0	0	0	0	0	0	0	0	1	0.02
10	1	0	0	0	0	0	0	0	0	0	0	1	0.02
11	1	0	0	0	0	0	0	0	0	0	0	1	0.02
不和谐　总数 KN=	18												
不和谐　总系数 CN=	0.03											18	—

11.5　生物演化历史的重构

对于一个分支分类问题，如果树谱图的演化长度取到最节约长度 $L_{\min}$，那么每一个性状状态的进化，在树谱图中只允许出现一次。因而理想解不得出现平行进化。如何才能达到理想解呢？这个问题涉及原始数据的和谐性，下面的定理对阐明其间的关系十分重要。为了表述方便，我们把性状完全和谐的分支分类问题称为和谐的分支分类问题（compatible cladistic problem）。

定理 11.9　分支分类问题具有理想解的充分必要条件是原分支分类问题和谐。

从上述定理知道，要达到理想解不是没有条件的。一个不完全和谐的原始数据，再好的分支分类方法也不可能取到理想解。因此评价一个分支分类方法的优劣，要针对不同原始数据并考虑获得的结果而分别论说。为此我们给出下面概念。

定义 11.30　一个分支分类方法，若对于和谐的分支分类问题获得理想解，则称该分支分类方法是合理方法（reasonable method）；反之，不能保证获得理想解，称为不合理方法（unreasonable method）。一个分支分类方法，若对任何分支分类问题均能达到最优解，则称该分支分类方法为最优方法（optimal method）。

一个合理的分支分类方法不一定是最优方法。根据定理 11.9，对于完全和谐的原始数据可达到理想解，此时最优解也就是理想解。因此最优分支分类方法必是合理方法。本节介绍属于逆演化次序聚合的最大同步分支分类法。

1. 最大同步分支分类法

最大同步法的运算从分支分类原始数值矩阵式（11-5）开始，在原始数值矩阵中取出代表分类单位的两个分支点数据 $X_i = [x_{i1}, x_{i2}, \cdots, x_{in}]$ 和 $X_j = [x_{j1}, x_{j2}, \cdots, x_{jn}]$。在此，引入同步系数概念。

定义 11.31 由两个分支单位确定的值：

$$S_{ij} = \sum_{k=1}^{n} \min\{x_{ik}, x_{jk}\}, \quad i, j = 1, 2, \cdots, t \qquad (11-12)$$

称为分支单位 X_i 与 X_j 的同步系数（same step coefficient）。同步系数反映分支单位之间的谱系关系。

在构造演化图的运算过程中，将同步系数最大的一对分支点按演化的逆方向优先结合，导出其最近共同祖先。从同步系数式（11-12）的定义容易理解，在计算演化长度时这样的结合将使较多的性状仅计入一次，从而达到节省长度的目的。这就是最大同步分支分类运算方法的基本思想。

2. 最大同步分支分类法运算步骤

（1）首先开始运算把原始数值矩阵式（11-5）视作运算的数值矩阵。从数值矩阵取数据，依照公式（11-12）计算所有分支单位间的同步系数 $S_{ij}(i \neq j)$，置同步系数于系数矩阵中。上次循环保留的同步系数可以省略。

（2）从系数矩阵找出同步系数最大值。假如就是 S_{pq}，由此确定把分支单位 X_p 和 X_q 相结合。若有两个以上同步系数达到最大值，可拟定一个按分类单位编号选取的方案（例如先比较大号，大号相同再比较小号，取最小编号执行）选择执行。

（3）根据性状最小值规定式（11-2）求出分支单位 X_p 与 X_q 的最近共同祖先 X_r 的性状状态分量值。从数据矩阵中删除分支单位 X_p 与 X_q 数据，补充新的分支单位 X_r，数据矩阵分支单位（行）数比原来减少 1。

（4）在分支树谱图上作出从分支点 X_r 到 X_p 与 X_q 的分支线，并记下该分支线的演化性状和性状进化步数（小线段数代表步数）。

若数据矩阵的分支单位（行）数 $\geqslant 2$，则转向步骤（1）进入下一次循环运算。否则结束运算。

循环结束后，检查分支树谱图中是否出现演化长度为 0 的分支线，若有，将完全相同的起点和终点重合，取消演化长度为 0 的分支线。

例 11.15 考虑例 11.2 中的 8 种动物的试验数据为例，运算过程列于表 11-5，说明如下。

第Ⅰ次循环运算：

先根据式(11-12)计算同步系数。例如计算 S_{12}：

$$x_1\text{ 的性状分量}\qquad 21042441211$$
$$x_2\text{ 的性状分量}\qquad 21042443111$$
$$\text{最小值}\qquad 21042441111$$

$$S_{12}=\sum_{k=1}^{11}\min\{x_{1k},\,x_{2k}\}=2+1+0+4+2+4+4+1+1+1+1=21$$

然后根据最大同步系数 $S_{12}=21$ 确定 CTU_1 与 CTU_2 相结合，两者的最近共同祖先记为 CTU_9。

根据式(11-2)求得 CTU_9 的性状分量值：

$$x_1\text{ 的性状分量}\qquad 21042441211$$
$$x_2\text{ 的性状分量}\qquad 21042443111$$
$$X_9\text{ 的性状分量（最小值）}\qquad 21042441111$$

在分支树谱图上作出分支点 CTU_1，CTU_2 和 CTU_9 以及相应的分支线，表示从 CTU_1 和 CTU_2 分别演化到假设分支点 CTU_9。

第Ⅱ次循环运算：

将 CTU_9 的性状分量数据置数据矩阵中，并计算 CTU_9 与其他分支单位同步系数。例如：

$$S_{93}=\sum_{k=1}^{11}\min\{x_{9k},\,x_{3k}\}=1+1+0+4+2+3+3+1+1+1+1=18$$

$$S_{94}=\sum_{k=1}^{11}\min\{x_{9k},\,x_{4k}\}=1+1+0+3+2+3+3+1+1+1+1=17$$

其他同步系数值来自循环Ⅰ中的系数矩阵。

依照本次循环最大同步系数值 $S_{93}=18$，确定 CTU_9 与 CTU_3 相结合，两者的最近共同祖先是 CTU_{10}。

按式(11-2)求 CTU_{10} 的性状分量值：

$$x_9\text{ 的性状分量}\qquad 21042441111$$
$$x_3\text{ 的性状分量}\qquad 11042331121$$
$$x_{10}\text{ 的性状分量（最小值）}\qquad 11042331111$$

在分支树谱图中补充相应的分支点和分支线，表示从 CTU_3 和 CTU_9 分别演化到 CTU_{10} 的过程。

第Ⅲ次循环运算：

将 CTU_{10} 的性状分量数据置数据矩阵中，并计算 CTU_{10} 与其他分支单位同步系数。例如：

$$S_{10,4} = \sum_{k=1}^{11} \min\{x_{10k}, x_{4k}\} = 1+1+0+3+2+3+3+1+1+1+1 = 17$$

其他同步系数来自第Ⅱ次循环。

本次循环最大同步系数 $S_{10,4} = 17$，由此确定 CTU_{10} 与 CTU_4 相结合，两者的最近共同祖先记为 CTU_{11}。

计算 CTU_{11} 的性状分量值：

x_{10} 的性状分量　　11042331111

x_4 的性状分量　　11032331112

x_{11} 的性状分量（最小值）　　11032331111

在分支树谱图中补充相应的分支点和分支线，表示从 CTU_{10} 和 CTU_4 分别演化到 CTU_{11} 的过程。

第Ⅳ次循环运算：

将 CTU_{11} 的性状分量数据置数据矩阵中，并计算同步系数：

$$S_{11,5} = 0+1+0+3+2+2+2+1+1+1+1 = 14$$

来自上次循环。

本次循环最大同步系数 $S_{11,5} = 14$，确定 CTU_{11} 与 CTU_5 相结合，两者的最近共同祖先就是 CTU_5。

在分支树谱图中补充从 CTU_{11} 到 CTU_5 的演化过程。

第Ⅴ次循环运算：

将 CTU_5 的性状分量数据置数据矩阵中，并计算同步系数：

$$S_{5,6} = 0+1+0+2+1+2+2+0+0+0+0 = 8$$

来自上次循环。

本次循环最大同步系数 $S_{5,6} = 8$，确定 CTU_5 与 CTU_6 相结合，两者的最近共同祖先就是 CTU_6。

在分支树谱图中补充从 CTU_5 到 CTU_6 的演化过程。

第Ⅵ次循环运算：

将 CTU_6 的性状分量数据置数据矩阵中，并计算同步系数：

$$S_{6,7} = 0+0+0+1+1+1+1+0+0+0+0 = 4$$

来自上次循环。

本次循环最大同步系数 $S_{6,7}=4$,确定 CTU_6 与 CTU_7 相结合,两者的最近共同祖先记为 CTU_{12}。

计算 CTU_{12} 的性状分量值:

$$x_6 \text{ 的性状分量} \quad 01021220000$$

$$x_7 \text{ 的性状分量} \quad 10111110000$$

$$x_{12} \text{ 的性状分量(最小值)} \quad 00011110000$$

在分支树谱图中补充从 CTU_6 和 CTU_7 分别演化到 CTU_{12} 过程。

第Ⅶ次循环运算:

数据矩阵中只有 CTU_{12} 和 CTU_8,计算 $S_{12,8}$。将最后两个分支单位结合,产生最近共同祖先 CTU_8,即演化图的祖源。

在分支树谱图中补充从 CTU_{12} 到 CTU_8 的演化过程。

第Ⅷ次循环运算:

从上次循环运算的两个分支单位性状分量得祖源 CTU_8 的性状分量值。数值矩阵保留 CTU 的个数<2,运算结束。

表 11-5　8 种动物试验数据最大同步法分支分类运算过程

循环次数	编号		系　数　矩　阵					性		状							
							(1)	(2)	(3)	(4)	(5)	(6)	(7)	(8)	(9)	(10)	(11)
Ⅰ	1	×						2	1	0	4	2	4	4	1	2	1	1
	2	21	×					2	1	0	4	2	4	4	3	1	1	1
	3	18	18	×				1	1	0	4	2	3	3	1	1	2	1
	4	17	17	17	×			1	1	0	3	2	3	3	1	1	1	2
	5	14	14	14	14	×		0	1	0	3	2	2	2	1	1	1	1
	6	8	8	8	8	8	×	0	1	0	2	1	2	2	0	0	0	0
	7	5	5	5	5	5	5	×	1	0	1	1	1	1	1	0	0	0	0
	8	0	0	0	0	0	0	0	×	0	0	0	0	0	0	0	0	0	0
Ⅱ	9	×						2	1	0	4	2	4	4	1	1	1	1
	3	18	×					1	1	0	4	2	3	3	1	1	2	1
	4	17	17	×				1	1	0	3	2	3	3	1	1	1	2
	5	14	14	14	×			0	1	0	3	2	2	2	1	1	1	1
	6	8	8	8	8	×		0	1	0	2	1	2	2	0	0	0	0
	7	5	5	5	5	5	×	1	0	1	1	1	1	1	0	0	0	0
	8	0	0	0	0	0	0	×	0	0	0	0	0	0	0	0	0	0

续　表

循环次数	编号	系数矩阵					(1)	(2)	(3)	(4)	(5)	(6)	(7)	(8)	(9)	(10)	(11)
Ⅲ	10	×					1	1	0	4	2	3	3	1	1	1	1
	4	17	×				1	1	0	3	2	3	3	1	1	1	2
	5	14	14	×			0	1	0	3	2	2	2	1	1	1	1
	6	8	8	8	×		0	1	0	2	1	2	2	0	0	0	0
	7	5	5	5	5	×	1	0	1	1	1	1	1	0	0	0	0
	8	0	0	0	0	0 ×	0	0	0	0	0	0	0	0	0	0	0
Ⅳ	11	×					1	1	0	3	2	3	3	1	1	1	1
	5	14	×				0	1	0	3	2	2	2	1	1	1	1
	6	8	8	×			0	1	0	2	1	2	2	0	0	0	0
	7	5	5	5	×		1	0	1	1	1	1	1	0	0	0	0
	8	0	0	0	0 ×		0	0	0	0	0	0	0	0	0	0	0
Ⅴ	5	×					0	1	0	3	2	2	2	1	1	1	1
	6	8	×				0	1	0	2	1	2	2	0	0	0	0
	7	5	5	×			1	0	1	1	1	1	1	0	0	0	0
	8	0	0	0 ×			0	0	0	0	0	0	0	0	0	0	0
Ⅵ	6	×					0	1	0	2	1	2	2	0	0	0	0
	7	4	×				1	0	1	1	1	1	1	0	0	0	0
	8	0	0 ×				0	0	0	0	0	0	0	0	0	0	0
Ⅶ	12	×					0	0	0	1	1	1	1	0	0	0	0
	8	0 ×					0	0	0	0	0	0	0	0	0	0	0
Ⅷ	8	×					0	0	0	0	0	0	0	0	0	0	0

循环运算结束后可画出如图 11-10 所示的分支树谱图。检查该图，当 CTU_1 与 CTU_2 结合后形成新的假设分类单位 CTU_9，图中标记为 H_9。在这个演化过程中，CTU_1（马）在第 9 个性状上进化了一个单位，故在 CTU_1 和 CTU_9 的连线上画一个小短线，并在边上标上"9"。树谱图上其他连线上的小短线及其数字标记意义类同。观察图 11-10，小短线的总个数是 18，由于性状 1 的最大进化步数为 2，而该演化图中标号为 1 的小短线有 3 个，即性状 1 在这个演化图中进化了 3 步，即发生了 1 次同步进化，即 $L-L_{\min}=28-27=1$。由式(11-3)可得，相应的演化图俭约系数 $C_L=0.01205$。

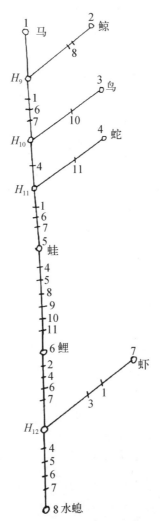

图 11 - 10   8 种动物试验数据分支分类运算树谱图

$L=28$ 步；$L_{\min}=27$ 步；$L_{\max}=110$ 步；$C_L=0.012\,05$。

11.6   习 题 11

考虑桔梗科 6 个种分支分类试验数据，下表是以 6 个分类单位为行，8 个性状为列的桔梗科 6 个种分支分类原始数据矩阵表。

287

$$\boldsymbol{Y} = \begin{bmatrix} 1 & 1 & 1 & 0 & 0 & 1 & 2 & 0 \\ 0 & 0 & 0 & 1 & 0 & 2 & 1 & 0 \\ 0 & 0 & 2 & 1 & 2 & 0 & 0 & 0 \\ 0 & 0 & 0 & 2 & 1 & 0 & 0 & 0 \\ 1 & 1 & 1 & 0 & 0 & 1 & 2 & 1 \\ 0 & 0 & 0 & 1 & 2 & 0 & 0 & 0 \end{bmatrix} \text{OTU}$$

（1）试写出试验数据性状的对应集和对应类。

（2）列出和谐性分析表。

（3）用最大同步分支分类法构造这 4 种动物的分支树谱图。

12　生存分析

在医学、生物学、公共卫生学以及人口统计学等领域中都存在对某给定事件发生的时间进行估计和预测的问题。例如,医学中疾病发生的时间、治疗后疾病复发的时间、流行病的爆发时间等。本章介绍的生存分析就是探讨如何针对与特定事件发生时间关联的数据进行统计分析的学科。

12.1　基本数据与变量类型

12.1.1　右删失型数据

生存分析遇到的数据,其观测对象进入或退出观察的时间通常具有可删失(censoring)特性。一个观测称为在时间点 L 处右删失(right censoring),如果观测时间的精确值不知道而只知道其大于 L 或等于 L。

根据研究(观测)周期结束时间上的差别,右删失又可分为Ⅰ、Ⅱ、Ⅲ型等几种类型。

Ⅰ型删失:由于观察时间和费用有时会受到一些限制,此时试验(观察)是在一定的时间范围内进行的。这样,样本的寿命只有在小于或等于事先给定的时间范围内才能观测到,此时获得的数据称为Ⅰ型(或"定时")删失。

Ⅰ型右删失:对于右删失情形,假定研究个体存活时间为随机变量 X,固定删失时间为 C_r。假定所有的 X 相互独立,并且具有相同的分布形式:概率密度函数为 $f(x)$。通常用随机变量组 (T, δ) 表示试验数据,其中,δ 为示性变量,$\delta=0$ 时表示删失,$\delta=1$ 时表示未删失。$T=\min(X, C_r)$,即在可以观测到存活时间时,T 等于 X;当发生删失时,T 等于 C_r。

例 12.1　考虑给老鼠喂食特定剂量致癌物质的试验,其目的是估计该致癌物质对存活时间的影响。为此,所有老鼠从试验一开始就被跟踪研究,直至死亡或预定的删失时间为止，这时，删失发生于研究结束时仍然存活的那些个体。如图 12-1 所示。

如果存在不同的固定删失时间，那么这种类型的 I 型删失称为递增型 I 型删失（progressive type I censoring）。

例 12.2 在一项针对老鼠的试验中，雌、雄老鼠各有 200 只，并随机分成 4 组，每组给以不同剂量的药物，每只老鼠都被跟踪研究至死亡或至预定删失时间（42 周或 104 周），如图 12-2 所示。这是单一性别内一种剂量水平下的药物试验示意图。选择两种删失时间是为了减少试验动物的维持费用，前提是对于存活时间较长的老鼠，不要求提供大量的生存经历信息。

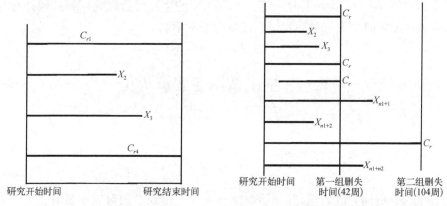

图 12-1　I 型删失示例　　　　图 12-2　采用两种删失时间的 I 型删失示例

如果个体在不同时间开始观察研究，而删失时间是固定的，这种类型的删失称为广义 I 型删失，如图 12-3 所示。这种数据有两种简便的表示方法，一种方法如图 12-4 所示，将所有个体的开始时间调整为 0；另一种方法是利用列克西斯图（Lexis graph）来表示。在列克西斯图中，日历时间用水平轴表示，寿命长度用 45°角的直线线段来表示，个体在研究中经历的时间（duration）通过垂直轴的线段高度来表示，如图 12-5 所示。

下面是广义 I 型删失的一个例子。

例 12.3 急性白血病缓解时间数据集。表 12-1 是 Freireich 等报告的一项临床试验的结果，该试验对 42 名患有急性白血病的儿童施用 6-MP 和安慰剂，这些患者经泼尼松药剂治疗后，病情均发生完全或部分缓解。试验将根据缓解状态的程度，采用在医院内对患者进行配对的方法进行，即在每对患者中随机选择一名使用 6-MP 进行持续治疗，对另一名使用安慰剂进行持续治疗。对所有患者均进行跟踪调查，直至其急性白血病复发，或者研究结束为止。试验结果如表 12-1 所示。

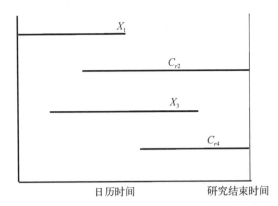

图 12 - 3　广义 I 型删失：每个个体的开始研究时间都不相同

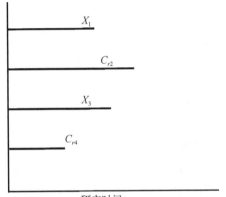

图 12 - 4　将图 12 - 3 中的 4 个研究
对象的开始时间调整
为 0 的广义 I 型删失

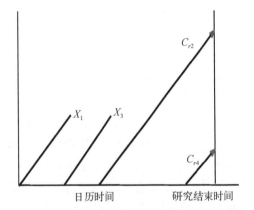

图 12 - 5　图 12 - 3 中的广义 I 型
删失的列克西斯图

表 12 - 1　6-MP 和安慰剂对急性白血病儿童治疗的缓解持续时间对比　单位：月

序号	缓解状态	至复发的时间状态(安慰剂)	至复发的时间状态(6-MP)
1	部分缓解	1	10
2	完全缓解	23	7
3	完全缓解	3	32+
4	完全缓解	12	23
5	完全缓解	8	22
6	部分缓解	17	6
7	完全缓解	2	16

序号	缓解状态	至复发的时间状态(安慰剂)	至复发的时间状态(6-MP)
8	完全缓解	11	34+
9	完全缓解	8	32+
10	完全缓解	12	25+
11	完全缓解	2	11+
12	部分缓解	5	20+
13	完全缓解	4	19+
14	完全缓解	15	6
15	完全缓解	8	17+
16	部分缓解	23	35+
17	部分缓解	5	6
18	完全缓解	11	13
19	完全缓解	4	9+
20	完全缓解	1	6+
21	完全缓解	8	10+

＋表示该数据为删失数据。

Ⅱ型删失：研究(观测)持续至前 r 个个体失效为止，其中 r 为事先确定的常数。Ⅱ型删失试验常用于设备寿命水平的测试研究中，因为要观察到所有设备都失效可能需要经过相当漫长的等待，为了节省试验的费用，当初质检人员设计了这样的检验程序，即从设备同时开始测试，直到 n 个设备中共有 r 个设备失效时终止测试。目前，Ⅱ型删失试验已应用于诸如生物医学类的寿命水平测试研究中。此外，Ⅱ型删失数据在统计上处理起来相对简单，由于这里的失效观测数 r 和删失观测数 $n-r$ 都是固定的整数，而删失时间 T_r (第 r 个顺序统计量)是随机变量，可以应用序贯理论来推导似然函数及采用其他任何推断技术。

递增型Ⅱ型删失：对于容量为 n 的设备(或动物)样本，递增型Ⅱ型删失观察并记录前面 r_1 个失效个体，然后从剩下的 $n-r_1$ 个未失效的设备(或动物)中取出(删失) n_1-r_1 个，仅继续研究留下的 $n-n_1$ 个设备(或动物)。当又有 r_2 个个体失效时，未失效的设备或动物中又有 n_2-r_2 个被撤离，这个过程不断进行直至预先确定的一系列重复程序完成为止。同样，r_i 和 $n_i(i=1, 2)$ 是确定整数，删失时间 T_{r_1} 和 $T_{r_2+n_1}$ 是随机变量。

Ⅲ型删失：现实中的删失时间常常是随机的。比如，在医学试验中，患者或多或少是以随机方式进入观测对象之列，如果某项观测是在事先确定好的日期停止,那么每个患者的删失时间就是其进入观测对象之时到观测停止的这段时间,这段时间是随机的。有时试验个体会受到其他因素的影响而出现撤离试验观察的情况,此时,无法在试验中观察到我们感兴趣的事件,这种情况称为Ⅲ型删失,也称为随机删失(random censoring)。有些事件,如意外死亡、人口迁徙、由感兴趣事件之外的事件引起的死亡、患者从临床试验中撤出等,会产生关于感兴趣事件的随机删失。

例 12.4 白血病骨髓移植数据集。骨髓移植是治疗急性白血病的标准方法。移植后的病情恢复是一个复杂的过程。恢复的预后(prognosis)取决于骨髓移植时的诸多风险因素,如受赠人和(或)捐赠人的年龄、性别、原疾病的发展阶段,从诊断到移植所经历的时间等。最终的预后(指未来某时刻相关治疗死亡或复发的概率)诊断可能会随患者康复过程中某些事件的随机发生,比如,急性或慢性的移植与主体的抗异疾病(graft-versus-host,GVHD),血小板的数目回复至正常水平,白细胞数目回复至正常水平,或者感染病的发展,进而移植手术后病史的发展而变化。当患者白血病复发或在缓解期内死亡,可以认为骨髓移植治疗失败。

在这个例子中,骨髓移植研究,若患者在移植手术后短时间内病情复发或死亡,则发生急性原体排斥反应的时间将无法观察到。

在有些研究中,删失方案同时包括随机删失和Ⅰ型删失。此时,当患者退出或由于非研究疾病的原因而死亡时所发生的删失是随机删失,而其他固定期结束而发生的删失则是Ⅰ型删失。

12.1.2 左删失和区间删失型数据

定义 12.1 如果研究中的某个个体的存活时间 X 小于删失时间 C_l(C_l 表示左删失),我们称其为左删失。

就是说,研究对象在时刻 C_l 开始接受观察,如果在此之前我们感兴趣的研究事件已经发生就是左删失。左删失情况下获得的数据可用随机变量组 (T, ε) 表示,当能观察到存活时间时,$T = X$,$\varepsilon = 1$ 时表示观察到了确切的存活时间 X,$\varepsilon = 0$ 表示未观察到存活时间 X。与右删失的情况相应,左删失情形下 $T = \max(X, C_l)$。

例 12.5 初次吸食大麻的时间数据集(见表 12 - 2)。Turnbull 和 Weiss 在 1978 年报告了一项咨询研究的部分结果。在这项研究中,191 名美国某州高中男生被问及"你初次吸食大麻是在什么时候?"的问题。回答有以下几种：在确切年龄 X 岁时（非删失数据），如果受访者回答："我从未吸食过大麻"，则该观测为该男生当前年龄的右删失观测；若回答是"我吸食过，但记不起初次吸食的具体时间了"，则这是一个左删失观测。请注意，左删失观测仅仅告诉我们：研究事件在男生当前年龄之前发生。

表 12－2　美国某州高中男生吸食过大麻的人数

年龄/岁	精确观测人数	已经吸食过大麻的人数	吸食大麻前已经开始吸烟的人数
10	4	0	0
11	12	0	0
12	19	2	0
13	24	15	1
14	20	24	2
15	13	18	3
16	3	14	2
17	1	6	3
18	0	0	1
>18	4	0	0

该数据集既有左删失又有右删失，称为双删失数据。

例 12.6　儿童学习中心，通过测试而确定的儿童学会完成特定任务的年龄，也就是事件发生的时间。有些儿童在进入研究之前就已经可以完成某项特定任务，这些儿童的事件发生时间就是左删失的。

存活时间同时出现左删失、右删失情况的称为双删失（double censored）。双删失数据可用变量组 (T, δ) 表示，其中研究时间 $T = \max[\min(X, C_r), C_l]$；当 T 是死亡时间时，$\delta = 1$，当 T 为右删失时间时，$\delta = 0$。当 T 为左删失时间时，$\delta = -1$。这里，C_l 所代表的时间位于某些观测个体经历感兴趣事件时间之前，C_r 所代表的时间位于某些观测个体经历感兴趣事件时间之后。当 $C_l \leqslant X \leqslant C_r$ 时可以知道 X 的确切值。

例 12.7　在例 12.5 中，对"你初次吸食大麻是在什么时候?"另一种可能回答是"我从来没有吸食过"，这意味着产生了右删失观测。因此，这是一个双删失的抽样设计方案。

例 12.8　在例 12.6 的儿童学习中心测试例子中，有些儿童在整个学习期间都没有学会完成某项特定任务，这些儿童即为右删失观测。该例同样包括了双删失的例子。

　　区间删失：仅知道存活时间存在于某一区间内，称为区间删失(interval censoring)。当对临床试验或纵向研究中心的患者进行周期性的跟踪研究，且仅知道感兴趣事件的发生时间位于某一区间$(L_i, R_i]$内(L为左删失端点，R为右删失端点)时，产生区间删失。区间删失也存在于对设备是否正常工作进行周期性检查的工业试验中，有的动物肿瘤试验也具备这一特征。

　　例 12.9　　在 Framingham 心脏研究中，通常记录了研究对象第一次患冠心病(CHD)的精确年龄，但是第一次发生心绞痛的年龄则可能只知道是在两次临床检查之间，大约相隔 2 年。这样的观测即为区间删失观测。

12.2　生存分析的基本函数

　　我们用大写字母(例如 X)来表示生存时间变量，因而它是一个非负随机变量，用小写字母 x 来表示变量的取值。

12.2.1　生存函数

　　生存函数反映了观察个体生存至时间 x(在时刻 x 之后经历某事件)的概率，其定义为

$$S(x) = P(个体生存时间大于 x) = P(X > x) \qquad (12-1)$$

生存函数是非增函数，当 $x = 0$ 时其值为 1，当 $x \to +\infty$ 时其值为 0。如果 X 是连续型随机变量，则 $S(x)$ 是连续的严格递减函数。

　　当 X 是连续型随机变量时，生存函数和累积分布函数互补，即 $S(x) = 1 - F(x)$，这里，$F(x) = P(X \leqslant x)$。另外，有

$$S(x) = P(X > x) = \int_x^\infty f(t)\mathrm{d}t \qquad (12-2)$$

因此，

$$f(x) = -\frac{\mathrm{d}S(x)}{\mathrm{d}x} \qquad (12-3)$$

　　例 12.10　威布尔分布(Welbull distribution)，其生存函数形式为

$$S(x) = \exp(-\lambda x^\alpha), \quad \lambda > 0, \alpha > 0, x \geqslant 0 \qquad (12-4)$$

这里 α 为形状参数。指数分布是威布尔分布当 $\alpha=1$ 时的特例。图 12-6 展示了 3 组不同参数下的威布尔生存曲线，这 3 条曲线的中位数均为 6.93，参数值分别为 $\lambda_1=0.263\,28$，$\alpha_1=0.5$，$\lambda_2=0.1$，$\alpha_2=1$，$\lambda_3=0.002\,08$，$\alpha_3=3$。

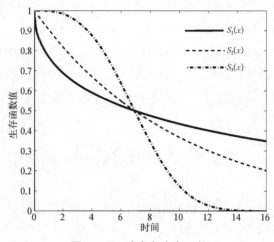

图 12-6　威布尔生存函数

当 X 为离散型随机变量时，需要用到各种不同的技术。在生存分析中，离散型随机变量产生于舍入（rounding off）操作、将失效（或死亡）时间分组成区间，或者当寿命用整数来计量时等情况。假设 X 取值 $x_j(j=1,2,\cdots)$，$x_1<x_2<\cdots$，$p(x_j)=P(X=x_j)$，$j=1,2,\cdots$，那么离散型随机变量的生存函数为

$$S(x)=P(X>x)=\sum_{x_j>x}p(x_j) \tag{12-5}$$

例 12.11　假设寿命 X 服从简单的离散型均匀分布，概率分布律为

$$p(x_j)=P(X=j)=\frac{1}{3}, \quad j=1,2,3$$

相应的生存函数可表示为

$$S(x)=P(X>x)=\sum_{x_j>x}p(x_j)=\begin{cases}1, & 0\leqslant x<1 \\[2mm] \dfrac{2}{3}, & 1\leqslant x<2 \\[2mm] \dfrac{1}{3}, & 2\leqslant x<3 \\[2mm] 0, & x\geqslant 3\end{cases}$$

如图 12-7 所示，其生存函数具有非增的右连续左极限阶梯函数形式。

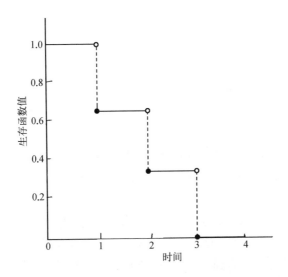

图 12 - 7　离散型随机寿命的生存函数

12.2.2　危险函数

危险函数(hazard function)是生存分析中的另一个基本函数,它描述观察个体在某时刻存活的条件下,在以后的单位时间内死亡的(条件)概率。危险函数通常由危险率函数来刻画。危险率(hazard rate)函数也称为死亡率、死亡强度、条件死亡率或分年龄死亡率。在可靠性研究中,也称为条件失效率。危险率的定义为

$$h(x) = \lim_{\Delta x \to 0} \frac{P(\text{年龄是 } x \text{ 的个体在}(x, x + \Delta x) \text{ 中死亡})}{\Delta x}$$

$$= \lim_{\Delta x \to 0} \frac{P(x \leqslant X < x + \Delta x \mid X \geqslant x)}{\Delta x} \tag{12-6}$$

如果 X 是连续的随机变量,危险函数可以用密度函数 $f(x)$ 和生存函数 $S(x)$ 来表示:

$$h(x) = \frac{f(x)}{S(x)} = -\frac{\mathrm{dln}[S(x)]}{\mathrm{d}x} \tag{12-7}$$

这个函数用于测量一定年龄的个体是否容易死亡。危险率函数给出了在年龄增长过程中单位时间内的死亡风险,在生存数据分析中起着非常重要的作用。与

之相关的量是累积危险函数 $H(x)$，定义为

$$H(x) = \int_0^x h(u)\mathrm{d}u = -\ln[S(x)] \qquad (12-8)$$

因此，对连续型的寿命变量有

$$S(x) = \exp[-H(x)] = \exp\left[-\int_0^x h(u)\mathrm{d}u\right] \qquad (12-9)$$

图 12-8 包含了一些常见的危险率函数曲线，举例如下。

（1）递增型（increase）：当存在自然的老化或磨损时，可能产生适用于危险率递增的模型。

（2）递减型（decrease）：某些类型的移植手术患者。

（3）浴盆型（bathtub）：适合于从出生开始进入观察的人群。死亡率起初不断下降，这主要是受婴儿患病和生命比较脆弱的影响，随后逐渐稳定，最后随着人口的自然老化过程死亡率又逐渐上升。

（4）驼峰型（hump）：常用于手术成功后的生存建模，开始时因术后感染、出血或其他并发症等原因风险增加，之后随着患者的康复，风险稳步下降。

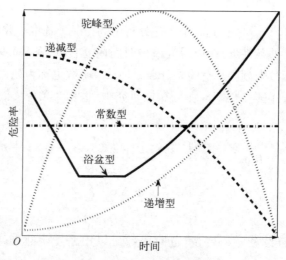

图 12-8 不同形状的危险率函数

例 12.12 续本章例 12.10，图 12-9 绘制了形式为 $h(x) = \lambda\alpha x^{\alpha-1}$ 的危险率函数的图形，其中的参数取值同图 12-6。可见，尽管 3 个生存函数的形状基本相同，但是其危险率函数却大相径庭。

当 X 为离散的随机变量时，危险率函数的形式为

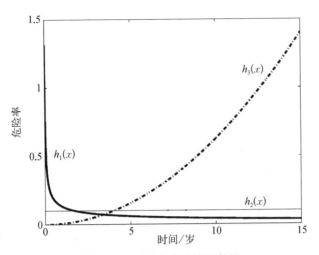

图 12 - 9　威布尔危险率函数图

$$h(x_j) = P(X = x_j \mid X \geqslant x_j) = \frac{p(x_j)}{S(x_{j-1})} \qquad (12 - 10)$$

这里 $S(x_0) = 1$。在这个定义中,最好将 X 理解为个体死亡的时间,且 x_0 是一个虚设的量,其取值为 $0 \leqslant x_0 < x_1$。因为 $p(x_j) = S(x_{j-1}) - S(x_j)$,所以,结合式(12 - 10),可推出

$$h(x_j) = 1 - \frac{S(x_j)}{S(x_{j-1})}, \quad j = 1, 2, \cdots \qquad (12 - 11)$$

生存函数可以写作条件生存概率的乘积形式:

$$S(x) = \prod_{x_j \leqslant x} \frac{S(x_j)}{S(x_{j-1})} \qquad (12 - 12)$$

因此,生存函数与危险率函数也可以由下式联系起来:

$$S(x) = \prod_{x_j \leqslant x} \left[1 - h(x_j) \right] \qquad (12 - 13)$$

对离散型寿命的累积危险函数定义为

$$H(x) = \sum_{x_j \leqslant x} h(x_j) \qquad (12 - 14)$$

注意在这种定义下,关系式 $S(x) = \exp\{-H(x)\}$ 不再成立。有的作者(Cox 和 Oakes,1984)更倾向于将离散寿命的累积危险函数定义为

$$H(x) = \sum_{x_j \leqslant x} \ln[1 - h(x_j)] \qquad (12-15)$$

12.2.3　平均剩余寿命函数和中位寿命

在时刻 x 的观察个体平均寿命函数定义为

$$\text{mrl}(x) = E(X - x \mid X > x) \qquad (12-16)$$

对连续型的随机变量 X，可以证明

$$\text{mrl}(x) = \frac{\int_x^{\infty} (t-x) f(t) \mathrm{d}t}{S(x)} = \frac{\int_x^{\infty} S(t) \mathrm{d}t}{S(x)} \qquad (12-17)$$

因此，平均剩余寿命是位于直线 $X = x$ 右侧、生存曲线之下的面积除以 $S(x)$。

容易看出，平均寿命 $\mu = \text{mrl}(0)$，等于生存曲线下的全部面积。即

$$\mu = E(x) = \int_0^{\infty} t f(t) \mathrm{d}t = \int_0^{\infty} S(t) \mathrm{d}t$$

12.3　生存数据建模常用的参数模型

12.3.1　指数分布

密度函数形式为

$$f(x) = \lambda \exp[-\lambda x] I_{[x \geqslant 0]} \qquad (12-18)$$

生存函数形式为

$$S(x) = \exp[-\lambda x], \quad \lambda > 0, \quad x > 0 \qquad (12-19)$$

危险率 $h(x) = \lambda$ 为常数。指数分布具有无记忆性

$$P(X \geqslant x + z \mid X \geqslant x) = P(X \geqslant z) \qquad (12-20)$$

由此可知，其平均剩余寿命为常数，即

$$E(X - x \mid X > x) = E(X) = 1/\lambda$$

其 p 分位数为 $x_p = -\ln(1 - p)/\lambda$。

12.3.2 威布尔分布

威布尔分布(Weibull distribution)由瑞典工程师威布尔提出。在生物医学上,比如在研究人类或实验动物的肿瘤出现时间以及其他诸多情形时,由于当初该分布可以利用概率表很容易地推断出它的分布参数,所以广泛应用到各种寿命试验的数据处理。

称随机变量 X 服从参数为 α、λ 的威布尔分布,若其分布函数为

$$F(x) = \begin{cases} 0, & x \leqslant 0 \\ 1 - \exp[-\lambda x^{\alpha}], & x > 0, \lambda > 0, \alpha > 0 \end{cases} \qquad (12-21)$$

其中 α 称为形状参数,λ 称为刻度参数,此时记 $X \sim W(\lambda, \alpha)$。

相应的密度函数形式为

$$f(x) = \begin{cases} 0, & x \leqslant 0 \\ \lambda \alpha x^{\alpha-1} \exp\{-\lambda x^{\alpha}\}, & x > 0 \end{cases} \qquad (12-22)$$

生存函数形式为

$$S(x) = \exp[-\lambda x^{\alpha}], \quad \lambda > 0, \alpha > 0, x > 0 \qquad (12-23)$$

危险率函数具有相当灵活的形式:

$$h(x) = \lambda \alpha x^{\alpha-1} \qquad (12-24)$$

容易看出,当形状参数 $\alpha = 1$ 时,威布尔分布即为指数分布。从图 12-9 可以看出,威布尔分布非常灵活,可以适用于危险率递增($\alpha > 1$)、递减($\alpha < 1$)和为常数($\alpha = 1$)等各种形式。由于这一事实,加上威布尔分布的生存函数和概率密度函数形式相对简单,使得它成为应用非常广泛的参数模型。威布尔分布的形状取决于 α 的值,因此,称参数 α 为"形状"参数。

威布尔分布的 r 阶矩为 $\Gamma(1 + r/\alpha)\lambda^{-\gamma/\alpha}$,均值为 $\Gamma(1 + 1/\alpha)\lambda^{-1/\alpha}$,方差为 $[\Gamma(1 + 2/\alpha) - [\Gamma(1 + 1/\alpha)]^2]\lambda^{-2/\alpha}$,其中 $\Gamma(\alpha) = \int_0^{\infty} u^{\alpha-1} e^{-u} du$ 是著名的伽马分布。当 α 为整数时,$\Gamma(\alpha) = (\alpha-1)!$;当 α 不是整数时。威布尔分布的 p 分位数表达式为 $x_p = \left[-\dfrac{\ln(1-p)}{\lambda}\right]^{1/\alpha}$。威布尔分布也称为Ⅲ型极值分布。

因为威布尔分布的统计推断问题较难处理,我们常常通过对数变换将威布尔分布转换为下面的 Gumbel 型极值分布,其定义如下。

定义 12.2 若随机变量 X 分布函数为

$$F(x) = 1 - \exp\{-e^{\frac{x-\mu}{b}}\}, \quad -\infty < \mu < \infty, b > 0, -\infty < x < \infty$$

$$(12-25)$$

则称随机变量 X 服从 Ⅰ 型极值分布，也称为 Gumbel 型极值分布，这里参数 $\mu \in (-\infty, \infty)$，$b \in (0, \infty)$。

Gumbel 型极值分布相应的密度函数为

$$f(x) = \frac{1}{b}\exp\left[\frac{x-\mu}{b} - \exp\left(\frac{x-\mu}{b}\right)\right], \quad -\infty < x < \infty \quad (12-26)$$

定理 12.1 设 $T \sim W(\lambda, \alpha)$，则 $X = \ln T$ 服从 Gumbel 型极值分布，其中参数

$$\mu = -\frac{\ln \lambda}{\alpha}, \, b = \frac{1}{\alpha} \quad (12-27)$$

证明 对任何 $t > 0$，有

$$P(X \leqslant x) = P(T \leqslant e^x) = 1 - \exp(-\lambda e^{\alpha x}) = 1 - \exp\left\{-\exp\left[\alpha\left(x + \frac{\ln \lambda}{\alpha}\right)\right]\right\}$$

证毕。

Gumbel 型极值分布中的两个参数，一个是"位置参数"一个是"刻度参数"，在统计推断中有较多的方法进行处理。

12.3.3 对数正态分布

如果随机变量的对数 $Y = \ln X$ 服从正态分布，那么称 X 服从对数正态分布，其密度函数形式为

$$f(x) = \frac{1}{x\sqrt{2\pi}\sigma}\exp\left[-\frac{1}{2}\left(\frac{\ln x - \mu}{\sigma}\right)^2\right] = \frac{1}{x}\phi\left(\frac{\ln x - \mu}{\sigma}\right) \quad (12-28)$$

生存函数形式

$$S(x) = 1 - \Phi\left[\frac{\ln x - \mu}{\sigma}\right] \quad (12-29)$$

其图形如图 12-10 所示。这里，$\Phi(x)$ 是标准正态分布的分布函数。

其均值为 $\exp(\mu + \sigma^2/2)$，方差为 $[e^{\sigma^2} - 1]e^{2\mu+\sigma^2}$。$p$ 分位数 $x_p = \exp(\mu + \sigma z_p)$，这里 z_p 是标准正态分布的 p 分位数。

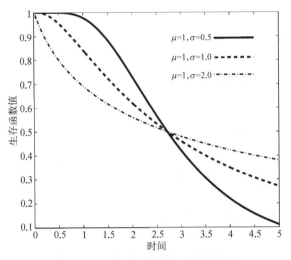

图 12 - 10 对数正态分布的生存函数

对数正态分布的危险率 $h(x)$ 相当复杂。数学上可以证明,存在 $x_0 > 0$,使得 $h(x)$ 在区间 $(0, x_0)$ 上是增函数,在 (x_0, ∞) 上是减函数,且 $\lim\limits_{x \to \infty} h(x) = 0$。这里 $x_0 = \exp(\sigma y_0 + \mu)$,$y_0$ 是下列方程

$$\exp\left(-\frac{y^2}{2}\right) \bigg/ \int_y^\infty \mathrm{e}^{-\frac{1}{2}u^2} \mathrm{d}u = \sigma + y$$

的唯一根。这个方程可以用图解法求出,如图 12 - 11 所示。

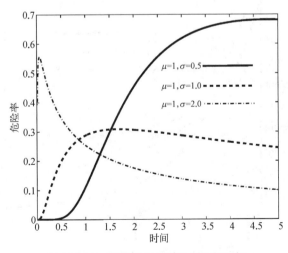

图 12 - 11 对数正态分布的危险率函数

12.3.4　对数 Logistic 分布

如果随机变量 X 的对数 $Y = \ln X$ 服从 Logistic 分布，那么称 X 服从对数 Logistic 分布。

Y 的密度函数形式为

$$f(y) = \frac{\exp\left(\dfrac{y-\mu}{\sigma}\right)}{\sigma\left[1 + \exp\left(\dfrac{y-\mu}{\sigma}\right)\right]^2}, \quad -\infty < y < +\infty \qquad (12-30)$$

其中，μ 和 σ^2 分别是分布 Y 的均值和尺度参数。如果取 $Y = \mu + \sigma W$，其中 W 服从参数为 $\mu = 0$，$\sigma = 1$ 的标准 Logistic 分布。

对数 Logistic 分布的生存函数和危险率函数可以写成相对简单的形式。$X = \exp(Y)$ 的生存函数形式为

$$S(x) = \frac{1}{1 + \lambda x^{\alpha}} \qquad (12-31)$$

这里，$\alpha = \dfrac{1}{\sigma} > 0$，$\lambda = \exp(-\lambda/\sigma)$，如图 12-12 所示。

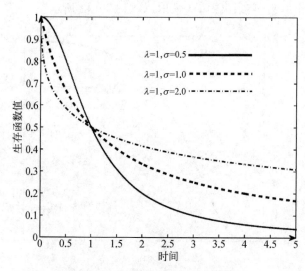

图 12-12　对数 Logistic 生存函数图

危险率函数为

$$h(x) = \frac{\alpha \lambda x^{\alpha-1}}{1 + \lambda x^{\alpha}} \qquad (12-32)$$

该分布危险率函数的分子与威布尔分布危险函数相同,但其分母使得危险率具有以下性质:当 $\alpha = 1/\sigma \leqslant 1$ 时单调递增,以及 $\alpha = 1/\sigma > 1$ 时单调下降;危险率起初上升,在时刻 $[(\alpha-1)/\lambda]^{1/\alpha}$ 达到最大,然后下降,当时间趋近于无穷大时,接近于 0,如图 12-13 所示。

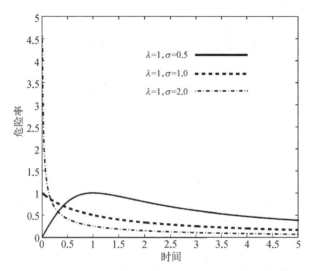

图 12-13 对数 Logistic 危险率函数图

当 $\alpha > 1$ 时,X 的均值为

$$E[X] = \pi \csc(\pi/\alpha)/(\alpha \lambda^{1/\alpha})$$

当 $\alpha > 2$ 时,X 的方差为

$$\mathrm{Var}[X] = 2\pi \csc(2\pi/\alpha)/(\alpha \lambda^{2/\alpha}) - E(X^2)$$

p 分位数为

$$x_p = \left(\frac{p}{\lambda(1-p)} \right)^{1/\alpha}$$

对数 Logistic 分布与威布尔分布和指数分布具有相似之处。对数 Logistic 分布的危险率与对数正态分布也存在相似,只是前者有一个极尾(extreme tail），其优点在于危险函数 $h(x)$ 和生存函数 $S(x)$ 的形式较为简单。

12.3.5　Gamma 分布

密度函数形式

$$f(x) = \lambda^\beta x^{\beta-1} \frac{\exp(-\lambda x)}{\Gamma(\beta)} I_{[x \geqslant 0]} \qquad (12-33)$$

其中，$\lambda > 0$ 和 $\beta > 0$，称 λ 为尺度参数，称 β 为形状参数。当 $\beta = 1$ 时，即为指数分布；当 $\beta \to \infty$ 时，逼近于正态分布；当 $v = 2\beta (\beta$ 为整数）,$\lambda = 1/2$ 时，得到自由度为 v 的卡方分布。Gamma 分布的均值和方差分别为 β/λ 和 β/λ^2（见图 12-14）。

当 $\beta > 1$ 时，Gamma 分布的危险函数是单调递增的，且有 $h(0) = 0$，而且当 $x \to \infty$ 时，有 $h(x) \to \lambda$；当 $\beta < 1$ 时，Gamma 分布的危险函数单调递减，且有 $h(0) = \infty$，当 $x \to \infty$ 时，有 $h(x) \to 0$。当 $\beta > 1$ 时，该分布的众数为 $x = (\beta-1)/\lambda$。图 12-15 是 Gamma 分布危险函数示意图。

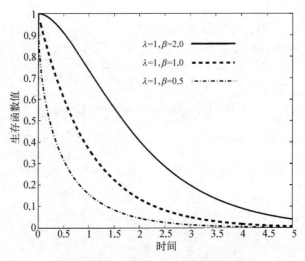

图 12-14　Gamma 分布生存函数图

生存函数形式

$$S(x) = 1 - \frac{\int_0^{\lambda x} u^{\beta-1} \exp(-u) \mathrm{d}u}{\Gamma(\beta)}$$

当 $\beta=n$ 为整数时，相应的生存函数为

$$S(x)=\exp(-\lambda x)\sum_{k=0}^{n-1}\frac{(\lambda x)^k}{k!}$$

危险率函数为

$$h(x)=\lambda(\lambda x)^{n-1}\left[(n-1)!\sum_{k=0}^{n-1}\frac{(\lambda x)^k}{k!}\right]^{-1}$$

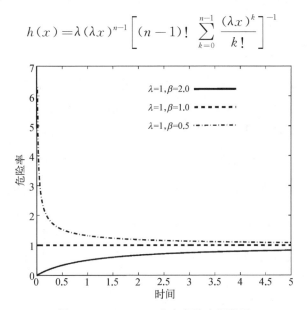

图 12－15　Gamma 分布危险率函数图

12.3.6　次序统计量的分布

设总体分布函数为 F。如有密度，记为 f。从 F 中抽取 i.i.d.样本 X_1，X_2，$\cdots$，X_n。则 $X_{(1)}$，$\cdots$，$X_{(r)}(r\leqslant n)$ 的联合密度函数为

$$f_{1,\cdots,r}(x_1,\cdots,x_r)=\frac{n!}{(n-r)!}\prod_{i=1}^{r}f(x_{(i)})[1-F(x_{(r)})]^{n-r}$$

$$(12-34)$$

特别地，记全体 $(X_{(1)},\cdots,X_{(n)})$ 的分布为 $\widetilde{F}$，$u=(u_1,\cdots,u_n)$，则

$$\mathrm{d}\widetilde{F}(u)=n!\,\mathrm{d}F(u_1)\cdots\mathrm{d}F(u_n),\quad u_1<\cdots<u_n$$

在其他处 $\mathrm{d}\widetilde{F}(u)=0$。又若 F 有密度 f，则 $\widetilde{F}$ 也有密度，为

$$\tilde{f}(u) = \begin{cases} n!f(u_1)\cdots f(u_n), & u_1 < \cdots < u_n \\ 0, & \text{其他} \end{cases} \tag{12-35}$$

证明　这里使用概率元方法加以证明。以 x_i 表示 $X_{(i)}$ 的观测值，$i=1$，2，$\cdots$，r，这样就把数轴分成 $2r+1$ 个区间：

$$(-\infty, x_1), [x_1, x_1+\mathrm{d}x_1), [x_1+\mathrm{d}x_1, x_2), [x_2, x_2+\mathrm{d}x_2),$$
$$\cdots, \quad [x_r, x_r+\mathrm{d}x_r), [x_r+\mathrm{d}x_r, \infty)$$

其中 $\mathrm{d}x_k$，$k=1$，2，$\cdots$，r 都充分小。首先考虑最简单的情形，即对 $i=1$，2，$\cdots$，r，X_i 落入区间 $[x_i, x_i+\mathrm{d}x_i)$，而对 $i=r+1$，$\cdots$，n 的 X_i 全部落入区间 $[x_r+\mathrm{d}x_r, \infty)$。此事件发生的概率元为

$$f(x_1)\mathrm{d}x_1\cdots f(x_r)\mathrm{d}x_r[1-F(x_{(r)})]^{n-r}, \quad x_1 \leqslant x_2 \leqslant \cdots \leqslant x_r$$

一般的情形是，X_1，X_2，$\cdots$，X_n 任选出 r 个 X_i 落在前 r 个区间元上，剩余的随机变量落在 $[x_r+\mathrm{d}x_r, \infty)$ 上，这种选法的个数为 $\dfrac{n!}{1!\cdots 1!(n-r)!}$，这里分母中 $1!$ 有 r 个。这样一来，

$$f_{1,\cdots,r}(x_1, \cdots, x_r)\mathrm{d}x_1\cdots\mathrm{d}x_r$$
$$= \frac{n!}{(n-r)!}\prod_{i=1}^{r}[f(x_{(i)})dx_i][1-F(x_{(r)})]^{n-r}, \quad x_1 \leqslant x_2 \leqslant \cdots \leqslant x_r$$

上式两边约去 $\mathrm{d}x_1\cdots\mathrm{d}x_r$ 后，再让 $\mathrm{d}x_i \to 0$，$i=1$，2，$\cdots$，r，即得定理的结论。

关于次序统计量比较全面的介绍可以参考文献[19]。

12.4　删失和截尾数据似然函数的构造

各种删失方案的似然函数都可用下列组件统一表示：

(1) 精确存活时间：$f(x)$。

(2) 右删失观测：$S(C_r)$。

(3) 左删失观测：$1-S(C_l)$。

(4) 区间删失观测：$S(L_i)-S(R_i)$。

在构造似然函数时，可以将上述各组件结合起来：

$$L \propto \prod_{i \in D} f(x_i) \prod_{i \in R} S(C_r) \prod_{i \in L} (1 - S(C_l)) \prod_{i \in I} (S(L_i) - S(R_i))$$

$$(12 - 36)$$

式中,D 代表死亡时间集;R 代表右删失观测集;L 代表左删失观测集;I 代表区间删失观测集。

12.4.1　Ⅰ型删失数据的似然函数

若 $\delta = 0$,则有

$$P[T, \delta = 0] = P[T = C_r \mid \delta = 0] \cdot P[\delta = 0]$$
$$= P(\delta = 0) = P(X > C_r) = S(C_r)$$

同样,若 $\delta = 1$,有

$$P[T, \delta = 1] = P[T = X \mid \delta = 1] \cdot P[\delta = 1]$$
$$= P(X = T \mid X \leqslant C_r) \cdot P(X \leqslant C_r)$$
$$= \frac{f(t)}{1 - S(C_r)} [1 - S(C_r)] = f(t)$$

这些表达式可以统一表述为

$$P(t, \delta) = [f(t)]^\delta \cdot [S(t)]^{1-\delta}$$

如果我们有 n 组随机变量 $(T_i, \delta_i)(i = 1, 2, \cdots, n)$,其似然函数为

$$L = \prod_{i=1}^{n} P(t_i, \delta_i) = \prod_{i=1}^{n} [f(t_i)]^{\delta_i} \cdot [S(t_i)]^{1-\delta_i} \qquad (12 - 37)$$

式(12 - 37)其实与式(12 - 36)形式相同。因为 $f(t_i) = h(t_i) \cdot S(t_i)$,式(12 - 37)可以写成

$$L = \prod_{i=1}^{n} [h(t_i)]^{\delta_i} \cdot \exp[-H(t_i)]$$

例 12.13　　假定 Y 服从威布尔分布,或等价地 $X = \lg Y$,有参数为 μ 和 b 的极值分布式(12 - 26)。令 $\eta = \lg C_r$,$x = \lg y$ 和 $\delta = 1$ 或 0,要看 $\min(Y, C_r) = X$ 还是 $\min(Y, C_r) = C_r$。

用式(12 - 25)、式(12 - 26)和式(12 - 37)可得似然函数

$$L(\mu, b) = \prod_{i=1}^{n} \left[\frac{1}{b} \exp\left(\frac{x_i - \mu}{b} - e^{(x_i - \mu)/b} \right) \right]^{\delta_i} [\exp(- e^{(\eta_i - \mu)/b})]^{1-\delta_i}$$

令 $r = \sum \delta_i$，它表示观察到的寿命时间个数，D 表示 $\delta_i = 1$ 的样品（即寿命时间没有被删失的样品）组成的集合，我们有

$$\lg L(\mu, b) = -r\lg b + \sum_{i \in D} \frac{x_i - \mu}{b} - \sum_{i=1}^{n} \exp\left(\frac{x_i - \mu}{b}\right)$$

极大似然方程为

$$\sum_{i=1}^{n} x_i \exp\left(\frac{x_i}{b}\right) \bigg/ \sum_{i=1}^{n} \exp\left(\frac{x_i}{b}\right) - \hat{b} - \frac{1}{r} \sum_{i \in D} x_i = 0 \qquad (12-38)$$

$$\exp(\hat{\mu}) = \left[\frac{1}{r} \sum_{i=1}^{n} \exp(x_i / \hat{b})\right]^{\hat{b}} \qquad (12-39)$$

方程式(12-38)可用迭代法求出$\hat{b}$，然后从式(12-39)算出$\hat{\mu}$。

12.4.2　Ⅱ型删失数据的似然函数

对Ⅱ型删失，数据由容量为 n 的存活时间随机样本 $X_1, X_2, \cdots, X_n$ 中的 r 个最小的存活时间 $X_{(1)} \leqslant X_{(2)} \leqslant \cdots \leqslant X_{(r)}$ 组成。假设 $X_1, X_2, \cdots, X_n$ 相互独立且同分布，概率密度函数 $f(x)$ 和生存函数 $S(x)$ 是连续的，由此得到 $X_{(1)}$，$X_{(2)}, \cdots, X_{(r)}$ 的联合概率密度函数为

$$L_{\mathrm{II},1} = \frac{n!}{(n-r)!} \left[\prod_{i=1}^{r} f(X_{(i)})\right] \left[S(X_{(r)})\right]^{n-r} \qquad (12-40)$$

例 12.14　假设 $f(x) = \lambda e^{-\lambda \cdot x}$，则似然函数为

$$L_J = \prod_{i=1}^{n} \left[\lambda e^{-\lambda \cdot x}\right]^{\delta_i} \exp[-\lambda t_i(1-\delta_i)] = \lambda^r \exp[-\lambda S_{\mathrm{T}}]$$

式中 $\gamma = \sum \delta_i$ 是观察到的事件发生数，S_{T} 是对 n 个研究对象试验的时间总和。

例 12.15　假定 Y 服从威布尔分布，或等价地 $X = \lg Y$，有参数为 μ 和 b 的极值分布式(11-26)。令 $\eta = \lg C_r$，$x = \lg y$ 和 $\delta = 1$ 或 0，要看 $\min(Y, C_r) = X$ 还是 $\min(Y, C_r) = C_r$。不妨设 $y_1 \leqslant y_2 \leqslant \cdots \leqslant y_r$ 是来自威布尔分布的容量为 n 的随机样本中前 r 个最小观测值，或等价地假设 $x_1 \leqslant \cdots \leqslant x_r$ 是来自式(12-26)的容量为 n 的随机样本中前 r 个最小观测值，用式(12-25)、式(12-26)和式(12-40)可得似然函数为

$$\frac{n!}{(n-r)!}\left[\prod_{i=1}^{r}\frac{1}{b}\exp\left(\frac{x_i-\mu}{b}-\mathrm{e}^{(x_i-\mu)/b}\right)\right]\left[\exp(-\mathrm{e}^{(x_r-\mu)/b})\right]^{n-r}$$

$$(12-41)$$

从式(12-41)可以求出如下的似然函数：

$$L(\mu,b)=\frac{1}{b^r}\exp\left(\sum_{i=1}^{r}\frac{x_i-\mu}{b}-\sum_{i=1}^{r}\exp\frac{x_i-\mu}{b}-(n-r)\exp\frac{x_r-\mu}{b}\right)$$

12.5　估计基本特征函数的寿命表法

为了估计完全未知的生存函数 $S(t)$，针对不同类型的数据有不同的方法，本章介绍历史悠久现在仍在大量使用的寿命表法(life table method)，乘积限估计(product limit，PL)及较晚提出的特恩伯(Turnbull)估计。

把区间 $(0,\infty)$ 分成 $k+1$ 个小区间，$I_j=(x_{j-1},x_j]$，$j=1,2,\cdots,k+1$，这里 $x_0=0<x_1<x_2<\cdots<x_k<x_{k+1}=\infty$（$k\geqslant1$）。假设对一些个体(共 n 个)的寿命进行了观测，只知道各个体在哪个区间中寿终或右删失(不必知道准确的寿终时刻或右删失时刻)。可用下列方式对观测结果登记和归纳。

对 $j=1,2,\cdots,k+1$，令

(1) $N_j=n$ 个个体中在时刻 x_{j-1} 仍"活着"，且未在 x_{j-1} 之前右删失的个体的个数(N_j 称为历险数，即取"将要经历死亡危险的个体数")。

(2) $D_j=n$ 个个体中在 I_j 中寿终的个体的个数。

(3) $W_j=n$ 个个体中在 $[x_{j-1},x_j)$ 中右删失的个体的个数。

显然

$$N_1=n,\ N_{j+1}=N_j-D_j-W_j\quad(j=1,2,\cdots,k)$$

设 $S(t)$ 是生存函数，令

$$p_j=S(x_j)/S(x_{j-1})\quad(j=1,2,\cdots,k+1)$$

则用式(12-11)的离散型随机变量的危险函数 $h(x_j)=1-p_j$，于是式(12-12)式又可以写为 $S(x_j)=p_1p_2\cdots p_j(j=1,\cdots,k+1)$。

首先用公式

$$\hat{h}(x_j) = \frac{D_j}{N_j - \frac{1}{2}W_j} \qquad (12-42)$$

估计 $h(x_j)$。再用公式

$$\hat{p}_j = 1 - \hat{h}(x_j) \qquad (12-43)$$

估计 p_j。然后用公式

$$\hat{S}(x_j) = \prod_{i=1}^{j} \hat{p}_i \qquad (12-44)$$

估计 $S(x_j)$。最后，对任何 $t>0$，选 j 满足 $x_j \leqslant t < x_{j+1} = +\infty$，对 $S(t)$ 用下列估计式：

$$\hat{S}(t) = \hat{S}(x_j) \qquad (12-45)$$

这里在计算 $\hat{S}(x_j)$ 时可用递推公式 $\hat{S}(x_j) = \hat{S}(x_{j-1})\hat{p}_j$。另外，Greenwood (1926)建议用

$$(\hat{S}(x_j))^2 \cdot \sum_{i=1}^{j} \frac{\hat{h}(x_i)}{N'_i \hat{p}_i} \qquad (12-46)$$

作为 $\hat{S}(x_j)$ 的方差估计值。上述这种用式给出的估计值的方法就是历史悠久的寿命表法。计算过程列表如下：

区间	死亡数	删失数	历险数	N'_j	$\hat{h}(x_j)$	$\hat{p}_j$	$\hat{S}(x_j)$
I_j	D_j	W_j	N_j	$N_j - \frac{1}{2}W_j$	$\frac{D_j}{N'_j}$	$1-\hat{h}(x_j)$	$\hat{p}_1\cdots\hat{p}_j$

例 12.16　表 12-3 是根据某医学手术后的寿命数据所进行的寿命表法分析过程。

表 12-3　某医学手术后的寿命表法　　　　（单位：年）

区间 I_j	死亡数 D_j	删失数 W_j	历险数 N_j	N'_j	$\hat{h}(x_j)$	$\hat{p}_j$	$\hat{S}(x_j)$
$(0,1]$	90	0	374	374.0	0.241	0.759	0.759
$(1,2]$	76	0	284	284.0	0.268	0.732	0.556
$(2,3]$	51	0	208	208.0	0.245	0.755	0.420

区间 I_j	死亡数 D_j	删失数 W_j	历险数 N_j	N_j'	$\hat{h}(x_j)$	$\hat{p}_j$	$\hat{S}(x_j)$
$(3, 4]$	25	12	157	151.0	0.164	0.836	0.350
$(4, 5]$	20	5	120	117.5	0.170	0.830	0.291
$(5, 6]$	7	9	95	90.5	0.077	0.923	0.268
$(6, 7]$	4	9	79	74.5	0.054	0.946	0.254
$(7, 8]$	1	3	66	64.5	0.016	0.984	0.250
$(8, 9]$	3	5	62	59.5	0.050	0.950	0.237
$(9, 10]$	2	5	54	51.5	0.039	0.961	0.228
$(10, \infty)$	47	0	47	47.0	1.00	0.000	0.000

12.6　右删失数据的生存函数和累积死亡力函数的估计

12.6.1　单变量数据的生存函数的估计

描述不分组的单变量生存数据的一个常用方法是计算生存函数。若假定事件发生在 D 个严格区分的时间点上 $t_1 < t_2 < \cdots < t_D$，在不存在删失数据的情况下，生存函数可以用生存时间长于 t 的个体所占的比例来估计：

$$\hat{S}(t) = \frac{\text{生存时间长于 } t \text{ 的个体数}}{\text{个体总数}}$$

这是一个阶梯函数，若所有观测值两两不同，则该函数在每个观测值之后减低 $\left(\dfrac{1}{n}\right)$（$n$ 为总体个数）。

对于删失数据，生存函数的标准估计式由 Kaplan 和 Meier(1958)提出，又称为乘积限(product-limit)估计式(或有限乘积估计)。

乘积限估计式首先是通过缩减抽样(reduced-sample)方法来构造的。在这一方法中，由于事件发生是在时间 t_i 处，$S(t)$ 只会在这些点处发生跳跃，其他时间点处没有任何事件发生的信息。用一个离散值，即只有在时间点 t_1，t_2，$\cdots$，t_D 处具有数值的分布来估计 $S(t)$。可以将概率 $P(T > t_i \mid T \geq t_i)$ 用在时间 t_i

处暴露于风险中,但在这一时间点上并没有死亡的个体的比例来估计,也就是

$$\hat{P}[T > t_i \mid T \geqslant t_i] = \frac{Y_i - d_i}{Y_i}, \quad i = 1, 2, \cdots, D$$

式中,d_i 为在时刻 t_i 死亡(失效)的个体数;Y_i 为在时刻 t_i 面临危险的个体数。

这样,对任意时刻 $t_i (t \geqslant t_0)$,$S(t_i)$ 的估计可由下式推得:

$$S(t_i) = \frac{S(t_i)}{S(t_{i-1})} \frac{S(t_{i-1})}{S(t_{i-2})} \cdots \frac{S(t_2)}{S(t_1)} \frac{S(t_1)}{S(t_0)} S(t_0)$$

$$= P[T > t_i \mid T \geqslant t_i] P[T > t_{i-1} \mid T \geqslant t_{i-1}]$$

$$\cdots P[T > t_2 \mid T \geqslant t_2] P[T > t_1 \mid T \geqslant t_1]$$

因为 $S(0) = 1$,并且对于一个离散分布,$S(t_{i-1}) = P(T > t_{i-1}) = P(T \geqslant t_i)$。

考虑到在数据中可能出现的"打结"现象,即假定事件发生在 D 个严格区分的时间点 $t_1 < t_2 < \cdots < t_D$ 上,在时间 t_i 处有 d_i 个事件发生(有时仅指死亡事件)。设 Y_i 是 t_i 时暴露于风险中的个体数,也就是在研究时间 t_i 的个体数,即在时间 t_i 生存的个体数或在时间 t_i 经历研究事件的个数。这样 $\frac{d_i}{Y_i}$ 就是对某观察个体刚好在 t_i 前生存,而在 t_i 经历了事件发生的条件概率的一个估计。简化上面的公式可以得到乘积限估计式。在存在数据的时间 t 范围内,乘积限估计式定义如下:

$$\hat{S}(t) = \begin{cases} 1, & t < t_1 \\ \prod_{t_1 \leqslant t} \left[1 - \dfrac{d_i}{Y_i} \right], & t \geqslant t_1 \end{cases} \tag{12-47}$$

式中,d_i,Y_i 的含义如上面所示。

乘积限估计式的方差由 Greenwood 公式得出,其形式如下:

$$\text{Var}[\hat{S}(t)] = \hat{S}(t)^2 \sum_{t_i \leqslant t} \frac{d_i}{Y_i(Y_i - d_i)} \tag{12-48}$$

例 12.17　在例 12.4 中,仅考虑使用了 6-MP 的患者,构造乘积限估计式及其方差所需的计算如表 12-4 所示,从表 12-5 中可以看到乘积限估计式是一个阶梯函数。

表 12 - 4　构造 6-MP 组的乘积限估计及其方差估计

研究时间 t_i	事件数目 d_i	风险暴露数目 Y_i	乘积限估计 $\hat{S}(t) = \prod_{t_i \leqslant t}\left[1 - \dfrac{d_i}{Y_i}\right]$	$\sum\limits_{t_i \leqslant t} \dfrac{d_i}{Y_i(Y_i - d_i)}$	乘积限估计的方差 $\hat{S}(t)^2 \sum\limits_{t_i \leqslant t} \dfrac{d_i}{Y_i(Y_i - d_i)}$
6	3	21	$\left[1 - \dfrac{3}{21}\right] = 0.857$	$\dfrac{3}{21 \times 18} = 0.007\,9$	$0.857^2 \times 0.007\,9 = 0.005\,8$
7	1	17	$[0.875]\left[1 - \dfrac{1}{17}\right] = 0.807$	$0.007\,9 + \dfrac{3}{17 \times 16} = 0.011\,6$	$0.807^2 \times 0.011\,6 = 0.007\,6$
10	1	15	$[0.807]\left[1 - \dfrac{1}{15}\right] = 0.753$	$0.011\,6 + \dfrac{1}{15 \times 14} = 0.016\,4$	$0.753^2 \times 0.016\,4 = 0.009\,3$
13	1	12	$[0.753]\left[1 - \dfrac{1}{12}\right] = 0.690$	$0.016\,4 + \dfrac{1}{12 \times 11} = 0.024\,0$	$0.690^2 \times 0.024\,0 = 0.011\,4$
16	1	11	$[0.690]\left[1 - \dfrac{1}{11}\right] = 0.628$	$0.024\,0 + \dfrac{1}{11 \times 10} = 0.033\,0$	$0.628^2 \times 0.033\,0 = 0.013\,0$
22	1	7	$[0.628]\left[1 - \dfrac{1}{7}\right] = 0.538$	$0.033\,0 + \dfrac{1}{7 \times 6} = 0.056\,9$	$0.538^2 \times 0.056\,9 = 0.016\,4$
23	1	6	$[0.538]\left[1 - \dfrac{1}{6}\right] = 0.448$	$0.056\,9 + \dfrac{1}{6 \times 5} = 0.090\,2$	$0.448^2 \times 0.090\,2 = 0.018\,1$

表 12 - 5　6MP 组的乘积限估计及其标准差

研究时间	$\hat{S}(t)$	标准差
$0 \leqslant t < 6$	1.000	0.000
$6 \leqslant t < 7$	0.857	0.076
$7 \leqslant t < 10$	0.807	0.087
$10 \leqslant t < 13$	0.753	0.096
$13 \leqslant t < 16$	0.690	0.107
$16 \leqslant t < 22$	0.628	0.114
$22 \leqslant t < 23$	0.538	0.128
$23 \leqslant t < 35$	0.448	0.135

12.6.2　累积死亡率的估计

如果没有删失数据，危险率函数可以由下式估计：

$$\hat{h}(t) = \frac{在时间\ t\ 开始的区间中死亡的个体数}{在时间\ t\ 存活者的个体数 \times 区间宽度}$$

在有删失的情况下，可以根据累积死亡率与生存函数的关系 $H(t) = -\ln[S(t)]$ 来估计累积死亡力函数 $H(t)$。这时估计式为 $\hat{H}(t) = -\ln[\hat{S}(t)]$。

另一种是 Nelson-Aalen 估计式，定义为

$$\hat{H}(t) = \begin{cases} 0, & t < t_i \\ \sum_{t_i \leqslant t} \dfrac{d_i}{Y_i}, & t \geqslant t_i \end{cases} \qquad (12 - 49)$$

该估计的方差可以从下式得到：

$$\sigma_H^2(t_i) = \sum_{t_i \leqslant t} \frac{d_i}{Y_i^2} \qquad (12 - 50)$$

以累积死亡力的 Nelson-Aalen 估计式为基础，生存函数的另一个估计式为 $\hat{S}(t) = \exp[-\hat{H}(t)]$。图 12 - 16 是这一估计的生存函数图形。生存曲线只能定义到 35 周，即观察时间的上限。

例 12.18　累积死亡力的 Nelson-Aalen 估计式的构造及其方差的估计，数组来自 6-MP 组，如表 12 - 6 和图 12 - 17 所示。

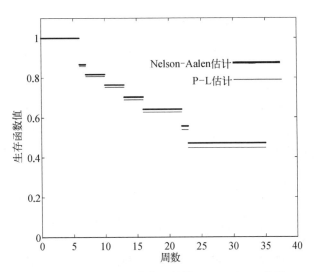

图 12－16 6-MP 组生存函数的 Nelson-Aalen 估计

表 12－6 6-MP 组的乘积限估计及其标准差

研究时间 t	$\hat{H}(t) = \sum_{t_i \leqslant t} \dfrac{d_i}{Y_i}$	$\hat{\sigma}_H^2 = \sum_{t_i \leqslant t} \dfrac{d_i}{Y_i^2}$	标准差
$0 \leqslant t < 6$	0	0	0
$6 \leqslant t < 7$	$\dfrac{3}{21} = 0.142\,8$	$\dfrac{3}{21^2} = 0.006\,8$	0.082 5
$7 \leqslant t < 10$	$0.142\,8 + \dfrac{1}{17} = 0.201\,7$	$0.006\,8 + \dfrac{1}{17^2} = 0.010\,3$	0.101 5
$10 \leqslant t < 13$	$0.201\,7 + \dfrac{1}{15} = 0.268\,3$	$0.010\,3 + \dfrac{1}{15^2} = 0.014\,7$	0.121 2
$13 \leqslant t < 16$	$0.268\,3 + \dfrac{1}{12} = 0.351\,7$	$0.014\,7 + \dfrac{1}{12^2} = 0.021\,7$	0.147 3
$16 \leqslant t < 22$	$0.351\,7 + \dfrac{1}{11} = 0.442\,6$	$0.021\,7 + \dfrac{1}{11^2} = 0.029\,9$	0.172 9
$22 \leqslant t < 23$	$0.442\,6 + \dfrac{1}{7} = 0.585\,4$	$0.029\,9 + \dfrac{1}{7^2} = 0.050\,3$	0.224 3
$23 \leqslant t < 35$	$0.585\,4 + \dfrac{1}{6} = 0.752\,1$	$0.050\,3 + \dfrac{1}{6^2} = 0.078\,1$	0.275 9

　　一般的统计软件都会提供生存函数点估计的置信区间,生存时间均值、中位数和分位点的估计与区间估计等方面的功能,读者在应用中可以直接调用,其相应理论有兴趣的读者可以参考文献[20]和[21]。

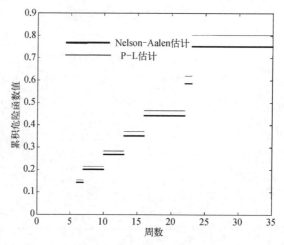

图 12‒17　6-MP 组累积危险率函数的 Nelson-Aalen 估计

12.7　双删失数据的生存函数估计

如果在一组数据中,即含有寿终数据和右删失数据,又含有左删失数据,怎样对生存函数进行估计呢? 回答这个问题不容易,前面介绍的寿命表法和 PL 估计法都无能为力,需要发展新的方法。Turnbull 的文章就分组数据情况提出了一种估计法。在此基础上,后来的学者就非分组数据情形也给出了估计法。两种方法在数学上是相似的,统称为特恩伯(Turnbull)估计,简称 T 估计。

12.7.1　非分组数据情形的方法

设在观测时,寿命变量 X 的值受到非负随机变量 Y 和 Z 的干扰,这里 $P(Z \leqslant Y) = 1$,且 (Z, Y) 与 X 相互独立,而我们得到的观测值是 (W, δ),这里

$$W = \begin{cases} X, & Z < X \leqslant Y(W \text{ 是寿终数据}) \\ Y, & X > Y(\text{即右删失}) \\ Z, & X \leqslant Z(\text{即左删失}) \end{cases}$$

$$\delta = \begin{cases} 1, & Z < X \leqslant Y \ (W \text{ 是寿终数据}) \\ 2, & X > Y \ (\text{即右删失}) \\ 3, & X \leqslant Z(\text{即左删失}) \end{cases}$$

设对 X 的 n 个个体进行观测,得到数据 (W_1, δ_1), (W_2, δ_2), $\cdots$, (W_n, δ_n),现在的问题是,如何从这组数据出发给出 $S_X(t)$ 的合适估计。

这种类型的数据 (W_1, δ_1), (W_2, δ_2), $\cdots$, $(W_n, \delta n)$ 称为非分组数据。

T 估计方法分以下 4 个步骤。

(1) 利用寿命数据划分区间:设 $\{W_i, i=1, \cdots, n\}$ 中的最小值为 t_1,除去 t_1 后剩下数据中的互异寿终数据为 $t_2 < \cdots < t_m$,记 $t_{m+1} = \infty$,$I_j = [t_j, t_{j+1})$,$j=1, \cdots, m$。这样将 $[t_1, \infty)$ 分割成 m 个区间 $I_1, I_2, \cdots, I_m$。注意,t_1 不一定是寿终数据。

(2) 计算各区间上的统计量:

$$d_j = \sum_{i=1}^{n} I(W_i \in I_j, \delta_i = 1),$$

$$\lambda_j = \sum_{i=1}^{n} I(W_i \in I_j, \delta_i = 2), \quad j = 1, 2, \cdots, m$$

$$\mu_j = \sum_{i=1}^{n} I(W_i \in I_j, \delta_i = 3),$$

直观上,d_j 表示在 I_j 中寿终数据的个数,λ_j 表示在 I_j 中右删失数据的个数,μ_j 表示在 I_j 中左删失数据的个数。显然

$$d_1 + \lambda_1 + \mu_1 > 0, \quad d_j > 0 \ (j \geqslant 2), \quad \sum_{j=1}^{m} (d_j + \lambda_j + \mu_j) = n$$

(3) 找出函数:

$$L(\theta_1, \theta_2, \cdots, \theta_m) = \prod_{j=1}^{m} (\theta_{j-1} - \theta_j)^{d_j} \theta_j^{\lambda_j} (1 - \theta_j)^{\mu_j} \qquad (12-51)$$

$(\theta_0 \equiv 1)$ 在闭区域 "$1 \geqslant \theta_1 \geqslant \theta_2 \geqslant \cdots \geqslant \theta_m \geqslant 0$" 上的最大值点 $(\hat{\theta}_1, \hat{\theta}_2, \cdots, \hat{\theta}_m)$。

(4) 给出生存函数 $S(t)$ 的估计值:

$$\hat{S}(t) = \begin{cases} 1, & t \in [0, t_1) \\ \hat{\theta}_j, & t \in [t_j, t_{j+1}) \ (j = 1, 2, \cdots, m) \end{cases}$$

这个 $\hat{S}(t)$ 称为 $S(t)$ 的 Turnbull 估计。它是基于非分组的原始数据 $\{(W_i, \delta_i), i=1, \cdots, n\}$ 导出的估计,也称为第一型 T 估计。

求解似然函数式(12-51)最大值的工作非常复杂,可以交由统计分析软件完成。

例 12.19 设对某寿命变量 X 进行观测，得到数据如表 12 – 7 所示。

表 12 – 7 某寿命变量参数

W	0.201	0.550	0.555	0.571	0.665	1.280	1.492
δ	1	1	1	1	1	1	1

W	1.904	2.243	2.515	3.812	3.868	0.212	0.560
δ	1	1	1	1	1	3	3

W	0.945	1.582	0.381	0.405	0.541	0.561	
δ	3	3	2	2	2	2	

将 $\{W_i\}$ 的最小数及所有互异的寿终数据排成一列：$t_1 < t_2 < \cdots < t_m$。易知本例中 $m = 12$，t_j 的值如下：

$$t_1 = 0.201 \quad t_2 = 0.550 \quad t_3 = 0.555 \quad t_4 = 0.571$$

$$t_5 = 0.665 \quad t_6 = 1.280 \quad t_7 = 1.492 \quad t_8 = 1.904$$

$$t_9 = 2.243 \quad t_{10} = 2.515 \quad t_{11} = 3.812 \quad t_{12} = 3.868$$

计算：

$$d_j = \sum_{i=1}^{20} I(W_i \in [t_j, t_{j+1}), \delta_i = 1)$$

$$\lambda_j = \sum_{i=1}^{20} I(W_i \in [t_j, t_{j+1}), \delta_i = 2), \quad j = 1, 2, \cdots, 12$$

$$\mu_j = \sum_{i=1}^{20} I(W_i \in [t_j, t_{j+1}), \delta_i = 3)$$

结果如表 12 – 8 所示。

表 12 – 8 表 12 – 7 计算结果

j	1	2	3	4	5	6	7	8	9	10	11	12
d_j	1	1	1	1	1	1	1	1	1	1	1	1
λ_j	3	0	1	0	0	0	0	0	0	0	0	0
μ_j	1	0	1	0	1	0	1	0	0	0	0	0

令 $\tilde{\lambda}_{11} = \lambda_{11} + d_{12} = 1$。

利用统计软件获得根 $\tilde{\theta}_j$，如表 12 – 9 所示。

表 12-9 统计软件计算结果

j	1	2	3	4	5	6	7	8	9	10	11	12
$\hat{\theta}_j$	0.85	0.75	0.66	0.57	0.48	0.41	0.33	0.27	0.20	0.13	0.07	0

12.7.2 分组数据情形的方法和理论

设寿命(或生存时间)X 的生存函数 $S_X(t)$ 是未知的。随机抽取 n 个个体并分别在 $t_1 < t_2 < \cdots < t_m$(m 个预先给定的正数)这 m 个时刻观测其寿命。以下记 $t_0 = 0$,$t_{m+1} = \infty$,$I_j = (t_j, t_{j+1}]$,$j = 0, 1, \cdots, m$。一般不能观测到各个个体寿命的确切值,只能得到下列类型的数据:

(1) 已知确在 I_j 中寿终的个体数 d_j,$j = 0, 1, \cdots, m$。

(2) 未知在哪个区间 I_k 中寿终,仅知寿命大于 t_j(但不知是否大于更大的 t_k)的个数 λ_j,$j = 0, 1, \cdots, m-1$。

(3) 未知在哪个区间 I_k 中寿终,仅知寿命不超过 t_j(但不知是否不超过更小的 t_k)的个数 μ_j,$j = 2, 3, \cdots, m+1$。

如何根据这组数据 $\{d_j, \lambda_j, \mu_j\}$ 估计生存函数 $S_X(t)$ 在 t_j 处的值 $S_X(t_j)$?情形(2)对应"右删失",情形(3)对应"左删失"。对这个问题,Turnbull(1974)年首先提出了估计方法,可描述以下。

设 $\theta_j = S_X(t_j)$,$j = 0, 1, \cdots, m+1$。易知 $\theta_0 = 1$,$\theta_{m+1} = 0$。令

$$L = \prod_{j=0}^{m} (\theta_j - \theta_{j+1}) d_j \prod_{j=1}^{m-1} \theta_j^{\lambda_j} \prod_{j=2}^{m} (1 - \theta_j)^{\mu_j} \qquad (12-52)$$

L 在区域 $D = \{(\theta_1, \cdots, \theta_m): 1 \geqslant \theta_1 \geqslant \theta_2 \geqslant \cdots \geqslant \theta_m \geqslant 0\}$ 上的最大值点为 $(\hat{\theta}_1, \hat{\theta}_2, \cdots, \hat{\theta}_m)(1 \geqslant \hat{\theta}_1 \geqslant \cdots \geqslant \hat{\theta}_m \geqslant 0)$。则我们用 $\hat{\theta}_j$ 作为 θ_j 的估计,$j = 1, \cdots, m$。令

$$\hat{S}(t) = \begin{cases} 1, & t \in [0, t_1), \\ \hat{\theta}_j, & t \in [t_j, t_{j+1})(j = 1, 2, \cdots, m) \end{cases}$$

这个 $\hat{S}(t)$ 称为 $S_X(t)$ 第二型 T 估计。

同样,式(12-52)的求解可以交由统计分析软件完成。

12.8　比较生存函数的非参数方法，两个生存函数的比较

设 X_1 和 X_2 是两个生存变量，生存函数分别为 $S_1(t)$ 和 $S_2(t)$。考虑下列假设：

$$H_0: S_1(t) \equiv S_2(t)(t \geqslant 0)$$

$$H_1: 存在 t > 0，使得 S_1(t) > S_2(t)$$

$$H_2: 存在 t > 0，使得 S_1(t) < S_2(t) \qquad (12-53)$$

$$H_3: 存在 t > 0，使得 S_1(t) \neq S_2(t)$$

对 X_1 和 X_2 分别进行 n_1 次观测和 n_2 次观测，数据是

$$(x_{1i}, \delta_{1i}), \quad i = 1, 2, \cdots, n_1 \qquad (12-54)$$

$$(x_{2j}, \delta_{2j}), \quad j = 1, 2, \cdots, n_2 \qquad (12-55)$$

12.8.1　Gehan-Wilcoxon 检验

我们把第一组数据式（12-54）中任何一个 (x_{1i}, δ_{1i}) 与第二组数据式（12-55）中的任何一个 (x_{2j}, δ_{2j}) 进行比较，U_{ij} 表示这种比较带来的得分，定义是

$$U_{ij} = \begin{cases} 1, & \delta_{1i}=1, \delta_{2j}=1, x_{1i} > x_{2j}; \\ & \delta_{1i}=0, \delta_{2j}=1, x_{1i} \geqslant x_{2j} \\ -1, & \delta_{1i}=1, \delta_{2j}=1, x_{1i} < x_{2j}; \\ & \delta_{1i}=1, \delta_{2j}=0, x_{1i} \leqslant x_{2j} \\ 0, & 其他 \end{cases} \qquad (12-56)$$

令

$$W_G = \sum_{i=1}^{n_1} \sum_{j=1}^{n_2} U_{ij} \qquad (12-57)$$

不难看出，一对观测值，当它们是互异的寿终数据时，这对观测值对 W_G 的值有

影响。若两个都是删失数据,则对 W_G 无影响,若其中一个是删失数据,另一个是寿终数据,则当且仅当该删失值不小于寿终数据时才可能对 W_G 的值有影响。直观上不难看出,若统计量 W_G 的值相当大,则表示有较多机会出现 X_1 的值大于 X_2 的值,因而有利于备择假设 H_1。

当 n_1 和 n_2 较大时直接从定义出发计算 W_G 将消耗太多的计算资源,此时一般考虑以下的计算方法。

将两组数据式(12-54)和式(12-55)合在一起,得到

$$(t_1, \delta_1), (t_2, \delta_2), \cdots, (t_N, \delta_N) \tag{12-58}$$

这里 $N = n_1 + n_2$。

对每个数据 t_i,赋予分数 $u(t_i)$ 如下:

$$u(t_i) = L_i - M_i \tag{12-59}$$

其中

$$L_i = \begin{cases} \#\{j: 1 \leqslant j \leqslant N, t_j < t_i, \delta_j = 1\}, & \delta_i = 1 \\ \#\{j: 1 \leqslant j \leqslant N, t_j \leqslant t_i, \delta_j = 1\}, & \delta_i = 0 \end{cases} \tag{12-60}$$

$$M_i = \begin{cases} \#\left\{ \begin{matrix} j: 1 \leqslant j \leqslant N, t_j > t_i \text{ 且 } \delta_j = 1 \\ \text{或者 } t_j \geqslant t_i \text{ 且 } \delta_j = 0 \end{matrix} \right\}, & \delta_i = 1 \\ 0, & \delta_i = 0 \end{cases} \tag{12-61}$$

$\#A$ 表示集合 A 的元素个数。

$u(t_i)$ 的直观意义:它等于从 $t_1, t_2, \cdots, t_N$ 中除去 t_i 后比 t_i"肯定小"的个数减去比 t_i"肯定大"的个数。易见

$$u(x_{1i}) = \sum_{j=1}^{n_2} U_{ij}, \quad W_G = \sum_{j=1}^{n_1} u(x_{1i}) \tag{12-62}$$

令

$$C = \frac{n_1 n_2}{(n_1 + n_2)(n_1 + n_2 - 1)}, \quad V = C \sum_{i,j} (u(x_{ij}))^2 \tag{12-63}$$

$$Z = \frac{W_G}{\sqrt{V}} \tag{12-64}$$

可以证明,在 H_0 成立且 n_1 和 n_2 比较大时 Z 近似服从 $N(0, 1)$。设检验水平是 α,则当且仅当 $Z > z_{1-\alpha}$ 时拒绝 H_0 而承认 H_1,这就是 Gehan-Wilcoxon 检验法。

例 12.20　患乳腺癌妇女被随机地分成两组，一组是切除乳房后施行 CMF 治疗，另一组是切除乳房后不进行 CMF 治疗。两年后测得下列复发时间的数据（单位：月）如下：

$$CMF（第一组）：23, 16^+, 18^+, 20^+, 24^+;$$

$$控制组（第二组）：15, 18,　19,　19,　20.$$

零假设和备择假设：

$H_0: S_1(t) \equiv S_2(t)$（两种治疗方法是等效的）

$H_1:$ 存在 t 使得 $S_1(t) > S_2(t)$（进行 CMF 治疗比不进行 CMF 治疗有效）

软件计算结果为

$$Z = \frac{W_G}{\sqrt{V}} = 2.368$$

相应的概率值 $P - \text{valve} \leqslant 0.05$，故应拒绝 H_0。这表明从数据推断出：进行 CMF 治疗比不进行 CMF 治疗有效。

12.8.2　Cox-Mantel 检验

记以下基本统计量：

$$r_k = \#\{i: 1 \leqslant i \leqslant N, t_i \geqslant T_k^0\} \tag{12-65}$$

$$D_k = \#\{i: 1 \leqslant i \leqslant N, t_i = T_k^0, \delta_i = 1\} \tag{12-66}$$

$$r_{ik} = \#\{j: 1 \leqslant j \leqslant n_i, x_{ij} \geqslant T_k^0\} \tag{12-67}$$

$$D_{ik} = \#\{j: 1 \leqslant j \leqslant n_i, x_{ij} = T_k^0, \delta_{ij} = 1\} \quad (i=1, 2) \tag{12-68}$$

令

$$W_C = m_2 - \sum_{k=1}^{m} D_k \frac{r_{2k}}{r_k} \tag{12-69}$$

$$I = \sum_{k=1}^{m} \frac{D_k(r_k - D_k)}{r_k - 1} \cdot \frac{r_{2k} r_{1k}}{r_k^2} \tag{12-70}$$

其中 $m_2 = \sum_{k=1}^{m} D_{2k}$（第二组中的寿终数据个数）；

$$\xi = \frac{W_C}{\sqrt{I}} \qquad (12-71)$$

式(12-67)中的 r_{ik} 表示截止 T_k^0 时刻第 i 组的历险数,式(12-68)中的 D_{ik} 表示 T_k^0 时刻第 i 组的死亡数,式(12-65)和式(12-66)定义类似。这样,式(12-69) 中的 $D_k r_{2k}/r_k$ 即为 T_k^0 时刻第 2 组死亡人数的估计值。如果第 1 组和第 2 组样本来自同一总体,那么 $\sum_{k=1}^{m} D_k r_{2k}/r_k$ 应与 m_2 相差不大。理论上已经证明[20],这个统计量在 H_0 为真时渐进服从标准正态分布。给定检验水平 α,则当且仅当 $\xi > z_{1-\alpha}$ 时应拒绝 H_0 而接受 H_1,这就是 Cox-Mantel 检验。

例 12.21 在例 12.20 中的数据中,如果利用 Cox-Mantel 检验,可算得 $W_C = 2.75$,$I = 1.0875$,于是 $\xi = 2.75/\sqrt{1.0875} = 2.637 > z_{0.95} = 1.64$。在检验水平 $\alpha = 0.05$ 时应拒绝 H_0,这与例 12.19 的结论相同。

12.8.3 对数秩检验

对数秩检验(Mantel,1966)是基于每个观测值均赋予一定的分值而制订出来的。仍将两组数据式(12-54)和式(12-55)合并在一起得到数据式(12-58):

$$(t_i, \delta_i), \quad i = 1, 2, \cdots, N = n_1 + n_2$$

其中全部的互异的寿终数据是:$T_1^0 < \cdots < T_m^0$。令

$$e_k = \sum_{j=1}^{k} \frac{D_j}{r_j}, \quad k = 1, \cdots, m \qquad (12-72)$$

对各观测值 t_i 赋予分值 $W(t_i)$ 如下:

$$W(t_i) = \begin{cases} 1 - e_k, & \text{当 } t_i = T_k^0, \ \delta_i = 1, \ 1 \leqslant k \leqslant m \\ -e_k, & \text{当 } t_i \in [T_k^0, T_{k+1}^0), \ \delta_i = 0, \ 0 \leqslant k \leqslant m \end{cases}$$
$$T_0^0 \overset{\text{def}}{=\!=} 0, \ e_0 \overset{\text{def}}{=\!=} 0, \ T_{m+1}^0 \overset{\text{def}}{=\!=} \infty \qquad (12-73)$$

式(12-72)中的 e_k 表示截止 T_k^0 时刻的累积死亡率,式(12-73)可以理解为截止 T_k^0 时刻的存活率。因此,寿终数据越大,对应的分值越小,删失数据对应的分值是负的。可以证明全部数据对应的分值之和等于 0。设第一组中各数据对应的

分值之和为 W_L，即 $W_L = \sum_{i=1}^{n_1} W(t_{1i})$。$W_L$ 越小表明第一组中寿终数据的值有些比较大，从而有利于被择假设 H_1。因此，当 W_L 足够小时应拒绝 H_0 而承认 H_1。令

$$U = C \sum_{i=1}^{N} (W(t_i))^2, \quad C = \frac{n_1 n_2}{(n_1 + n_2)(n_1 + n_2 - 1)}, \qquad (12-74)$$

$$\xi = W_L / \sqrt{U} \qquad (12-75)$$

可以证明，若 H_0 成立且 n_1 和 n_2 比较大，则统计量 ξ 近似服从 $N(0, 1)$。若检验水平是 α，则对于备择假设 H_1 来说，H_0 的否定域是 $\{\xi < z_\alpha\}$，这就是对数秩检验。

例 12.22　　在例 12.20 中的数据中，如果利用对数秩检验，可算得 $W_L = -2.751$，$U = 1.210$，于是 $\xi = -2.751 / \sqrt{1.210} = -2.5 < -1.64 = z_{0.05}$。在检验水平 $\alpha = 0.05$ 时应拒绝 H_0，这也与例 12.19 的结论相同。

12.8.4　Peto-Wilcoxon 检验

Peto-Wilcoxon 检验也是基于每个观测值均赋予一定的分值而制订出来的，但赋值的方法不同。仍将两组数据式（12-54）和式（12-55）合并在一起得到数据式（12-58）：

$$(t_i, \delta_i), \quad i = 1, 2, \cdots, N = n_1 + n_2 \qquad (12-76)$$

如果零假设 H_0 成立，则数据式（12-58）是来自一个总体的样本，这个总体的生存函数 $S(t) \equiv S_1(t)$。可以从式（12-48）得到 $S(t)$ 的乘积限（PL）估计 $\hat{S}(t)$。有了 $\hat{S}(t)$ 我们可以用下列方法对每个观测数据赋分值。

对于 (t_i, δ_i)，令

$$u(t_i) = \begin{cases} \hat{S}(t_i) + \hat{S}(t_{i-}) - 1, & \delta_i = 1 \\ \hat{S}(t_i) - 1, & \delta_i = 0 \end{cases} \quad (i = 1, \cdots, N) \qquad (12-77)$$

可以证明 $\sum_{i=1}^{N} u(t_i) = 0$。显然，$t_i$ 越大，$u(t_i)$ 的值就越小。设

$$W_p = \sum_{i=1}^{n_1} u(x_{1i}) \qquad (12-78)$$

即第一组数据$\{(x_{1i}, \delta_{1i})\}$所对应的分值$u(t_i)$之和。显然,$W_P$的值越小越有利于备择假设$H_1$。令

$$Q = C \sum_{i=1}^{N} (u(x_i))^2, \quad C = \frac{n_1 n_2}{N(N-1)}, \qquad (12-79)$$

$$Z = W_p / \sqrt{Q} \qquad (12-80)$$

可以证明,若H_0成立且n_1和n_2较大时,统计量Z近似服从$N(0, 1)$。若检验水平是α,则对于备择假设H_1来说,H_0的否定域是$\{Z < z_a\}$,这就是 Peto-Wilcoxon 检验。

例 12.23 在例 12.20 中的数据中,如果利用 Peto-Wilcoxon 检验,可算得$W_P = -2.128$, $Q = 0.765$,于是$Z = -2.128/\sqrt{0.765} = -2.433 < -1.64 = z_{0.05}$。在检验水平$\alpha = 0.05$时应拒绝$H_0$而接受$H_1$。得到的结论与前三个检验的结论一致:进行 CMF 治疗比不进行 CMF 治疗有效。

12.9 分层情形下的 Mantel-Haenszel 检验

在比较两个生存函数时,有时要考虑另一个变量Z对生存变量的影响。常见的情况是Z只取有限个值(这些值用代号 1, 2, $\cdots$, s 表示),实际背景是,Z是分层变量,把情况相同的归为一层。例如在研究抽烟和心脏病的关联时,重要的是对年龄的影响加以控制。划分多个年龄段,同一年龄段的归入同一层。

设s是层数($s \geqslant 2$),n_{ij}是第i组中位于第j层的个体数($i = 1, 2$; $j = 1, 2, \cdots, s$)。d_{ij}是第i组中处于第j层的个体的死亡数。对于每一层,数据可用2×2列联表来表示。如表 12-10 所示表中。$d_j = d_{1j} + d_{2j}$, $T_j = n_{1j} + n_{2j}$($1 \leqslant j \leqslant s$), $s_j = (n_{1j} - d_{1j}) + (n_{2j} - d_{2j})$。

表 12-10 第 j 层的数据表

	死亡数	生存数	总　　数
第一组	d_{1j}	$n_{1j} - d_{1j}$	n_{1j}
第二组	d_{2j}	$n_{2j} - d_{2j}$	n_{2j}
总　　数	d_j	s_j	T_j

要检验的假设为

$$H_0: p_{1j} \equiv p_{2j}, \quad j = 1, 2, \cdots, s \tag{12-81}$$

这里 $p_{ij} = P$（死亡|个体处于第 i 组第 j 层）。备择假设是 H_1：存在 j 使得 $p_{1j} \neq p_{2j}$。Mantel-Haenszel 提出了一种检验方法，其检验统计量是

$$\varphi = \frac{\sum\limits_{j=1}^{s} (d_{1j} - \bar{d}_{1j})^2}{\sum\limits_{j=1}^{s} c_j} \tag{12-82}$$

这里

$$\bar{d}_{1j} = \frac{n_{1j} d_j}{T_j}, \quad c_j = \frac{n_{1j} n_{2j} d_j s_j}{T_j^2 (T_j - 1)} \tag{12-83}$$

可以证明，在 H_0 成立的条件下，统计量 φ 近似服从 1 个自由度的 $\chi^2(1)$ 分布。设检验水平为 α，则当且仅当 $\varphi > \chi^2_{1-\alpha}(1)$ 时拒绝 H_0，这就是 Mantel-Haenszel 检验。

例 12.24　为了研究胆固醇与冠状心脏病（CHD）的关联程度，研究者调查了 595 人的有关情况。为了发现高的胆固醇是否与 CHD 密切相关，研究者决定在研究时控制抽烟的影响，因而被调查的人按抽烟与否分成两层。抽烟者属于第一层，不抽烟者属于第二层。把胆固醇高的分在第一组，胆固醇低的人分在第二组。令

$$p_{ij} = P（患 CHD | 处于第 i 组第 j 层）$$

对于零假设 $H_0: p_{1j} \equiv p_{2j}$，$j = 1, 2$，我们采用检验统计量 φ。设调查得到的数据如表 12-11 和表 12-12 所示。易知

$$\bar{d}_{11} = \frac{n_{11} d_1}{T_1} = \frac{140 \times 200}{280} = 100$$

$$\bar{d}_{12} = \frac{n_{12} d_2}{T_2} = \frac{90 \times 100}{315} = 28.571$$

$$c_1 = \frac{n_{11} n_{21} d_1 s_1}{T_1^2 (T_1 - 1)} = 14.337$$

$$c_2 = \frac{n_{12} n_{22} d_2 s_2}{T_2^2 (T_2 - 1)} = 13.974$$

$$\varphi = 16.220$$

注意 $\chi^2_{0.99}(1) = 6.6394$。现在 $\varphi > \chi^2_{0.99}(1)$，故在检验水平 $\alpha = 0.01$ 时应拒绝 H_0，即在排除了抽烟的影响后我们发现：高胆固醇与 CHD 是密切相关的。

表 12-11　抽烟者的情况

	患 CHD	不患 CHD	总　　数
胆固醇高	120	20	140
胆固醇不高	80	60	140
总　数	200	80	280

表 12-12　不抽烟者的情况

	患 CHD	不患 CHD	总　　数
胆固醇高	30	60	90
胆固醇不高	70	155	255
总　数	100	215	315

12.10　比例危险率模型

12.10.1　参数型比例危险率模型

到现在为止，我们所讨论的问题涉及的都只是单个寿命分布的单变量样本。在实际中，许多场合涉及由不同种类组成的母体，从而确定寿命与各因子之间的关系显得很重要。

例 12.25　Krall 等在 1975 年讨论了这样一种情况：记录 65 名各种骨髓瘤患者的存活时间，其存活时间与一系列因子有关，总共考虑了 16 个伴随变量，包括一些生理学上的测度如血液中的血红素含量、诊断中的白细胞含量，也包括一些定性因子，如传染病记录，还有一些个人资料，如性别、年龄等。一个主要问题是选择与存活时间强相关的伴随变量。

解决此问题的一种办法是建立回归模型，在回归模型中，寿命与各伴随变量（也称为回归变量）的相关性可明确表示，这涉及给定伴随变量 x 后寿命随机变量 T 的分布模型的确定。

本章仅讨论参数型和无分布型两种比例危险率回归模型。需要对这部分内容做进一步了解的读者可以参考文献[21]。

比例危险族（PH）是指这样一类模型，其模型具有以下性质：不同个体的危险函数成比例，即两个一维的回归变量 x_1 和 x_2 下危险函数之比 $h(t \mid x_1)/h(t \mid x_2)$ 不随 t 变化而变化。这表明给定 x 下 T 的危险函数可以写成

$$h(t \mid x) = h_0(t)g(x) \tag{12-84}$$

h_0 和 g 都可能含未知参数。$h_0(t)$ 可以理解为 $g(x) = 1$ 下的标准危险函数（也称基本危险函数）。

例 12.26　Weibull 回归模型。假设 α 依赖于 x，而 δ 不依赖于 x，这使得给定 x 下的生存函数具有形式

$$S(t \mid x) = \exp\left[-\left(\frac{t}{\alpha(x)}\right)^{\delta}\right], \quad t \geq 0 \tag{12-85}$$

其中 $\alpha(x)$ 是协变量 x 的函数。在给定 x 下的危险函数为

$$h(t \mid x) = \frac{-S'(t \mid x)}{S(t \mid x)} = \frac{\delta}{\alpha(x)}\left(\frac{t}{\alpha(x)}\right)^{\delta-1} \tag{12-86}$$

这样 $x = x_1$ 和 $x = x_2$ 下的两个危险函数之比为

$$\frac{h(t \mid x_1)}{h(t \mid x_2)} = \left(\frac{\alpha(x_2)}{\alpha(x_1)}\right)^{\delta}$$

其比值不依赖于 t。

前面各章讨论的其他分布也可以以各种方法引申至比例危险模型（proportional hazards regression model）。一类特别有用的模型可在多变量寿命模型中定义

$$h(t \mid x) = h_0(t)e^{x\boldsymbol{\beta}} \tag{12-87}$$

得到。其中，$x\boldsymbol{\beta} = x_1\beta_1 + \cdots + x_p\beta_p$。$\beta_i$ 为未知回归系数。因为 $e^{x\boldsymbol{\beta}}$ 总是为正，故 $h(t \mid x)$ 对一切 x 和 β 非负。

因为

$$S(t \mid \boldsymbol{x}) = \exp\left[-\int_0^t h(u \mid \boldsymbol{x})\mathrm{d}u\right]$$

这表明给定 $\boldsymbol{x}$ 下 T 的生存函数为

$$S(t \mid \boldsymbol{x}) = [S_0(t)]^{g(\boldsymbol{x})} \tag{12-88}$$

其中

$$S_0(t) = \exp\left[-\int_0^t h_0(u)\,\mathrm{d}u\right]$$

这说明在比例危险模型族中,生存函数存在着一个次序:对于不同的回归变量 $\boldsymbol{x}_1$ 和 $\boldsymbol{x}_2$,或者对所有 t 成立 $S(t \mid \boldsymbol{x}_1) \geqslant S(t \mid \boldsymbol{x}_2)$,或者反过来。

12.10.2　Cox 半参数比例危险率模型

本节集中考虑如下特定模型

$$h(t \mid \boldsymbol{x}) = h_0(t)\mathrm{e}^{\boldsymbol{x}\boldsymbol{\beta}} \tag{12-89}$$

我们希望由可能有删失的数据估计 β 和 $h_0(t)$,或 $S_0(t)$。一种方法是试图极大化观测数据的似然函数,另一种积极的方法由 Cox 在 1972 年给出,它给出 β 的不依赖于 $h_0(t)$ 的似然函数,然后由极大化似然函数在缺乏 $h_0(t)$ 信息下给出 β 的估计及检验,在有了 β 的估计后,可沿用导出乘积限估计类似的方法估计 $S_0(t)$。

设 n 个样品组成的随机样本有 k 个不同的观测寿命及 $n-k$ 个截尾时间,k 个观测寿命记为 $t_{(1)} < \cdots < t_{(k)}$,时间 $t_{(i)}$ 处的风险集用 $R_i = R(t_{(i)})$ 表示,意为 $t_{(i)}$ 处存活且未截尾的样品集合。假设数据不存在结,在某些背景启发下,Cox 在 1972 年建议采用下述"偏似然函数(partial likelihood function)"(也称为"部分似然函数")

$$L(\beta) = \prod_{i=1}^k \frac{\mathrm{e}^{\boldsymbol{x}_{(i)}\boldsymbol{\beta}}}{\sum_{l \in R_i} \mathrm{e}^{\boldsymbol{x}_l\boldsymbol{\beta}}} \tag{12-90}$$

在缺乏 $h_0(t)$ 信息场合来估计式(12-90)中的 $\boldsymbol{\beta}$,其中 $\boldsymbol{x}_l$ 是在 $t_{(i)}$ 处已观测到死亡的样品的回归向量。导出式(12-90)的直观想法是,在给定 $R(t)$ 和在 t 处有一个死亡的条件下,该死亡样品为 $i[i \in R(t)]$ 的概率为

$$P(t \text{ 时刻死亡个体为 } i[i \in R(t)] \mid t \text{ 时刻有一个个体死亡})$$

$$= \frac{P(t \text{ 时刻死亡个体为 } i[i \in R(t)] \mid \text{个体存活到 } t)}{P(t \text{ 时刻有一个个体死亡} \mid \text{个体存活到 } t)}$$

$$= \frac{h(t \mid \boldsymbol{x}_i)}{\sum_{l \in R(t)} h(t \mid \boldsymbol{x}_l)}$$

$$= \frac{\mathrm{e}^{x_i\boldsymbol{\beta}}}{\displaystyle\sum_{l\in R(t)}\mathrm{e}^{x_l\boldsymbol{\beta}}}$$

"似然"由所有 k 个观测寿命的这些因子的乘积构成。

这里的"似然"已不是通常意义下的真实的似然函数，它不能在所述模型下由一些观测值的发生概率导出。这个"似然函数"的分母仅依赖于经历了事件的个体信息，而没有利用删失数据，故称为"偏似然函数"。

如果数据含有结，则采用以下偏似然函数形式：

$$L(\beta) = \prod_{i=1}^{k} \frac{\mathrm{e}^{\boldsymbol{S}_{(i)}\boldsymbol{\beta}}}{\left(\displaystyle\sum_{l\in R_i}\mathrm{e}^{x_l\boldsymbol{\beta}}\right)^{d_i}} \tag{12-91}$$

这里 $\boldsymbol{S}_i = \sum_{l\in D_i}\boldsymbol{x}_i$，$D_i$ 表示 $t_{(i)}$ 处死亡个体的集合。如果没有结，所有的 $d_i = 1$，式 (12-91) 退化为式 (12-90)。

可以证明，在一些限制条件下，Cox 估计具有相合性，即样本量充分大时，估计值与真值相差可以任意小。

式 (12-91) 的对数似然函数为

$$\lg L(\boldsymbol{\beta}) = \sum_{i=1}^{k}\boldsymbol{S}_{(i)}\boldsymbol{\beta} - \sum_{i=1}^{k}d_i\lg\left(\sum_{l\in R_i}\mathrm{e}^{x_l\boldsymbol{\beta}}\right)$$

$\lg L$ 的一阶导数为

$$\frac{\partial\lg L}{\partial\boldsymbol{\beta}_r} = \sum_{i=1}^{k}\left(S_{ir} - \frac{d_i\displaystyle\sum_{l\in R_i}x_{lr}\mathrm{e}^{x_l\boldsymbol{\beta}}}{\displaystyle\sum_{l\in R_i}\mathrm{e}^{x_l\boldsymbol{\beta}}}\right),\ r = 1,\ 2,\ \cdots,\ p \tag{12-92}$$

极大似然方程 $\partial\lg L(\boldsymbol{\beta})/\partial\boldsymbol{\beta}_r = 0\ (r = 1,\ 2,\ \cdots,\ p)$ 可用 Newton-Raphson 方法求解。

例 12.27 伍斯特心脏病 500 患者数据（Worcester heart attack data (500 patients)）：该数据集有 4 个协变量：第 i 个患者的体重指数（body mass index）x_i^{b}；患心脏病时的年龄（age）x_i^{a}；患者性别（sex）x_i^{s}，其中男患者标识为 1，女患者标识为 0；是否患有心血管疾病史（history of cardiovascular disease，CVD）x_i^{h}，其中患有标识为 1，否则为 0。术后患者存活总时间天数（total length of follow-up，lenfol）。表 12-13 列出了部分数据，完整的数据可以从网页 http://www.umass.edu/statdata/stat-survival.html 下载获得。

表 12-13　伍斯特心脏病 500 患者数据

患者编号	患病时年龄	性别	体重指数/(kg/m²)	心血管病史	术后存活时间/d
1	83	0	25.540 51	1	2 178
2	49	0	24.023 98	1	2 172
3	70	1	22.142 9	0	2 190
⋮	⋮	⋮	⋮	⋮	⋮
499	67	0	27.409 05	1	532
500	98	0	19.485 75	1	259

通过统计分析软件的分析,获得的模型为

$$h(t, x_i^a, x_i^b) = h(0, \alpha)\exp(0.060 x_i^a - 0.041 x_i^b)$$

而基准风险函数 $h_0(t)$ 可以通过 Kaplan-Meier 方法获得。

我们看到,患者患病时年龄越高,风险率越高。具体地,患者年龄每增加 1 岁的风险率是 $1.06(=\exp(0.060))$,95% 置信区间为 $(1.05, 1.08)$。患者体重指数越高,风险率越低。具体地,患者体重指标每增加 1 个单位的风险率是 0.96 $(=\exp(-0.041))$,95% 置信区间为 $(0.93, 0.99)$。

12.11　习　题　12

1. 在一项研究中吸收了大批的研究对象作为观察样本,这些样本个体将连续跟踪观察 30 年,用以评估首次出现疾病症状时的年龄。对下面选择的 10 个观察样本个体,试描述删失的类型。

(1) 第一个样本个体,在 45 岁时吸收到研究对象样本总体中,在进入样本总体的时候症状已经出现。

(2) 接下来是两个健康的观察对象(没有出现症状),他们分别在 30 岁和 42 岁的时候进入研究对象样本总体,且从未出现过疾病症状。

(3) 另外两个健康的对象分别在 35 岁和 40 岁的时候进入研究对象样本总体,分别在进入后的第 2 次和第 5 次检查(在进入后的第 6 年和第 15 年)中出现疾病症状。这些疾病症状(通过临床检查或临床试验确认)可能在两次检查中间出现。

(4) 后面两个健康的对象分别在 50 岁和 47 岁的时候进入研究对象样本总

体，并分别在 61 岁和 65 岁死于不相关的疾病。

（5）其后 3 个对象分别在 36 岁、42 岁和 50 岁的时候进入研究对象样本总体，并分别在 40 岁、55 岁和 60 岁离开这个团体，而且没有显示出有关疾病症状的任何迹象。

2. 将试验老鼠置于一种致癌物质下，其发展到癌症的时间（以天为单位计算）服从参数为 $\alpha = 2$ 且 $\lambda = 0.001$ 的威布尔分布。

（1）一只老鼠在 30 天、45 天、60 天不出现癌症的概率分别是多少？

（2）出现癌症的平均时间是多少？

（3）计算在 30 天、45 天、60 天出现癌症的危险率。

（4）出现癌症时间的中位数。

3. 肾移植患者的死亡时间（以天为单位计算）服从参数为 $\alpha = 1.5$ 且 $\lambda = 0.01$ 的对数 Logistic 分布。

（1）肾移植患者在 50 天、100 天、150 天的生存概率分别是多少？

（2）确定出现死亡时间的中位数。

（3）证明危险率在开始阶段是上升的，在随后一段时间是递减的。找出危险率由递增到递减的时间。

（4）确定死亡的平均时间。

4. 一特定种类的老鼠，其死亡时间（以月为单位计算）服从参数为 $\beta = 3$ 且 $\lambda = 0.2$ 的 Gamma 分布。请计算：

（1）一只老鼠至少生存 18 个月的概率。

（2）随机选择的一只老鼠在第一年内死亡的概率。

（3）这种老鼠死亡时间的中位数。

5. 假定在一个群体中单个个体的寿命 T 服从指数分布，但危险函数 λ 随个体的不同而不同。具体地说，假定在给定 λ 下 T 的分布函数

$$f(t \mid \lambda) = \lambda e^{-\lambda t}, \quad t \leqslant 0$$

λ 又服从 Gamma 分布

$$g(\lambda) = \frac{\lambda^{k-1} e^{-\lambda/\alpha}}{\alpha^k \Gamma(k)}, \quad \lambda > 0$$

求 T 的无条件密度函数和生存函数，说明无条件危险函数为

$$h(t) = \frac{k\alpha}{1 + \alpha t}$$

6. 考虑有如下危险函数的模型

$$h(t) = \frac{\beta}{1+\gamma} + \delta t$$

说明该模型具有浴盆状危险函数并评价它在给出多种形状的危险函数方面的灵活性。

7. 对于泊松分布,其概率函数为

$$P(X=j) = \frac{\lambda^j}{j!} e^{-\lambda}, \quad j = 0, 1, \cdots$$

证明其危险函数是递增的。

8. 假设总体寿命服从对数正态分布,试讨论 Ⅱ 型删失样本下估计对数正态分布的基本步骤。

9. 下列 2 418 个患心绞痛的男性患者的数据是从文献中得到的。生存时间是从诊断时间起按年计算的,共有 16 个区间,前 15 个的长度为 1 年。$I_j = (j, j+1] (j = 0, 1, 2, \cdots, 14)$,$I_{15} = (15, \infty)$。数据如表 12-14 所示。试利用寿命表方法对男性心绞痛患者的生存函数 $S(t)$ 进行估计。

10. 某医院对 20 位患者手术后的生存时间进行了调查,记录如下(单位:年):

$$11, 11, 11^+, 7^+, 7, 4, 4^+, 4, 12^+, 3, 13,$$
$$13^+, 13, 13, 16, 15, 15^+, 15, 16, 13$$

数字右上标"+"号表示右删失数据。试利用乘积限估计估计该手术的生存函数 $S(t)$。

11. 在例 11.5 中的美国高中男生第一次吸食大麻的时间数据中,试利用统计软件中的特恩伯估计功能估计他们第一次吸食大麻时间所对应的生存函数。

12. 表 12-15 给出了 16 位脑瘤患者在两种治疗下的生存时间(单位:周)。试利用统计软件中的 Gehan-Wilcoxon 等 4 种检验方法检验这两种治疗是否有相同的效果?

13. 试就例 12.27 中提供的伍斯特心脏病 500 患者数据,在统计软件(如 SPSS 软件)上实施比例危险率建模操作过程。读者也可以上网下载自己感兴趣的数据进行相应的操作。

表 12 - 14   男性心绞痛患者的生存数据

区 间 I_j	历险数 N_j	死亡数 D_j	右删失数 W_j
0	2 418	456	0
1	1 962	226	39
2	1 697	152	22
3	1 523	171	23
4	1 329	135	24
5	1 170	125	107
6	938	83	133
7	722	74	102
8	546	51	68
9	427	42	64
10	321	43	45
11	233	34	53
12	146	18	33
13	95	9	27
14	59	6	23
15	30	0	0

表 12 - 15   两种治疗方法下的生存时间数据

治疗 1	3	7	14	20	27	30	32^+	50^+
治疗 2	5	15	20	31	39	47	55^+	67^+

13 马尔可夫链数学模型

世界上一切事物都在随时间而变化,譬如某一地区气候指标气温和湿度的变化;人体血液循环、心脏搏动每次的血压和排血量;神经细胞兴奋和抑制的传递;生物世代交替过程中遗传性状的表现,等等。所有变化着的事物表现状态可能是数值的、非数值的、连续的、离散的。我们把在 t 时刻事物所处的状态记作 $X(t)$,被研究事物 $X(t)$ 所有可能取到的状态集合称为状态空间,记作 U。如果事物状态 $X(t)$ 随时间 t 的变化是确定的,我们将建立确定的数学模型进行研究。但是,客观世界大量事物的变化其状态 $X(t)$ 的演化经常受到大量随机因素的干扰,表现为在 t 时刻以一定的概率取状态空间 U 中的某一状态。我们把上述依赖于时间参数 t,以一定概率取值于某一状态的过程称为随机过程(random process)。本章主要介绍马尔可夫链数学模型。

13.1 马尔可夫链的基本概念及其表示

表 13 - 1 是 177 名健康成年人受刺激后不同时间的血压变化情况,图 13 - 1 是相应的散点图。这里记测量时间为 t,平均血压是测量时间 t 的函数,记为 $X(t)$。人体的血压每天受各种随机因素的影响而在一定的范围内变化,一般在 $[60,140]$ 之间变化。$[60,140]$ 就是随机过程 $X(t)$ 的取值状态空间。

表 13 - 1 177 名健康成年人的血压变化

测量时间/min	1	1.5	2	2.5	3	3.5	4
血压平均值/mmHg	116.175 1	130.074 8	134.898 3	132.175 3	125.598 9	120.718 0	120.846 6

定义 13.1 一个随机过程就是一族随机变量 $\{X(t),t \in T\}$,其中参数 t 在指标集 T 中变化。若 $T = \{0, \pm 1, \pm 2, \cdots\}$ 或 $T = \{0,1,2,\cdots\}$,称随机过程为离散参数过程;若 $T = \{t : -\infty < t < \infty\}$ 或 $T = \{t : t \geqslant 0\}$,称随机过程为连续参数过程。

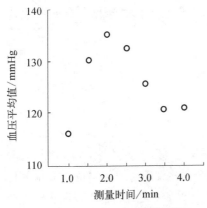

图 13 - 1 血压平均值与测量时间关系散点图

对所有整数 n 和 T 中任意 n 个点 t_1, t_2, $\cdots$, t_n, 规定 n 个随机变量 $X(t_1)$, $\cdots$, $X(t_n)$ 的联合概率分布函数为

$$F_{X(t_1), \cdots, X(t_n)}(x_1, \cdots, x_n)$$
$$= P[X(t_1) \leqslant x_1, \cdots, X(t_n) \leqslant x_n]$$
$$(13-1)$$

如果对随机过程的联合密度函数式(13-1)不给予一定的结构设定,要想对随机过程进行研究并获得一般的结果几乎是不可能的。对式(13-1)的不同结构设定将导致不同类型的随机过程,因此随机过程的类型将是十分丰富的。自然,生命现象的变化过程往往具有随机性,需要建立随机过程数学模型加以研究,而马尔可夫链随机过程是其中十分重要的随机数学模型,本章将讨论研究这种数学模型。

定义 13.2 称一个离散参数随机过程 $X(t)$, $t = 0, 1, 2, \cdots$, 或连续参数过程 $X(t)$, $t \geqslant 0$, 为马尔可夫过程,如果对于过程的指标集中任意 n 个时刻 $t_1 < t_2 < \cdots < t_n$, 当给定 $X(t_1)$, $\cdots$, $X(t_{n-1})$ 时,$X(t_n)$ 的条件分布只依赖于最邻近的已知值 $X(t_{n-1})$。即对任意实数 x_1, $\cdots$, x_n, 有

$$P[X(t_n) \leqslant x_n \mid X(t_1) = x_1, \cdots, X(t_{n-1}) = x_{n-1}]$$
$$= P[X(t_n) \leqslant x_n \mid X(t_{n-1}) = x_{n-1}]$$

马尔可夫过程的这一性质也称为无后效性。

称实数 x 为随机过程 $X(t)$, $t \in T$ 的一个可能值或状态,如果存在 T 中的一个时刻 t, 使得对一切 $h > 0$, 概率 $P[x - h < X(t) < x + h]$ 恒为正值。随机过程的所有可能值的集合称作它的状态空间。状态空间称为离散的,如果它包含有限个或可数无穷多个状态。非离散状态空间称为连续的。具有离散状态空间的马尔可夫过程称为马尔可夫链。譬如具有 n 个状态,其状态空间可以记作

$$U = \{u_1, u_2, \cdots, u_n\}$$

也可记作

$$U = \{1, 2, \cdots, n\}$$

马尔可夫链通常用转移概率函数来描述。当在时间 t_0, 状态 $X(t_0)$ 取状

态 i,之后当时刻 $t_0+t(t\geqslant 0)$,状态 $X(t_0+t)$ 到达 j 的概率记作 $p_{ij}(t_0,t_0+t)$,如果此概率与所处的时间 t_0 无关,而只与状态 i,j 和时间间隔 t 有关,则称此随机过程关于时间为齐性的,即时齐性,此概率可记作 $p_{ij}(t)$。特别地,$p_{ij}(1)$ 称为一步转移概率(one step transition probability),相应的转移概率矩阵为

$$P=\begin{bmatrix} p_{11} & p_{12} & \cdots & p_{1n} \\ p_{21} & p_{22} & \cdots & p_{2n} \\ \vdots & \vdots & & \vdots \\ p_{n1} & p_{n2} & \cdots & p_{nn} \end{bmatrix}$$

下面将给出几个马尔可夫过程的实际例子。

例 13.1 某动物居群,考虑死亡、非免疫、患病和免疫 4 种状态,分别以 u_1,u_2,u_3 和 u_4 表示。最初都处于非免疫状态,统计结果如下:每年非免疫个体感染患病率为 0.1,非患病死亡率 0.01;患病个体年死亡率为 0.1,年康复的比率(获免疫)为 0.8;获免疫个体年死亡率 0.01。这是一个马尔可夫链,其转移概率列表如下:

状 态		达 到 状 态			
		① 死亡	② 非免疫	③ 患病	④ 免疫
开始状态	① 死亡	1	0	0	0
	② 非免疫	0.01	0.89	0.1	0
	③ 患病	0.1	0	0.1	0.8
	④ 免疫	0.01	0	0	0.99

其中,根据已知条件,从非免疫状态出发而死亡的概率 $p_{21}=0.01$,患病的概率为 $p_{23}=0.1$,而直接转化为免疫的概率 $p_{24}=0$,显然 $p_{22}=1-p_{21}-p_{23}-p_{24}=0.89$。又从患病状态出发,已知 $p_{31}=0.1$,$p_{32}=0$,$p_{34}=0.8$,显然有 $p_{33}=1-p_{31}-p_{32}-p_{34}=0.8$。而从免疫状态出发,已知 $p_{41}=0.01$,$p_{42}=p_{43}=0$,显然有 $p_{44}=1-p_{41}-p_{42}-p_{43}=0.99$。于是马尔可夫链的转移矩阵如下,图 13-2 是与其相应的转移图(transition digraph),稍后再介绍转移图的表示。

$$\begin{bmatrix} 1 & 0 & 0 & 0 \\ 0.01 & 0.89 & 0.1 & 0 \\ 0.1 & 0 & 0.1 & 0.8 \\ 0.01 & 0 & 0 & 0.99 \end{bmatrix}$$

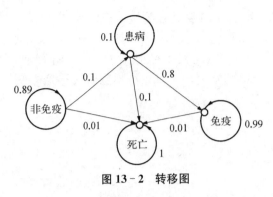

图 13-2 转移图

例 13.2 研究某一缺少岩石矿物质地区的植被生态系统中物质钾的循环,考虑土壤中含钾、植物含钾、人畜体内含钾、钾经溶淋流失和钾通过地下径流流失于系统之外的江河湖海这 5 种状态,分别以 u_1, u_2, u_3, y_1 和 y_2 表示,基本状态空间为 $U=\{u_1, u_2, u_3, y_1, y_2\}$。以年为时间参数,一年内如果土壤中的钾以 0.4 的概率被植物生长吸收,以 0.1 的概率经溶淋作用流失掉,水土流失于系统外的概率为 0.1;植物中的钾以 0.4 的概率以产品等形式被人畜吃掉而转换,以 0.2 的概率随植物残落归还于土壤,以 0.05 的概率随水土流失于系统之外;人畜体中的钾以 0.6 的概率因粪便排泄而归还土壤。由于该地区缺少岩石矿物质,故可以排除岩石矿物质转化为钾的可能性,在不进行施加钾肥的条件下,我们可以建立一个马尔可夫链来研究此生态系统问题,转移概率列表如下:

状 态		到 达 状 态				
		y_1	y_2	u_1	u_2	u_3
	y_1 溶淋状态	1	0	0	0	0
	y_2 流失系统外状态	0	1	0	0	0
开始	u_1 土壤含钾状态	0.1	0.1	0.4	0.4	0
状态	u_2 植物含钾状态	0	0.05	0.2	0.35	0.4
	u_3 人畜含钾状态	0	0	0.6	0	0.4

图 13-3 是转移图,转移矩阵为

$$\begin{bmatrix} 1 & 0 & 0 & 0 & 0 \\ 0 & 1 & 0 & 0 & 0 \\ 0.1 & 0.1 & 0.4 & 0.4 & 0 \\ 0 & 0.05 & 0.2 & 0.35 & 0.4 \\ 0 & 0 & 0.6 & 0 & 0.4 \end{bmatrix}$$

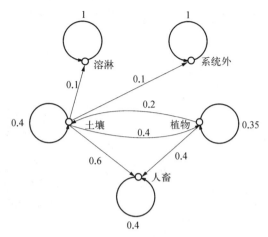

图 13 - 3 转 移 图

例 13.3　　以孟德尔的豌豆杂交试验为例,考虑豌豆种子呈圆形和皱形的一对等位基因,圆形是显性基因以 A 表示,皱形是隐性以 a 表示,两种基因组成三种基因型,即纯显型 AA,杂交型 Aa 和纯隐型 aa。这 3 种基因型是杂交后可能形成的三种状态,构成遗传杂交试验随机过程的状态空间 $U = \{AA，Aa，aa\}$。 如果安排的杂交是以 Aa 基因型与之进行杂交,第一代杂交后基因型转移的概率列表如下:

状　态	AA	Aa	aa
AA 与 Aa 杂交	$\dfrac{1}{2}$	$\dfrac{1}{2}$	0
Aa 与 Aa 杂交	$\dfrac{1}{4}$	$\dfrac{1}{2}$	$\dfrac{1}{4}$
aa 与 Aa 杂交	0	$\dfrac{1}{2}$	$\dfrac{1}{2}$

图 13 - 4 为转移图,转移矩阵为

$$\begin{bmatrix} \dfrac{1}{2} & \dfrac{1}{2} & 0 \\ \dfrac{1}{4} & \dfrac{1}{2} & \dfrac{1}{4} \\ 0 & \dfrac{1}{2} & \dfrac{1}{2} \end{bmatrix}$$

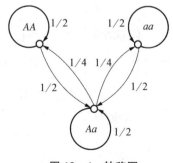

图 13 - 4　转移图

例 **13.4**　如果上述杂交试验不是与 Aa 进行，而改换成与纯显性 AA 进行杂交，图 13 - 5 为其转移图，转移矩阵为

$$
\begin{bmatrix}
1 & 0 & 0 \\
\dfrac{1}{2} & \dfrac{1}{2} & 0 \\
0 & 1 & 1
\end{bmatrix}
$$

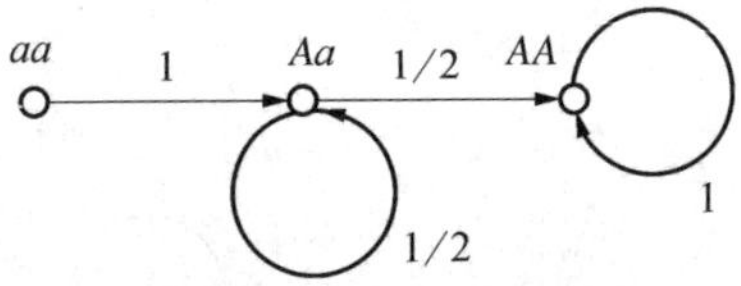

图 13 - 5　转移图

例 **13.5**　如果与纯隐性 aa 进行杂交，图 13 - 6 为其转移图，转移矩阵为

$$
\begin{bmatrix}
0 & 1 & 0 \\
0 & \dfrac{1}{2} & \dfrac{1}{2} \\
0 & 0 & 1
\end{bmatrix}
$$

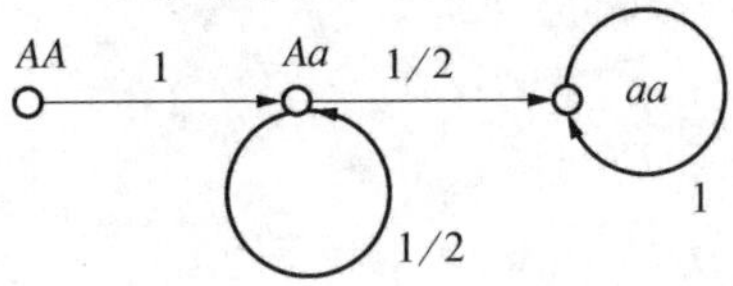

图 13 - 6　转移图

从例 13.1～例 13.5，马尔可夫链转移矩阵具有以下性质：

性质 **13.1**　马尔可夫链转移矩阵中的转移概率具有以下两个基本性质：

(1) $p_{ij} \geqslant 0$，　$i, j = 1, 2, \cdots, n$；

(2) $\displaystyle\sum_{k=1}^{n} p_{ik} = 1$，　$i = 1, 2, \cdots, n$。

定义 **13.3**　若向量的分量非负，且所有分量值之和为 1，则该向量称为随机向量（stochastic vector），行向量皆是随机向量的矩阵称为随机矩阵（stochastic matrix）。

性质 **13.2**　随机向量与随机矩阵的乘积仍然是随机向量。

性质 **13.3**　随机矩阵与随机矩阵的乘积仍然是随机矩阵。

性质 **13.4**　任何马尔可夫链，都存在一个随机矩阵作为转移矩阵，对该马尔可夫链进行描述。

除转移矩阵外，还可以用赋权有向图来研究马尔可夫链，其赋权值就是相应的转移概率，当然也应符合条件 $p_{ij} \geqslant 0$ $(i, j = 1, 2, \cdots, n)$ 和 $\displaystyle\sum_{k=1}^{n} p_{ik} = 1$ $(i = 1, 2, \cdots, n)$。满足该条件的赋权有向图又称为马尔可夫链的转移图。

定义 **13.4**　赋权值非负，且从任意顶点到所有其他顶点弧的赋权值之和为 1 的赋权有向图称为随机图（stochastic digraphs）。转移图亦是随机图。

例 **13.6**　在例 13.3 的杂交试验中，如果在杂交试验之前，一个群体按基因

型 AA，Aa 和 aa 的分配比率分别是 a_0，b_0 和 c_0，这里 $a_0+b_0+c_0=1$。基因型状态分配比率构成的向量 $\boldsymbol{X}=[a_0，b_0，c_0]$ 显然是随机向量，经过与基因型为 Aa 的个体进行杂交，杂交后基因型的分配比率如下表：

状 态	AA	Aa	aa
由状态 AA 与 Aa 杂交后得	$a_0\times\dfrac{1}{2}$	$a_0\times\dfrac{1}{2}$	$a_0\times 0$
由状态 Aa 与 Aa 杂交后得	$b_0\times\dfrac{1}{4}$	$b_0\times\dfrac{1}{2}$	$b_0\times\dfrac{1}{4}$
由状态 aa 与 Aa 杂交后得	$c_0\times 0$	$c_0\times\dfrac{1}{2}$	$c_0\times\dfrac{1}{2}$
杂交后基因型分配比率	$\dfrac{a_0}{2}+\dfrac{b_0}{4}$	$\dfrac{a_0}{2}+\dfrac{b_0}{4}+\dfrac{c_0}{2}$	$\dfrac{b_0}{4}+\dfrac{c_0}{2}$

$$\boldsymbol{X}^{(1)}=[a_1，b_1，c_1]=\left[\frac{a_0}{2}+\frac{b_0}{4}，\frac{a_0}{2}+\frac{b_0}{4}+\frac{c_0}{2}，\frac{b_0}{4}+\frac{c_0}{2}\right]$$

在此向量 $\boldsymbol{X}^{(1)}$ 表示第 1 代杂交基因型分配比率，易见

$$X^{(1)}=\boldsymbol{XP}=[a_0，b_0，c_0]\begin{bmatrix}\dfrac{1}{2} & \dfrac{1}{2} & 0 \\ \dfrac{1}{4} & \dfrac{1}{2} & \dfrac{1}{4} \\ 0 & \dfrac{1}{2} & \dfrac{1}{2}\end{bmatrix}$$

让第 1 代杂交后代继续与基因型 Aa 杂交，获得第 2 代杂交后代，其基因型分配比率 $X^{(2)}$ 应有

$$\boldsymbol{X}^{(2)}=\boldsymbol{X}^{(1)}\boldsymbol{P}=(\boldsymbol{XP})\boldsymbol{P}=\boldsymbol{XP}^2$$

如果令 $X^{(n)}$ 表示第 k 代与基因型 Aa 杂交获得的基因型分配比率，记为 $\boldsymbol{X}^{(n)}=[a_n，b_n，c_n]$，则类推有

$$\boldsymbol{X}^{(n)}=\boldsymbol{XP}^n，\quad n=0，1，2，\cdots$$

定理 13.1　若 $\boldsymbol{P}$ 是马尔可夫链的转移矩阵，经 k 步从状态 i 转移到状态 j 的转移概率则是矩阵乘积 $\boldsymbol{P}^k$ 的第 i 行 j 例元素值。

证明　m 步马尔可夫链的转移路径如图 13 - 7 所示。

（1）当 $k=1$ 时，命题显然成立。

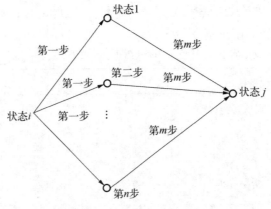

图 13‑7　状态转移的路径

（2）设 $k=m$（$m \geqslant 1$）时命题成立，令 $p_{ij}^{(m)}$ 表示经过 m 步从状态 i 转移到状态 j 的转移概率，则

$$p_{ij}^{(m+1)} = \sum_{k=1}^{n} p_{ik} \cdot p_{kj}^{(m)} = (P \cdot P^m)_{ij} = (P^{m+1})_{ij}$$

推论 13.1　若 P 是马尔可夫链的转移矩阵，状态分配比率为随机向量 X 的事物，经过 n 步转移后，$n=0, 1, 2, \cdots$，新的状态分配比率向量 $X^{(n)} = XP^n$。

例 13.7　在例 13.3 的杂交试验中，如果一个群体基因型 AA，Aa 和 aa 在群体中的初始分配比率向量为 $X=[a_0, b_0, c_0]$，通过与 Aa 杂交后，其状态转移矩阵 P，相应的特征值分别为 $\lambda_1=0$，$\lambda_2=\dfrac{1}{2}$，$\lambda_3=1$，特征向量分别为

$$\boldsymbol{e}_1 = \begin{bmatrix} 1 \\ -1 \\ 1 \end{bmatrix}, \quad \boldsymbol{e}_2 = \begin{bmatrix} 1 \\ 0 \\ -1 \end{bmatrix}, \quad \boldsymbol{e}_3 = \begin{bmatrix} 1 \\ 1 \\ 1 \end{bmatrix}$$

因为存在正交矩阵 Q 可以将状态转移矩阵 P 对角化为 D，记 $P=QDQ^{-1}$。经计算，有

$$\boldsymbol{D} = \begin{bmatrix} \lambda_1 & 0 & 0 \\ 0 & \lambda_2 & 0 \\ 0 & 0 & \lambda_3 \end{bmatrix} = \begin{bmatrix} 0 & 0 & 0 \\ 0 & \dfrac{1}{2} & 0 \\ 0 & 0 & 1 \end{bmatrix}, \quad \boldsymbol{Q}=[\boldsymbol{e}_1, \boldsymbol{e}_2, \boldsymbol{e}_3] = \begin{bmatrix} 1 & 1 & 1 \\ -1 & 0 & 1 \\ 1 & -1 & 1 \end{bmatrix}$$

则

$$\boldsymbol{P}^n = \boldsymbol{Q}\boldsymbol{D}^n\boldsymbol{Q}^{-1} = \begin{bmatrix} 1 & 1 & 1 \\ -1 & 0 & 1 \\ 1 & -1 & 1 \end{bmatrix} \begin{bmatrix} 0 & 0 & 0 \\ 0 & \dfrac{1}{2^n} & 0 \\ 0 & 0 & 1 \end{bmatrix} \begin{bmatrix} \dfrac{1}{4} & -\dfrac{1}{2} & \dfrac{1}{4} \\ \dfrac{1}{2} & 0 & -\dfrac{1}{2} \\ \dfrac{1}{4} & \dfrac{1}{2} & \dfrac{1}{4} \end{bmatrix}$$

$$= \begin{bmatrix} \dfrac{1}{2^{n+1}}+\dfrac{1}{4} & \dfrac{1}{2} & -\dfrac{1}{2^{n+1}}+\dfrac{1}{4} \\ \dfrac{1}{4} & \dfrac{1}{2} & \dfrac{1}{4} \\ -\dfrac{1}{2^{n+1}}+\dfrac{1}{4} & \dfrac{1}{2} & \dfrac{1}{2^{n+1}}+\dfrac{1}{4} \end{bmatrix}$$

$$\rightarrow \begin{bmatrix} \dfrac{1}{4} & \dfrac{1}{2} & \dfrac{1}{4} \\ \dfrac{1}{4} & \dfrac{1}{2} & \dfrac{1}{4} \\ \dfrac{1}{4} & \dfrac{1}{2} & \dfrac{1}{4} \end{bmatrix}, \quad n \rightarrow \infty$$

这样, n 次杂交后 3 种基因型的分配比率为

$$\boldsymbol{X}^{(n)} = \boldsymbol{X}\boldsymbol{Q}\boldsymbol{D}^n\boldsymbol{Q}^{-1} = \begin{bmatrix} a_0 & b_0 & c_0 \end{bmatrix} \begin{bmatrix} \dfrac{1}{2^{n+1}}+\dfrac{1}{4} & \dfrac{1}{2} & -\dfrac{1}{2^{n+1}}+\dfrac{1}{4} \\ \dfrac{1}{4} & \dfrac{1}{2} & \dfrac{1}{4} \\ -\dfrac{1}{2^{n+1}}+\dfrac{1}{4} & \dfrac{1}{2} & \dfrac{1}{2^{n+1}}+\dfrac{1}{4} \end{bmatrix}$$

$$= \begin{bmatrix} \dfrac{1}{2^{n+1}}(a_0-c_0)+\dfrac{1}{4} & \dfrac{1}{2} & \dfrac{1}{2^{n+1}}(c_0-a_0)+\dfrac{1}{4} \end{bmatrix}$$

$$\rightarrow \begin{bmatrix} \dfrac{1}{4} & \dfrac{1}{2} & \dfrac{1}{4} \end{bmatrix}, \quad n \rightarrow \infty$$

这里利用了等式 $a_0 + b_0 + c_0 = 1$。这说明，当 $n \to \infty$ 时，即按如此方式杂交下去，基因型分配比率将趋向极限分配律 $\begin{bmatrix} \dfrac{1}{4} & \dfrac{1}{2} & \dfrac{1}{4} \end{bmatrix}$。

13.2　正则马尔可夫链

例 13.7 的基因型分配比率无限杂交后将趋向于极限分配律 $\begin{bmatrix} \dfrac{1}{4} & \dfrac{1}{2} & \dfrac{1}{4} \end{bmatrix}$，这一现象并不是偶然的，这是因为这个例子中的转移矩阵 P 具有非常奇异的特点，即该例子所代表的马尔可夫链是正则马尔可夫链。

定义 13.5　对于马尔可夫链，若存在正整数 k 使其转移矩阵乘幂 P^k 的所有元素值皆大于 0，则称该马尔可夫链是正则的（regular）。

定理 13.2　对于正则马尔可夫链的转移矩阵 P，有以下结论：

（1）当 $t \to \infty$ 时，$P^t \to W$（随机矩阵）。

（2）W 的每一行向量均相同。

（3）W 的所有分量都大于 0。

令 $V = [v_1, v_2, \cdots, v_n]$，$W$ 是一个行向量都是 V 的矩阵。即

$$W = \begin{bmatrix} v_1 & v_2 & \cdots & v_n \\ v_1 & v_2 & \cdots & v_n \\ \vdots & \vdots & & \vdots \\ v_1 & v_2 & \cdots & v_n \end{bmatrix}$$

这样就有

$$P^t \to W, \quad t \to \infty$$

推论 13.2　若 P 是正则马尔可夫链的转移矩阵，且 $P^t \to W(t \to \infty)$，$V = [v_1, v_2, \cdots, v_n]$ 是矩阵 W 的行向量，则有

（1）对于任意随机向量 $X = [x_1, x_2, \cdots, x_n]$，$XP^t \to V(t \to \infty)$；

（2）存在唯一的随机向量 V 使 $VP = V$，向量 V 亦称为随机矩阵 P 的不动点向量（stationary vector）。

这个定理说明：如果把随机向量 X 设置成初始状态的分配比率，XP^t 就是

经过 t 步以后状态分配的比率,此分配比率将趋向一稳定的向量 $\mathbf{V}$,而且此向量与反映初始状态的向量 $\mathbf{X}$ 无关。

推论 13.2 提供了最终分配比率的不动点向量求解方法。首先利用等式

$$\mathbf{VP} = \mathbf{V}$$

可写出求解不动点向量的线性代数方程组:

$$v_1 p_{11} + v_2 p_{21} + \cdots + v_n p_{n1} = v_1$$
$$v_1 p_{12} + v_2 p_{22} + \cdots + v_n p_{n2} = v_2$$
$$\vdots$$
$$v_1 p_{1n} + v_2 p_{2n} + \cdots + v_n p_{nn} = v_n$$

其中 v_1,v_2,$\cdots$,v_n 是方程中的未知变量,再依据向量随机性约束条件

$$v_1 + v_2 + \cdots + v_n = 1$$

可求解不动点向量。

例 13.8　（续前节例 13.3、例 13.6 和例 13.7 与基因型 Aa 的杂交试验）例题 13.7 实际演算也验证了定理 13.2 中 $\mathbf{P}^t \to \mathbf{W}$ 的情况,矩阵 $\mathbf{W}$ 中的行向量就是不动点向量 $[0.25, 0.5, 0.25]$。现利用推论 13.2 的求解不动点向量方法求解最终的稳定分布律,此时不动点向量 $[v_1, v_2, v_3]$ 应满足

$$[v_1, v_2, v_3] \begin{bmatrix} \dfrac{1}{2} & \dfrac{1}{2} & 0 \\ \dfrac{1}{4} & \dfrac{1}{2} & \dfrac{1}{4} \\ 0 & \dfrac{1}{2} & \dfrac{1}{2} \end{bmatrix} = [v_1, v_2, v_3]$$

求解不动点向量的线性代数方程为

$$\begin{cases} \dfrac{v_1}{2} + \dfrac{v_2}{4} = v_1 \\ \dfrac{v_1}{2} + \dfrac{v_2}{2} + \dfrac{v_3}{2} = v_2 \\ \dfrac{v_2}{4} + \dfrac{v_3}{2} = v_3 \\ v_1 + v_2 + v_3 = 1 \end{cases}$$

得解

$$v_1 = \frac{1}{4}, \ v_2 = \frac{1}{2}, \ v_3 = \frac{1}{4}$$

不动点向量为 $\boldsymbol{V} = \left[\dfrac{1}{4}, \ \dfrac{1}{2}, \ \dfrac{1}{4}\right]$。它说明多次与基因型 Aa 杂交，最后基因型 $[AA, Aa, aa]$ 的分配比率将趋向稳定的向量 $\left[\dfrac{1}{4}, \ \dfrac{1}{2}, \ \dfrac{1}{4}\right]$。

例 13.9 （随机近亲杂交试验）考虑由一对等位基因 A 与 a 形成的 3 种基因形态 $[AA, Aa, aa]$。如果某一群体 3 种基因型 AA, Aa 与 aa 的个体数量分别是 n_1, n_2 和 n_3，总数 $n = n_1 + n_2 + n_3$，向量 $\left[\dfrac{n_1}{n}, \ \dfrac{n_2}{n}, \ \dfrac{n_3}{n}\right]$ 是该群体基因型的分配比率，称为基因型赔率。理论上一个无穷大的群体如果基因型频率是向量 $[d, h, r]$，这里 $d + h + r = 1$。有限个体统计而得的向量 $\left[\dfrac{n_1}{n}, \ \dfrac{n_2}{n}, \ \dfrac{n_3}{n}\right]$ 可视为该群体基因型频率的估计值。这些值如下：

基因型	AA	Aa	aa
个体数	n_1	n_2	n_3

基因型频率估计值			
基因型频率	$\dfrac{n_1}{n}$ d	$\dfrac{n_2}{n}$ h	$\dfrac{n_3}{n}$ r

群体中等位基因 A 和 a 的基因频率分别以 p 和 q 表示。所谓基因频率是指等位基因在群体所有基因型中所占的比例，因此上述基因型频率为 $[d, h, r]$ 的群体，基因频率计算如下：

A 的基因频率　$p = d + \dfrac{h}{2}$

a 的基因频率　$q = r + \dfrac{h}{2}$

满足条件　$p + q = 1$

现在讨论该群体内部的随机交配，例如：

从 AA 状态出发转移到状态 Aa 的转移概率 p_{12} 计算如下：

初始状态	交配获得 Aa 基因型的分步概率	每种交配的概率
	与 AA 交配的概率是 d,得到 Aa 型的概率为 0	$d \times 0 = 0$
AA	与 Aa 交配的概率是 h,得到 Aa 型的概率为 $\dfrac{1}{2}$	$h \times \dfrac{1}{2} = \dfrac{h}{2}$
	与 aa 交配的概率是 r,得到 Aa 型的概率为 1	$r \times 1 = r$
	在群体内部随机交配,得到 Aa 型的概率为	$r + \dfrac{h}{2}$

从 Aa 状态出发转移到状态 aa 的转移概率 p_{23} 计算如下:

初始状态	交配获得 aa 基因型的分步概率	每种交配的概率
	与 AA 交配的概率是 d,得到 aa 型的概率为 0	$d \times 0 = 0$
Aa	与 Aa 交配的概率是 h,得到 aa 型的概率为 $\dfrac{1}{4}$	$h \times \dfrac{1}{4} = \dfrac{h}{4}$
	与 aa 交配的概率是 r,得到 aa 型的概率为 $\dfrac{1}{2}$	$r \times \dfrac{1}{2} = \dfrac{r}{2}$
	在群体内部随机交配,得到 Aa 型的概率为	$\dfrac{r}{2} + \dfrac{h}{4}$

所有的转移概率都可以按上述类似的方法计算获得,获得的转移矩阵如下:

$$
\boldsymbol{P} = \begin{bmatrix} d + \dfrac{h}{2} & r + \dfrac{h}{2} & 0 \\[2mm] \dfrac{d}{2} + \dfrac{h}{4} & \dfrac{d}{2} + \dfrac{h}{2} + \dfrac{r}{2} & \dfrac{r}{2} + \dfrac{h}{4} \\[2mm] 0 & d + \dfrac{h}{2} & r + \dfrac{h}{2} \end{bmatrix} = \begin{bmatrix} p & q & 0 \\[2mm] \dfrac{p}{2} & \dfrac{1}{2} & \dfrac{q}{2} \\[2mm] 0 & p & q \end{bmatrix}
$$

图 $13 - 8$ 为转移图。从转移矩阵可知,这是一个正则马尔可夫链,求解不动点向量 $\boldsymbol{V} = \begin{bmatrix} v_1 & v_2 & v_3 \end{bmatrix}$ 的方程组为

$$
\begin{cases} pv_1 + \dfrac{p}{2}v_2 & = v_1 \\[2mm] qv_1 + \dfrac{1}{2}v_2 + pv_3 & = v_2 \\[2mm] \dfrac{q}{2}v_2 + qv_3 & = v_3 \\[2mm] v_1 + v_2 + v_3 & = 1 \end{cases}
$$

解方程组得

$$v_1 = p^2, \quad v_2 = 2pq, \quad v_3 = q^2$$

即不动点向量是

$$\boldsymbol{V} = \begin{bmatrix} p^2 & 2pq & q^2 \end{bmatrix}$$

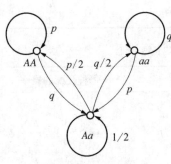

图 13-8　转移图

正则马尔可夫链的理论告诉我们，如此交配持续下去基因型频率将趋向于稳定的不动点向量 $\boldsymbol{V}$。又不动点向量的运算等式 $\boldsymbol{VP} = \boldsymbol{V}$，它说明基因型频率为 $\boldsymbol{V} = \begin{bmatrix} p^2, & 2pq, & q^2 \end{bmatrix}$ 的群体，经过一代随机交配以后基因型频率仍然是 $\boldsymbol{V} = \begin{bmatrix} p^2, & 2pq, & q^2 \end{bmatrix}$。

还需要指出：不动点向量 $V = \begin{bmatrix} p^2, & 2pq, & q^2 \end{bmatrix}$ 亦可以从任何一个基因型频率的群体开始经一次交配运算而获得，如果初始基因型频率的分配向量是 $\begin{bmatrix} d, & h, & r \end{bmatrix}$，经过一次随机交配后基因型频率的向量应该为

$$\begin{bmatrix} d & h & r \end{bmatrix} \begin{bmatrix} p & q & 0 \\ \dfrac{p}{2} & \dfrac{1}{2} & \dfrac{q}{2} \\ 0 & p & q \end{bmatrix} = \begin{bmatrix} dp + \dfrac{1}{2}ph & dq + \dfrac{h}{2} + rp & \dfrac{1}{2}qh + rq \end{bmatrix}$$

$$= \begin{bmatrix} p^2 & 2pq & q^2 \end{bmatrix}$$

这个运算结果又表明，原来从任何初始状态经无限次随机交配的逼近过程，在此例经一步就已达到。

现在计算基因型频率按 $\begin{bmatrix} p^2 & 2pq & q^2 \end{bmatrix}$ 分配的基因频率：

A 的基因频率　　$p^2 + \dfrac{1}{2} \times 2pq = p(p+q) = p$

a 的基因频率　　$q^2 + \dfrac{1}{2} \times 2pq = q(p+q) = q$

计算结果说明多次如此随机交配下，不但基因型频率不变，而且基因频率也保持不变。

上述分析与计算验证了群体遗传学中的一个基本概念，即著名的 Hardy-Weiberg 定理：一个充分大的理想生物交配群体，在没有迁徙，没有突变以及没

有选择的随机交配下基因型频率保持不变。1908 年该定理由英国数学家 G.H. Hardy 和德国医生 W.Weinberg 分别提出。这个平衡定律成为群体遗传学的理论基础。当年从大量遗传现象总结出来的遗传规律,在此已能够利用马尔可夫链的数学模型给出比较严谨的证明。

13.3 吸收马尔可夫链

定义 13.6　马尔可夫链中的某个状态 i 若其转移概率满足以下两条件:

(1) $p_{ii}=1$,

(2) $p_{ik}=0$, $k \neq i$,

则称该状态 i 为吸收状态(absorbing state)。

定义 13.7　满足以下两条件的马尔可夫链,称为吸收马尔可夫链(absorbing Markov chain):

(1) 至少存在一个吸收状态。

(2) 从任何状态经有限步终可到达一个吸收状态。

吸收马尔可夫链中的非吸收状态称为转移状态(transient state)。

例 13.10　某地区人口调查数据显示,65 岁以上老年人一年内的变化统计结果如下:健康个体患神经系统病的概率为 0.1,康复率 0.5,死亡率为 0.2;健康个体患消化系统疾病的概率为 0.2,该病年康复率 0.7,死亡率 0.1;健康个体其他原因的死亡率为 0.02;如果患得上述两种疾病和患病者其他原因死亡者极少,均不予考虑,又人口无迁出和迁入。建立马尔可夫链数学模型,试图进行人口寿命分析、死因分析。

图 13-9 为转移图,从下面的转移矩阵容易看出这是一个具有两个吸收状态的吸收马尔可夫链。

$$
\begin{array}{l}
\text{其他死亡} \\
\text{神经系统疾病死亡} \\
\text{消化系统疾病死亡} \\
\text{健康} \\
\text{神经系统疾病} \\
\text{消化系统疾病}
\end{array}
\begin{bmatrix}
1 & 0 & 0 & 0 & 0 & 0 \\
0 & 1 & 0 & 0 & 0 & 0 \\
0 & 0 & 1 & 0 & 0 & 0 \\
0.02 & 0 & 0 & 0.68 & 0.1 & 0.2 \\
0 & 0.2 & 0 & 0.5 & 0.3 & 0 \\
0 & 0 & 0.1 & 0.7 & 0 & 0.2
\end{bmatrix}
$$

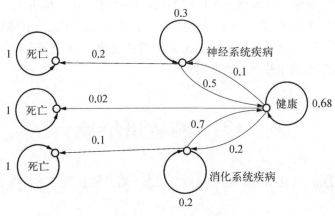

图 13 - 9　转　移　图

定理 13.3　　对于吸收马尔可夫链,从任何状态出发最终进入吸收状态的概率为 1。

在进一步讨论吸收马尔可夫链的理论时,有必要把吸收马尔可夫链的转移矩阵写成统一的规范形式。考虑到吸收马尔可夫链的状态不是吸收状态就是转移状态。如果具有 r 个吸收状态和 k 个转移状态,将吸收状态安排在前面,转移状态随之排在后面,吸收马尔可夫链的转移矩阵将具有下列典范式(canonical form):

$$P = \begin{bmatrix} E & O \\ R & Q \end{bmatrix} \begin{matrix} r \text{ 个吸收状态} \\ k \text{ 个转移状态} \end{matrix}$$

$$r \text{ 个吸收状态}\quad k \text{ 个转移状态}$$

其中,E 为 $r \times r$ 方阵,因为从吸收状态到自身的转移概率为 1,其余为 0,故是单位矩阵;O 为 $r \times k$ 矩阵,因为从吸收状态到转移状态的转移概率皆为 0,故是零矩阵;R 为 $k \times r$ 矩阵,表示从转移状态一步就到达吸收状态的概率;Q 为 $k \times k$ 矩阵,表示从一个转移状态转入新的(包括自身)转移状态的概率。

典范式转移矩阵是研究吸收马尔可夫链的基础,以后凡给出吸收马尔可夫链的转移矩阵都采取典范式。典范式转移矩阵的乘幂按矩阵分块运算有以下结果。

性质 13.5　　典范式转移矩阵的乘幂为

$$P^t = \begin{bmatrix} E & O \\ R_t & Q^t \end{bmatrix}$$

其中 $R_t = (E + Q + Q^2 + \cdots + Q^{t-1})R$

证明　（1）当 $t = 2$ 时,有

$$P^2 = \begin{bmatrix} E & O \\ R & Q \end{bmatrix}^2 = \begin{bmatrix} E & O \\ (R+Q)R & Q^2 \end{bmatrix}$$

（2）设当 $t = l$ 时公式成立,则

$$P^{l+1} = P^l P = \begin{bmatrix} E & O \\ R_l & Q^l \end{bmatrix} \begin{bmatrix} E & O \\ R & Q \end{bmatrix} = \begin{bmatrix} E & O \\ R_l + Q^l R & Q^{l+1} \end{bmatrix}$$

从当 $t = l$ 时公式成立,有

$$R_l = (E + Q + Q^2 + \cdots + Q^{l-1})R$$

代入前式右边

$$R_{l+1} = R_l + Q^l R = (E + Q + Q^2 + \cdots + Q^{l-1})R + Q^l R$$

$$= (E + Q + Q^2 + \cdots + Q^{(l+1)-1})R$$

定理 13.4　吸收马尔可夫链取典范式的转移矩阵 $\begin{bmatrix} E & O \\ R & Q \end{bmatrix}$,有以下

结论:

（1）当 $t \to \infty$ 时, $Q^t \to O$;

（2）矩阵 $E - Q$ 可逆;

（3）$N = (E - Q)^{-1} = E + Q + Q^2 + \cdots$,

其中 N 是 k 阶方阵,称为该吸收马尔可夫链的基本矩阵。

证明　因

$$P^t = \begin{bmatrix} E & O \\ R_t & Q^t \end{bmatrix}$$

由定理 5.3 可知,当 $t \to \infty$ 时, $Q^t \to O$。结论(1)得证。

因为

$$(\boldsymbol{E}-\boldsymbol{Q})(\boldsymbol{E}+\boldsymbol{Q}+\boldsymbol{Q}^2+\cdots+\boldsymbol{Q}^{t-1})=(\boldsymbol{E}-\boldsymbol{Q})+(\boldsymbol{Q}-\boldsymbol{Q}^2)+\cdots+(\boldsymbol{Q}^{t-1}-\boldsymbol{Q}^t)$$

$$=\boldsymbol{E}-\boldsymbol{Q}^t \qquad\qquad (13-1)$$

故

$$\det(\boldsymbol{E}-\boldsymbol{Q})\cdot\det(\boldsymbol{E}+\boldsymbol{Q}+\boldsymbol{Q}^2+\cdots+\boldsymbol{Q}^{t-1})=\det(\boldsymbol{E}-\boldsymbol{Q}^t) \qquad (13-2)$$

令 $t\rightarrow\infty$，由于 $\boldsymbol{Q}^t\rightarrow\boldsymbol{O}$，故存在极限

$$\lim_{t\to\infty}\det(\boldsymbol{E}-\boldsymbol{Q}^t)=\det\boldsymbol{E}=1$$

从而存在充分大的 T，使 $t>T$ 以后，$\det(\boldsymbol{E}-\boldsymbol{Q}^t)>\dfrac{1}{2}$。由式（13-2）可知 $\det(\boldsymbol{E}-\boldsymbol{Q})\neq 0$，这样 $\boldsymbol{E}-\boldsymbol{Q}$ 可逆获证。

由于 $\boldsymbol{E}-\boldsymbol{Q}$ 可逆，式（13-1）可改写成

$$\boldsymbol{E}+\boldsymbol{Q}+\boldsymbol{Q}^2+\cdots+\boldsymbol{Q}^{t-1}=(\boldsymbol{E}-\boldsymbol{Q})^{-1}(\boldsymbol{E}-\boldsymbol{Q}^t)$$

上式两边取极限，右边为

$$\lim_{t\to\infty}(\boldsymbol{E}-\boldsymbol{Q})^{-1}(\boldsymbol{E}-\boldsymbol{Q}^t)=(\boldsymbol{E}-\boldsymbol{Q})^{-1}\lim_{t\to\infty}(\boldsymbol{E}-\boldsymbol{Q}^t)$$

$$=(\boldsymbol{E}-\boldsymbol{Q})^{-1}(\boldsymbol{E}-\lim_{t\to\infty}\boldsymbol{Q}^t)$$

$$=(\boldsymbol{E}-\boldsymbol{Q})^{-1}$$

结论（3）得证。

现重新注明典范矩阵的书写格式：

如果在 $\boldsymbol{P}$ 中设第 $i_1=r+i$ 行，第 $j_1=r+j$ 列元素，也就是矩阵 $\boldsymbol{Q}$ 中的第 i 行，第 j 列元素；在 $\boldsymbol{P}$ 中设第 $i_1=r+i$ 行，第 j 列元素，也就是矩阵 $\boldsymbol{R}$ 中的第 i 行，第 j 列元素。

定理 13.5　具有 r 个吸收状态的吸收马尔可夫链，从转移状态 $i_1=r+i$ 开始，到达吸收状态之前，进入转移状态 $j_1=r+j$ 的次数的数学期望值是基本矩阵 $\boldsymbol{N}=(\boldsymbol{E}-\boldsymbol{Q})^{-1}$ 的第 i 行，第 j 列元素之值。

推论 13.3　具有 r 个吸收状态的吸收马尔可夫链，从转移状态 $i_1=r+i$ 开始，到达吸收状态之前，在所有转移状态之间传递步数的数学期望值是基本矩阵 $\boldsymbol{N}=(\boldsymbol{E}-\boldsymbol{Q})^{-1}$ 的第 i 行元素值之和。

$$1, 2, \cdots, r; r+1, r+2, \cdots, r+k$$

$$\begin{array}{c} 1 \\ 2 \\ \vdots \\ r \\ \\ r+1 \\ r+2 \\ \vdots \\ r+k \end{array} \left[\begin{array}{ccccccc} E & \vdots & & & & & O \\ & \vdots & & & & & \\ & \vdots & & & & & \\ & \vdots & & & & & \\ \cdots & \cdots & \cdots & \cdots & \cdots & \cdots & \cdots \\ & \vdots & & & & & \\ & \vdots & & & & & \\ & \vdots & & & & & \\ R & \vdots & & & & & Q \end{array} \right]$$

例 13.11 在前面例 13.5 中，考虑与纯显性基因型 AA 杂交的情况，此时典范式的转移矩阵是

$$P = \begin{bmatrix} 1 & 0 & 0 \\ \dfrac{1}{2} & \dfrac{1}{2} & 0 \\ 0 & 1 & 0 \end{bmatrix}$$

$$Q = \begin{bmatrix} \dfrac{1}{2} & 0 \\ 1 & 0 \end{bmatrix}$$

通过与 AA 杂交后，其状态转移矩阵 P，相应的特征值分别为 $\lambda_1 = 0$，$\lambda_2 = \dfrac{1}{2}$，$\lambda_3 = 1$，特征向量分别为

$$e_1 = \begin{bmatrix} 0 \\ 0 \\ 1 \end{bmatrix}, \, e_2 = \begin{bmatrix} 0 \\ 1 \\ 2 \end{bmatrix}, \, e_3 = \begin{bmatrix} 1 \\ 1 \\ 1 \end{bmatrix}$$

因为存在正交矩阵 Q 可以将状态转移矩阵 P 对角化为 D，记 $P = QDQ^{-1}$。经计算，有

$$D = \begin{bmatrix} \lambda_1 & 0 & 0 \\ 0 & \lambda_2 & 0 \\ 0 & 0 & \lambda_3 \end{bmatrix} = \begin{bmatrix} 0 & 0 & 0 \\ 0 & \dfrac{1}{2} & 0 \\ 0 & 0 & 1 \end{bmatrix}, \, Q = [e_1, e_2, e_3] = \begin{bmatrix} 0 & 0 & 1 \\ 0 & 1 & 1 \\ 1 & 2 & 1 \end{bmatrix}$$

则

$$
P^n = QD^nQ^{-1} = \begin{bmatrix} 0 & 0 & 1 \\ 0 & 1 & 1 \\ 1 & 2 & 1 \end{bmatrix} \begin{bmatrix} 0 & 0 & 0 \\ 0 & \dfrac{1}{2^n} & 0 \\ 0 & 0 & 1 \end{bmatrix} \begin{bmatrix} 1 & -2 & 1 \\ -1 & 1 & 0 \\ 1 & 0 & 0 \end{bmatrix}
$$

$$
= \begin{bmatrix} 1 & 0 & 0 \\ 1 - \dfrac{1}{2^n} & \dfrac{1}{2^n} & 0 \\ 1 - \dfrac{1}{2^{n-1}} & \dfrac{1}{2^{n-1}} & 0 \end{bmatrix} \rightarrow \begin{bmatrix} 1 & 0 & 0 \\ 1 & 0 & 0 \\ 1 & 0 & 0 \end{bmatrix}, \quad n \rightarrow \infty
$$

从以上计算结果可见，$Q^t \rightarrow O$，这正是定理 5.4 中的结论(1)。它说明，多次与基因型 AA 杂交，最后必将落入吸收状态 AA。

按照定理 13.4 中的结论(2)和(3)，求矩阵

$$
E - Q = \begin{bmatrix} \dfrac{1}{2} & 0 \\ -1 & 1 \end{bmatrix}
$$

的逆矩阵，即基本矩阵

$$
N = (E - Q)^{-1} = \begin{bmatrix} 2 & 0 \\ 2 & 1 \end{bmatrix}
$$

基本矩阵行的状态位置与矩阵 Q 在典范式中的位置相同

状　　态	Aa	aa	停留总次数
开始状态 Aa	2	0	2＋0＝2
开始状态 aa	2	1	2＋1＝3

例 13.12　例 13.1 中动物居群的非免疫与患病等状态之间的转移关系属于吸收马尔可夫链，典范式转移矩阵的 Q 矩阵如下：

$$
Q = \begin{bmatrix} 0.89 & 0.1 & 0 \\ 0 & 0.1 & 0.8 \\ 0 & 0 & 0.99 \end{bmatrix}
$$

$$E - Q = \begin{bmatrix} 0.11 & -0.1 & 0 \\ 0 & 0.9 & -0.8 \\ 0 & 0 & 0.01 \end{bmatrix}$$

基本矩阵

	非免疫	患病	免疫
非免疫	9.090 9	1.010 1	80.808 0
患病	0	1.111 1	88.888 8
免疫	0	0	100

将基本矩阵 N 中第 1 行求和

$$\sum_{i=1}^{3} n_{1i} = 90.909$$

就是动物从初始非免疫状态出发到达死亡吸收状态的生存时间。该动物的寿命预计在 90.91 岁。

定理 13.6　　具有 $r(r>1)$ 个吸收状态的吸收马尔可夫链,从转移状态 $i_1 = r + i$ 开始,最终进入第 j 吸收状态的概率正是矩阵 $B = NR$ 的第 i 行,第 j 列元素之值。

证明　　首先

$$P^t = \begin{bmatrix} E & O \\ R_t & Q^t \end{bmatrix}$$

其中

$$R_t = (E + Q + Q^2 + \cdots + Q^{t-1})R$$

由定理 13.4 有

$$R_t \to NR \quad (t \to \infty)$$

因而

$$P^t = \begin{bmatrix} E & O \\ R_t & Q^t \end{bmatrix} \to \begin{bmatrix} E & O \\ NR & O \end{bmatrix} \quad (t \to \infty)$$

这里当 $t \to \infty$ 时,从 P^t 的极限矩阵说明吸收马尔可夫链最终都将以吸收状态为结果，且从转移状态到达吸收状态的转移概率取极限值于矩阵 $\boldsymbol{B} = \boldsymbol{NR}$。即从转移状态 $i_1 = r + i$ 开始到达吸收状态 j 的转移概率 $p_{i_1 j}^{(t)}$ 取极限值于矩阵 $\boldsymbol{B} = \boldsymbol{NR}$ 的第 i 行，第 j 列元素之值：

$$p_{i_1 j}^{(t)} \rightarrow b_{ij} \quad (t \rightarrow \infty)$$

例 13.13　例 13.10 中 65 岁以上老人身体健康各状态的这一过程是一个具有 3 个吸收状态的吸收马尔可夫链，因

$$\boldsymbol{P}^t = \begin{bmatrix} \boldsymbol{E} & \boldsymbol{O} \\ \boldsymbol{R}_t & \boldsymbol{Q}^t \end{bmatrix}$$

以下根据定理 13.6 的结论进行计算. 本例典范式转移矩阵 $\boldsymbol{P} = \begin{bmatrix} \boldsymbol{E} & \boldsymbol{O} \\ \boldsymbol{R} & \boldsymbol{Q} \end{bmatrix}$ 中，

$$\boldsymbol{Q} = \begin{bmatrix} 0.68 & 0.1 & 0.2 \\ 0.5 & 0.3 & 0 \\ 0.7 & 0 & 0.2 \end{bmatrix}, \boldsymbol{R} = \begin{bmatrix} 0.02 & 0 & 0 \\ 0 & 0.2 & 0 \\ 0 & 0 & 0.1 \end{bmatrix}$$

$$\boldsymbol{E} - \boldsymbol{Q} = \begin{bmatrix} 0.32 & -0.1 & -0.2 \\ -0.5 & 0.7 & 0 \\ -0.7 & 0 & 0.8 \end{bmatrix}$$

基本矩阵计算得

$$\boldsymbol{N} = [\boldsymbol{E} - \boldsymbol{Q}]^{-1} = \begin{bmatrix} 13.592\,2 & 1.941\,7 & 3.398\,1 \\ 9.708\,7 & 2.815\,5 & 2.427\,2 \\ 11.893\,2 & 1.699\,0 & 4.223\,3 \end{bmatrix}$$

矩阵 $\boldsymbol{B} = \boldsymbol{NR}$ 计算得

$$\boldsymbol{B} = \boldsymbol{NR} = \begin{bmatrix} 0.271\,8 & 0.388\,3 & 0.339\,8 \\ 0.194\,2 & 0.563\,1 & 0.242\,7 \\ 0.237\,9 & 0.339\,8 & 0.422\,3 \end{bmatrix}$$

该矩阵按原典范式转移矩阵行与列的排列位置，显示矩阵 $\boldsymbol{B} = \boldsymbol{NR}$ 所对应的状态如下：

状　态	其他死亡	神经系统疾病死亡	消化系统疾病死亡
健康	0.271 8	0.388 3	0.339 8
神经系统疾病	0.194 2	0.563 1	0.242 7
消化系统疾病	0.237 9	0.339 8	0.422 3

由于健康状态是转移的开始状态（$i_1 = r + i = 3 + 1 = 4$），依定理 5.6，矩阵 $\boldsymbol{B} = \boldsymbol{N}\boldsymbol{R}$ 的第 i 行 $i = 1$

$$[0.271\ 8 \quad 0.388\ 3 \quad 0.339\ 8]$$

该向量各分量值应该是最终到达各吸收状态的概率值，因而人口死亡原因的分配比例如下：

其他死亡	27.18%
神经系统疾病死亡	38.83%
消化系统疾病死亡	33.98%

该数据说明神经系统疾病是造成人口死亡的主要因素。

又由推论 13.3 知，基本矩阵 $\boldsymbol{N}$ 的第 i（$i = 1$）行各元素值之和为

$$\sum_{i=1}^{3} n_{1i} = 13.592\ 2 + 1.941\ 7 + 3.398\ 1 = 18.932\ \text{年}$$

这说明 65 岁以上的人继续存活的平均时间为 18.93 年。

例 13.14　　例 13.2 中钾在生态系统中的转移过程是一个具有 2 个吸收状态的吸收马尔可夫链，因

$$\boldsymbol{P}^t = \begin{bmatrix} \boldsymbol{E} & \boldsymbol{O} \\ \boldsymbol{R}_t & \boldsymbol{Q}^t \end{bmatrix}$$

以下根据定理 5.6 的结论进行计算。本例典范式转移矩阵 $\boldsymbol{P} = \begin{bmatrix} \boldsymbol{E} & \boldsymbol{O} \\ \boldsymbol{R} & \boldsymbol{Q} \end{bmatrix}$ 中，

$$\boldsymbol{Q} = \begin{bmatrix} 0.4 & 0.4 & 0 \\ 0.2 & 0.35 & 0.4 \\ 0.6 & 0 & 0.4 \end{bmatrix}, \quad \boldsymbol{R} = \begin{bmatrix} 0.1 & 0.1 \\ 0 & 0.05 \\ 0 & 0 \end{bmatrix}$$

$$\boldsymbol{E} - \boldsymbol{Q} = \begin{bmatrix} 0.6 & -0.4 & 0 \\ -0.2 & 0.65 & -0.4 \\ -0.6 & 0 & 0.6 \end{bmatrix}$$

基本矩阵计算得

$$N = \begin{bmatrix} E - Q \end{bmatrix}^{-1} = \begin{bmatrix} 4.333 & 2.666\ 7 & 1.777\ 8 \\ 4 & 4 & 2.666\ 7 \\ 4.333\ 3 & 2.666\ 7 & 3.444\ 4 \end{bmatrix} \begin{matrix} 8.777\ 5 \\ 10.666\ 7 \\ 10.444\ 4 \end{matrix}$$

矩阵 $B = NR$ 计算得

$$B = NR = \begin{bmatrix} 0.433\ 3 & 0.566\ 7 \\ 0.4 & 0.6 \\ 0.433\ 3 & 0.566\ 7 \end{bmatrix}$$

该矩阵按原典范式转移矩阵行与列的排列位置,显示矩阵 $B = NR$ 所对应的状态如下。

该农业生态系统,如果没有外界的补充,物质钾最终都将转移到吸收状态。随着植物年复一年的生长,物质钾将愈来愈少,最终将消耗殆尽。按照定理 13.5 的推论,上例计算结果说明物质钾从土壤、植物和人畜开始能够在系统中保存的时间分别为 8.777 5 年、10.666 7 年和 10.444 4 年。如果开始时物质钾在 3 个转移状态的分配比率是随机向量 $X = [x_1, x_2, x_3]$,按此随机向量的加权值可以给出物质钾在系统中保存的时间 T 为

$$T = 8.777\ 5x_1 + 10.666\ 7x_2 + 10.444\ 4x_3$$

状　　态	y_1溶淋状态	y_2流失系统外状态
u_1土壤含钾状态	0.433 3	0.566 7
u_2植物含钾状态	0.400 0	0.600 0
u_3人畜含钾状态	0.433 3	0.566 7

此值 T 可以作为生物系统中物质钾停留的时间,换句话说,时间 T 以后系统中的物质钾将基本上耗尽。

对马尔可夫链的理论及应用希望进一步了解的读者可以参考文献[18]和[22]。

13.4　习　题　13

1. 某一水库一次往水中排放工业废液,其中含有机毒物 3 000 g,如果测得

平均每个月内的变化:水中毒物 10% 被分解,30% 被泥土吸收,30% 被浮游生物吸收;浮游生物体内毒物 20% 又还归水中,50% 被浮游生物分解;泥土中毒物 10% 返回水中,30% 被分解;毒物在浮游生物与泥土之间没有交换。试写出此环境系统的马尔可夫链转移概率矩阵和转移图。

2. 在孟德尔的豌豆杂交试验中,考虑例 1.5 中的与纯隐性基因型 aa 进行杂交,试根据典范式的转移矩阵 $\boldsymbol{P}$ 计算 n 代杂交矩阵 $\boldsymbol{P}^n$,并计算 $\lim\limits_{n\to\infty}\boldsymbol{P}^n$。

3. 在随机近亲杂交试验中,假设某生物群体中 3 种基因型 AA,Aa 和 aa 的初始分配比率分别为 0.3,0.2 和 0.5,试计算在群体内进行无限次随机交配后三种基因型的分配比率。

4. 研究某一草原生态系统中物质磷的循环,考虑土壤中含磷、牧草含磷、羊体内含磷和流失于系统之外 4 种状态,分别以 u_1,u_2,u_3 和 u_4 表示,基本状态空间为 $U=\{u_1,u_2,u_3,u_4\}$。以年为时间参数,一年内如果土壤中的磷以 0.4 的概率被牧草生长吸收,水土流失于系统外的概率为 0.2;牧草中的含磷以 0.6 的概率被羊吃而转换,0.1 的概率随牧草枯死腐败归还于土壤;羊体中的磷以 0.7 的概率因粪便排泄而归还土壤,又以自身 0.1 的比率屠宰后投放市场。

(1) 试写出此生态系统的马尔可夫链转移概率矩阵和转移图。

(2) 试计算该草原生态系统中的物质磷从土壤、牧草和羊开始能够在系统中保存的时间(年)。

(3) 如果开始时物质磷在 3 个转移状态的分配比率是随机向量 $\boldsymbol{X}=[x_1,x_2,x_3]$,试计算物质磷在系统中保存的时间。

5. 某动物群体,患病是唯一的死亡原因,以健康、患病和死亡 3 个状态考虑,状态空间为 $U=\{1\,健康,2\,患病,3\,死亡\}$,通过观察统计在一日之内健康个体患病的概率是 0.01,患病后康复的概率是 0.9,病死的概率是 0.01。这是一个马尔可夫链,试写出转移概率矩阵和状态转移图。

(1) 试写出此生态系统的马尔可夫链转移概率矩阵和转移图。

(2) 试计算某动物从健康状态和患病状态出发的寿命估计值(日)。

6. 在随机近亲杂交试验中,一对等位基因型 A 和 a 组成的 3 种基因型 $\{AA,Aa,aa\}$,我们曾经讨论过由这 3 种基因型构成的群体随机交配问题,交配应该由雌雄个体配对而进行,考虑雌雄配对将是更接近客观实际情况的方案。现在此方案下考虑雌雄配对随机交配群体的遗传学问题。如果用 M 代表雄,F 代表雌,考虑到雌与雄在交配中的对称性,规定:

(1) 状态 $AA\times Aa$ 包含了 $AA(M)\times Aa(F)$ 和 $AA(F)\times Aa(M)$ 两种雌雄

配对情形。

（2）状态 $AA \times aa$ 包含了 $AA(M) \times aa(F)$ 和 $AA(F) \times aa(M)$ 两种雌雄配对情形。

（3）状态 $Aa \times aa$ 包含了 $Aa(M) \times aa(F)$ 和 $Aa(F) \times aa(M)$ 两种雌雄配对情形。

因而三种基因型的个体，雌雄配对将组成 6 种状态：

$$AA \times AA, \ AA \times Aa, \ AA \times aa, \ Aa \times Aa, \ Aa \times aa, \ aa \times aa$$

（1）试写出此种交配过程对应的马尔可夫链转移概率矩阵和转移图，并指出该马尔可夫链的吸收状态。

（2）试计算从状态 $AA \times aa$ 出发到达吸收状态的时间（代）。

（3）试计算从状态 $AA \times Aa$ 交配开始经过随机交配，最后获得显性纯基因型交配 $AA \times AA$ 和隐性纯基因型交配 $aa \times aa$ 的概率。

参考文献

［1］盛骤,谢式千,潘承毅.概率论与数理统计[M].4 版.北京：高等教育出版社,2008.

［2］叶中行,王蓉华,徐晓岭,等.概率论与数理统计[M].北京：北京大学出版社,2009.

［3］冯卫国,武爱文.概率论与数理统计[M].4 版.上海：上海交通大学出版社,2014.

［4］王松桂,史建虹,尹素菊,等.线性模型引论[M].北京：科学出版社,2004.

［5］张晓彤,闫洁.SPSS 统计分析基础教程[M].北京：高等教育出版社,2004.

［6］薛毅,陈立萍.统计建模与 R 软件[M].北京：清华大学出版社,2007.

［7］王梓坤.概率论基础及其应用[M].3 版.北京：北京师范大学出版社,2007.

［8］茆诗松,王静龙,濮晓龙.高等数理统计[M].2 版.北京：高等教育出版社,2006.

［9］李春喜,姜丽娜,邵云,等.生物统计学[M].4 版.北京：中国轻工业出版社,2017.

［10］王炳顺,医学统计及 SAS 应用[M].上海：上海交通大学出版社,2007.

［11］胡良平.SAS 统计分析教程[M].北京：电子工业出版社,2010.

［12］林建忠.回归分析与线性统计模型[M].上海：上海交通大学出版社,2018.

［13］王松桂,陈敏,陈立萍.线性统计模型——回归分析与方差分析[M].北京：高等教育出版社,1999.

［14］伯纳德·罗斯纳.生物统计学基础[M].孙尚拱译.北京：科学出版社,2004.

［15］李春喜,姜丽娜,邵云,等.生物统计学[M].5 版.北京：科学出版社,2013.

［16］赵选民.试验设计方法[M].北京：科学出版社,2006.

［17］杜荣骞.生物统计学[M].4 版.北京：高等教育出版社,2014.

［18］高惠璇.应用多元统计分析[M].北京：北京大学出版社,2005.

［19］徐克学.生物数学[M].北京：科学出版社,1999.

［20］茆诗松,王静龙,濮晓龙.高等数理统计[M].2 版.北京：高等教育出版

社,2006.

[21] 陈家鼎.生存分析与可靠性[M].北京：北京大学出版社,2005.

[22] 彭非,王伟.生存分析[M].北京：中国人民大学出版社,2004.

[23] 韩东,王桂兰,熊德文.应用随机过程[M].北京：高等教育出版社,2016.